Biological Crown Contour

Biological Crown Contour

생체와 조화를 이루는 치관 형태

Yoshinobu Ide (井出吉信)
Masahiro Kuwata (桑田正博) 편
Yoshiaki Nishikawa (西川義昌)

박성재 · 박지영 · 김종철 · 이희경 역

dh 대한나래출판사

DaehanNarae Publishing, Inc.

#903 IS Biz Tower
147 Sungsu 2-ro
Sungdong-gu
SEOUL 133-120, KOREA
TEL: +82-2-922-7080
FAX: +82-2-922-0841
E-mail: nrpub@naver.com
Website: www.dhpub.com

This book was originally published in Japanese under the title of:
The International Journal of Dental Technology/Extra Issue **Biological Crown Contour**
Editors: Yoshinobu Ide et al.

ISBN 978-89-5741-397-5

Printed in Korea

Editors & Authors

○ 편집위원

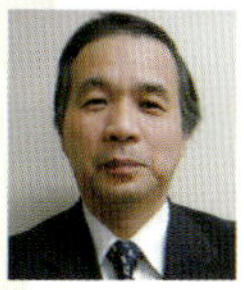

井出吉信 Yoshinobu Ide

1972년 도쿄치과대학 졸업
1984년 도쿄치과대학 해부학강좌 교수
2007년 도쿄치과대학 부학장

〒261-8502
千葉市美浜区真砂1-2-2
東京歯科大学解剖学講座
Tel.043-270-3757／Fax.043-277-4010
E-mail：yoide@tdc.ac.jp
URL：http://www.tdc.ac.jp/dept/anat/index.html

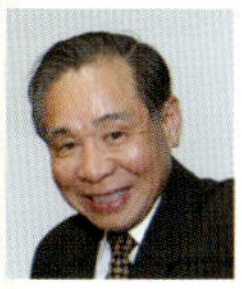

桑田正博 Masahiro Kuwata

1956년 아이치기공전문학교 졸업
1972년 Kuwata College 교장
1981년 보스톤대학 치학부 객원교수
2000년 천진의과대학 객원교수
2002년 아이치기공전문학교 교장

〒173-0003
東京都板橋区加賀1-16-6
愛歯技工専門学校
Tel.03-5375-5516／Fax.03-3962-7160
E-mail：kuwata@aishi.ac.jp
URL：http://www.aishi.ac.jp/

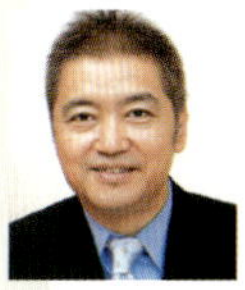

西川義昌 Yoshiaki Nishikawa

1974년 오사카치과대학 졸업
1975년 하라주쿠덴탈오피스(도쿄도 시부야구) 근무
1995년 코시키지마 중앙진료소(가고시마현 시내) 근무
2000년 요요기위에하라 덴탈오피스 개업

〒151-0064
東京都渋谷区上原1-29-9-201
ロイヤルホームズ代々木上原
代々木上原デンタルオフィス
Tel.03-5465-2082／Fax.03-5465-2084
E-mail：youdo@syd.odn.ne.jp

○ 집필자

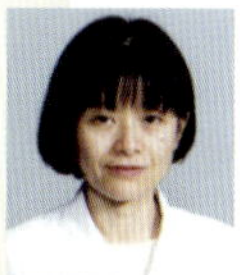

上松博子 Hiroko Agematsu

1972년 키타사토대학 위생학부 졸업
1994년 도쿄치과대학 해부학강좌 강사

〒261-8502
千葉市美浜区真砂1-2-2
東京歯科大学解剖学講座
Tel. 043-270-3759／Fax. 043-277-4010
E-mail：agematsu@tdc.ac.jp

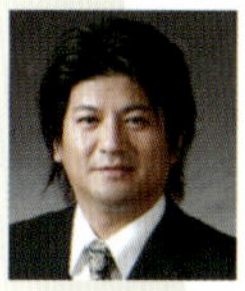

大西一男 Kazuo Onishi

1993년 가고시마대학 치학부 졸업
1993년 야마사키치과의원 근무(미야자키현 미야코노조시)
1998년 오니시 치과의원 개업

〒880-0924
宮崎市大字郡司分山下甲1576-1
おおにし歯科医院
Tel.0985-55-2477／Fax.0985-55-2487
E-mail：champroo@violet.livedoor.com

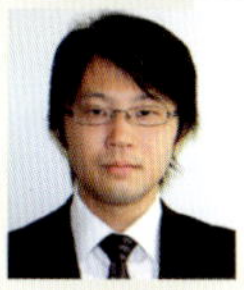

大橋卓史 Takashi Ohashi

2005년 도쿄치과대학 졸업
2005년 도쿄치과대학 해부학강좌 대학원생

〒261-8502
千葉市美浜区真砂1-2-2
東京歯科大学解剖学講座
Tel.043-270-3751／Fax.043-277-4010

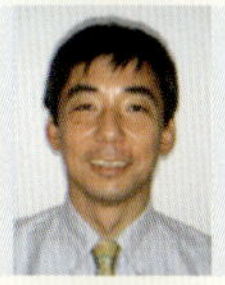

久木田昌隆 Masataka Kukita

1984년 큐슈대학 치학부 졸업
1995년 시즈모리 치과의원 근무(후쿠오카시 사와라구)
1997년 쿠키타 치과의원 개업

〒899-1615
鹿児島県阿久根市琴平町58
久木田歯科医院
Tel.0996-73-0470／Fax.0996-73-0470
E-mail：kucky@po3.synapse.ne.jp

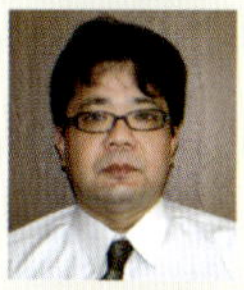

兒玉敏郎 Toshirou Kodama

1988년 나가사키대학 치학부 졸업
1988년 야마사키치과의원 근무(미야자키현 미야코노조시)
1994년 고다마 치과의원 개업

〒880-0303
宮崎県宮崎郡佐土原町大字東上那珂15844-11
こだま歯科医院
Tel.0985-74-4620／Fax.0985-74-4002
E-mail：dobunezumi@nifty.com

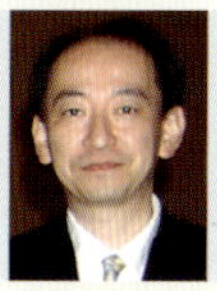

齋藤　淳 Atsushi Saito

1993년 도쿄치과대학대학원 치학연구과 수료
1994년 뉴욕주립대학 버팔로교 객원연구원(~1996년)
2998년 도쿄치과대학 치과보존학 제2강좌 강사
1999년 사이토 치과 근무(센다이시 아오바구)
2001년 도후쿠대학 치학부 비상근강사
2002년 미야자키 고등치과위생사학교 교무부장
2007년 도쿄치과대학 구강건강임상과학강좌 강사

〒101-0061
東京都千代田区三崎町2-9-18
東京歯科大学水道橋病院総合歯科
Tel.03-5275-1721／Fax.03-3262-3420
E-mail：atsaito@tdc.ac.jp

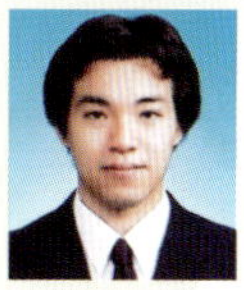

松永　智 Satoru Matsunaga

2007년 도쿄치과대학대학원(해부학) 수료
2008년 도쿄치과대학 해부학강좌 조교

〒261-8502
千葉市美浜区真砂1-2-2
東京歯科大学解剖学講座
Tel.043-270-3751／Fax.043-277-4010
E-mail：matsuna@tdc.ac.jp

서문

최근 치과계는 최소 침습으로 치료하고 회복하자는 MI(minimal intervention)의 개념을 받아들여 임상에 실천하고 있다. 일반 치과의원에서 치료를 할 때에도 치아 1개를 중시하는 치료가 증가하고 있다. 치과 수복 치료를 진행할 때에도 대상 치아를 치열이라는 '하나의 구강 단위'의 형태·기능의 기반 위에 존재하는 '1치'로 인식하고, 구강의 기능·심미성의 회복에 가치를 두고 수복 장치를 제작하는 자세가 필요하다. 즉 치아 1개의 형태와 특징을 기본에 충실하게 재현했을 때 구강 전체의 기능과 심미성의 회복은 가능해진다.

인체를 구성하는 모든 장기·기관은 기능에 적합한 형태를 가진다. 항상 이 점을 염두에 두고 수복 치료·수복 장치의 제작에 임해야 한다. 기능을 만족하는 적절한 수복 장치에 의해 완성된 생물학적 치관 형태(biological crown contour)는 치주조직의 건강을 유지하고 적절한 발음·저작·타액분비·연하 등의 구강 기능을 적절하게 회복할 수 있도록 도와준다.

본서에서는 치관 형태뿐만 아니라 치근 형태·치주조직을 포함하는 구강의 제기능과 구조를 탐구했다. 그것에 기초해 치료·수복 장치를 제작했을 때 구강 본연의 생리적 기능을 침습하지 않고 구강 건강을 유지·향상시킬 수 있다고 믿는다. 그리고 치관 수복 장치를 제작할 때 치아 형태를 입체적으로 이미지할 수 있도록 치종(개개인의 치아 종류)의 형태를 삼차원적으로 표시하고 진료실·기공실에 필요한 테크닉에 대해서도 해설했다.

본서가 임상 현장에서 활약하고 계신 치과의사, 치과기공사, 치과위생사 나아가 학생 여러분에게 충분히 활용될 수 있기를 바란다.

2008년 8월

편집위원

井出吉信 (Yoshinobu Ide) (도쿄치과대학 해부학강좌)

桑田正博 (Masahiro Kuwata) (아이치기공전문학교)

西川義昌 (Yoshiaki Nishikawa) (사사키우에하라 덴탈오피스)

역자 서문

Copy and make it better!

자연치를 이해하고 더 나은 수복물을 만들자!

지금까지 임상(기공)을 하면서 매일 스스로 다짐하는 말입니다. 제가 만든 수복물이 기능과 심미를 만족시키며 오랫동안 존재하면 좋겠지만 최소한 건강한 치주조직을 망치는 인공물이 아니길 비는 마음에서입니다.

요즈음 치과계와 기공계는 많은 지식들의 조화로운 발전을 통해 점점 더 나은 수복물이 만들어지고 있지만 수복물의 기능과 심미의 기본 이론은 늘 부족하고 변치 않기에 이 책이 많은 도움이 되리라 생각합니다.

자연치와 그 주변 조직을 이해한다는 것은 성공적인 수복물을 만들기 위한 필요조건입니다. 특히 생물학적 치관 형태를 실현하기 위해서는 '기준'을 알고 이해해야 하며, 치주조직의 건강까지 고려한 수복물 제작을 위해서는 더더욱 많은 지식과 기술이 필요합니다.

이 책은 Kuwata 선생님께서 항상 강조하시던 대표적인 내용인

- Three plane concept, Contour guide line, 삼각구조이론
- Emergence profile etc.

에 대해 깊이 있지만 쉽게 이해할 수 있도록 설명이 잘되어 있습니다(물론 이 모든 것이 유기적으로 연결된 개념임을 이 책을 읽다보면 저절로 알게 될 것입니다).

개인적으로는 이 책의 60페이지를 보면서 guidance, arch form, 교합면 marginal 위치와 groove 위치 관계에 대해 많은 것을 생각하는 계기가 되었습니다(그 외에도 다양한 지식과 노하우가 들어 있습니다).

하나의 수복물을 제대로 이해하고 만들 수 있어야 전악의 수복물을 만들 수 있음을 이 책은 말하고 있습니다.

누군가에게 어떤 것을 가르치고, 훌륭한 저술을 하며, 탁월한 업적을 이룬 사람은 극히 드물다고 생각합니다. 제 인생에 가장 큰 영향을 주신 Kuwata 선생님을 만나 뵌 지가 벌써 13년이 되어가지만 선생님께서는 아마도 이 책을 통해 가장 중요하다고 생각하시는 것들에 대해 일생동안 습득한 탁월한 지식과 지혜와 기술을 나누어 주려고 하시는 것 같습니다.

처음 선생님의 세미나 때 '인류를 위해서'라고 말씀하셨던 선생님의 목표가 아직도 계속되고 있다는 걸 가슴으로 느끼면서 선생님의 변함없는 열정에 감히 깊은 존경을 표합니다.

이 책이 출간되도록 도와주신 대한나래출판사 최용원 사장님과 임직원들의 노고에 깊이 감사드립니다.

박 성 재

Biological Crown Contour

—— 생체와 조화를 이루는 치관 형태

Part 1 Proposal Talk

생체 본연의 "생물학적 치관 형태"를 찾는다

Part 2 Basic Bio Imaging

인체의 치주조직과 치관 형태

Part 3 Clinical Bio Imaging

생물학적 치관 수복 장치를 제작하기 전에 치아를 관찰하는 방법

Part 4 Clinical Practice

생물학적 치관 형태를 만든다

상하악 치관 형태의 Wax Up

桑田正博 Masahiro Kuwata

'힘과 염증의 조절', 이것은 수복 치료의 핵심이다. 진단용 wax up을 제작하거나 provisional restoration을 장착하기 전에 수복 장치의 외형을 관찰할 때 lip line이나 smile line과의 조화도 중요하지만 그 전에 힘과 염증을 적절하게 제어할 수 있는 'arch form'(치열 형태), 'tooth form'(치관 형태), 'oral composition'(치관·치열의 전악적 주변조직과의 조화), 즉 '수복 치료의 3요소'가 달성되었는지 먼저 확인해야 한다.

염증의 조절에는 occlusal table의 적절한 면적과 교합력을 치아의 장축으로 유도할 수 있는 교합면의 형태, 저작 기능과 음식의 흐름을 고려한 치관의 측면 형태(축면), 기능적으로 연결된 emergence profile 등이 중요하다. 전자에 대해서는 뒤에서 기술하기로 하고, 후자에 대해서는 치은에서 출현하는 부위, 즉 전체 360°에 걸쳐 cervical peak가 정확하게 설정되고 그곳에서 순·설·협측 중앙 기준점을 연결한 'contour guide line'이 명확하게 표시되어 있어야 한다. 치경부가 over contour로 인해 치은에 위해하게 작용하면 염증이 발생하고 under contour가 되면 식편 압입과 플라그가 정체하는 원인이 된다. 필요한 요건은 'correct tissue retention=적절한 emergence profile'이다.

이 페이지를 본서의 도입부라 생각하고 필자가 wax up해서 제작한 상하악 모형에서 생체에 적합한 치관 형태를 느끼고 배워보자.

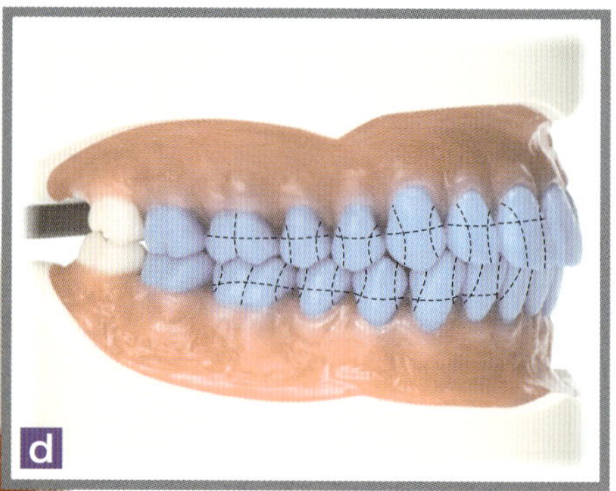

d

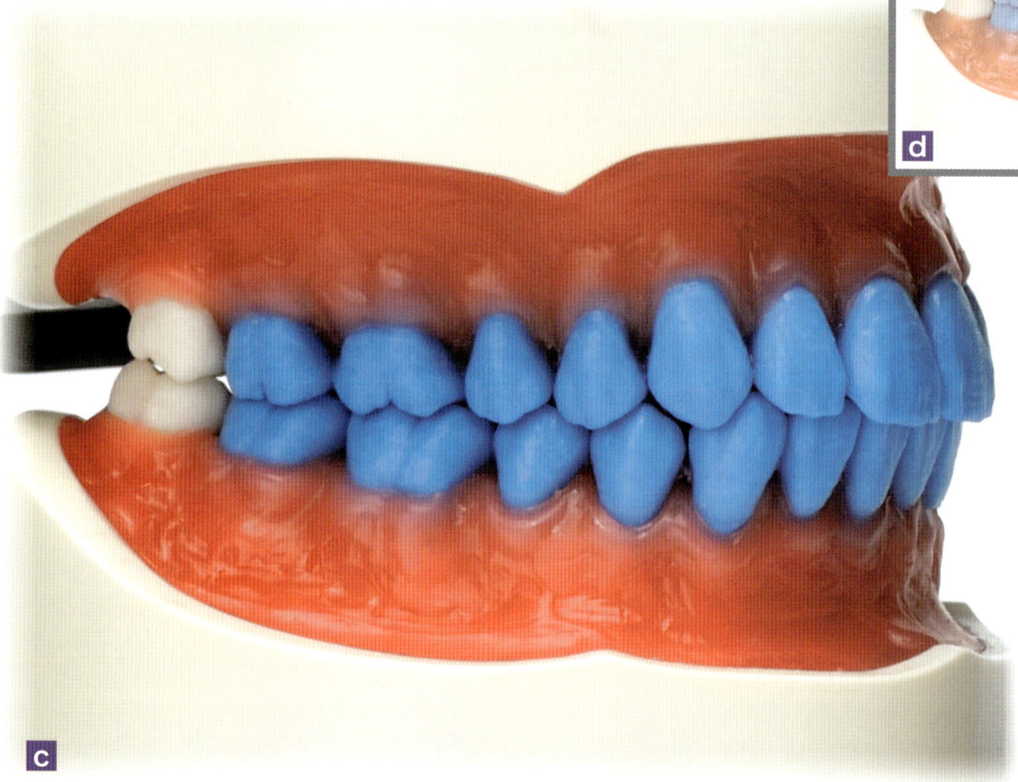

c

c~f 측면 모습.
측면에서 관찰하면 교두정과 치근 중심부가 동일선상에 위치한다. 또한 예를 들면 상악 대구치의 경우는 근심협측 교두정과 하악의 협측구, 근분지부의 관계도 동일하다. 각 치아에는 측면에 2개, 교두의 중심 이렇게 3개의 정점이 존재한다.

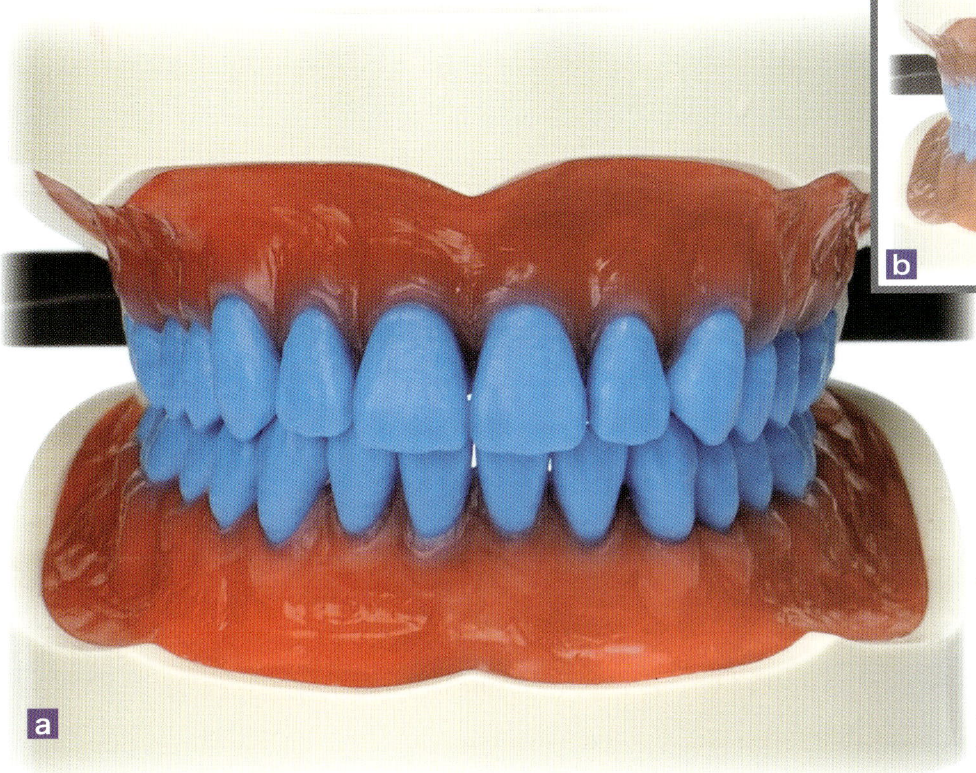

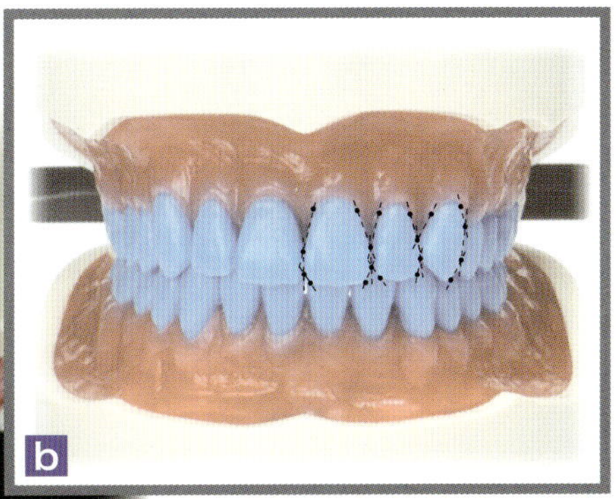

a, b 정면 모습.
개개 치아의 외형 기준점을 파악하는 것이 중요하다. 중절치는 근원심의 경계 기준점, 치경 기준점, 중앙 기준점, 우각 기준점, 절단중심 기준점, 순설측 치경 기준점이다.

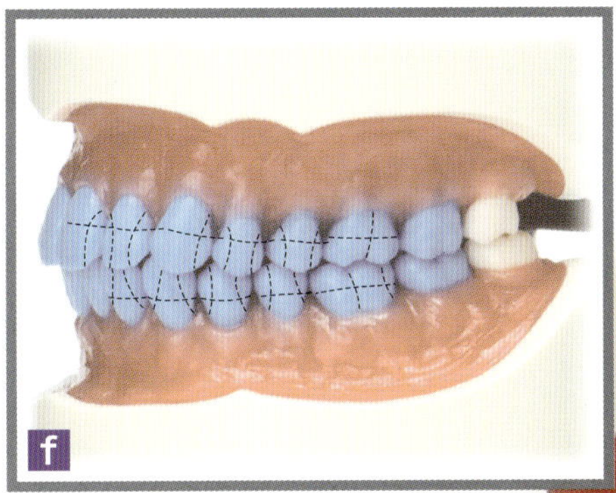

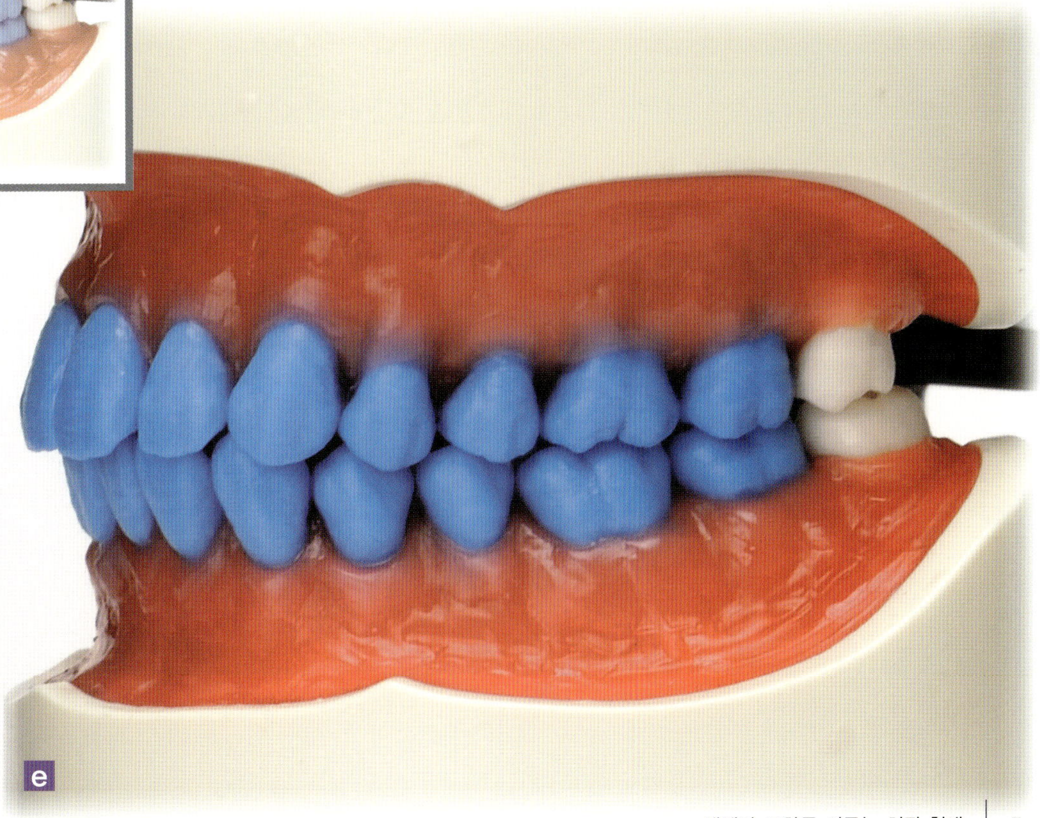

치아 본연의 형태를 재현하려면 외형의 concave(함몰 형태)와 convex(융기 형태)의 관계(요철), 인접부 concave로 이어지는 transitional line angle 등 축면 외형 기준–치관과 치근의 생물학적 이행 형태를 이해해야 한다. 이 견해를 three plane concept이라고 부른다(37쪽 참조).

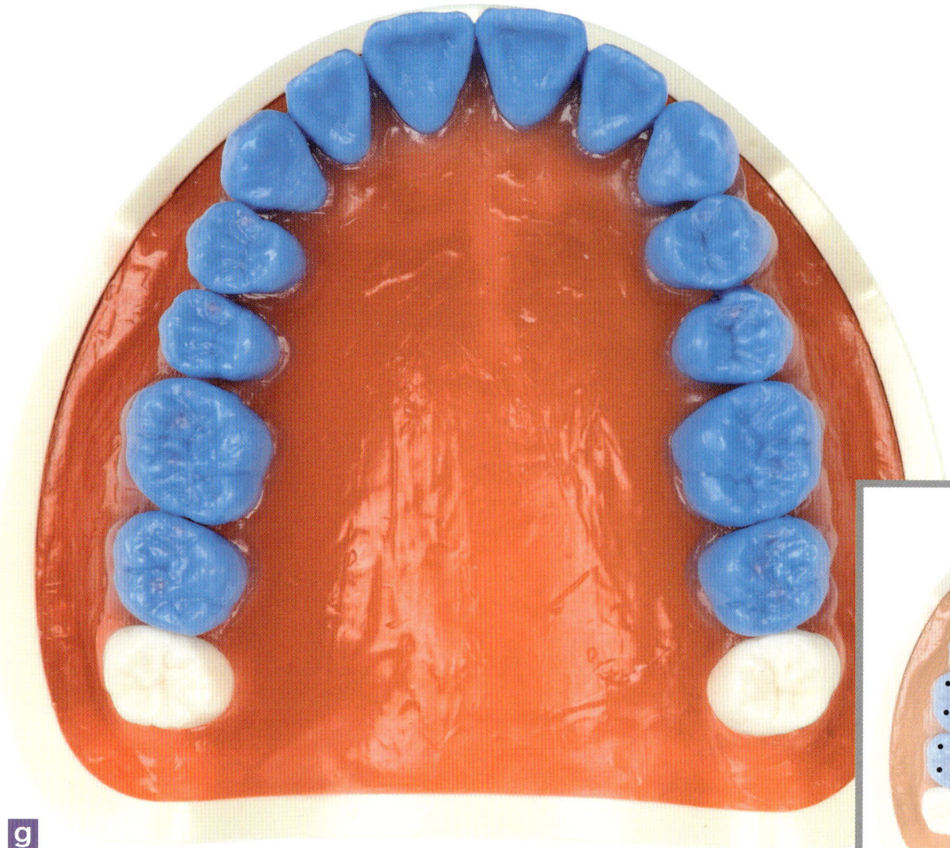

g

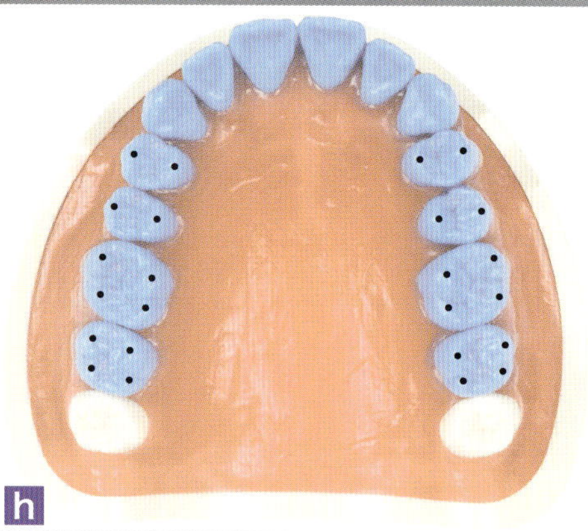

h

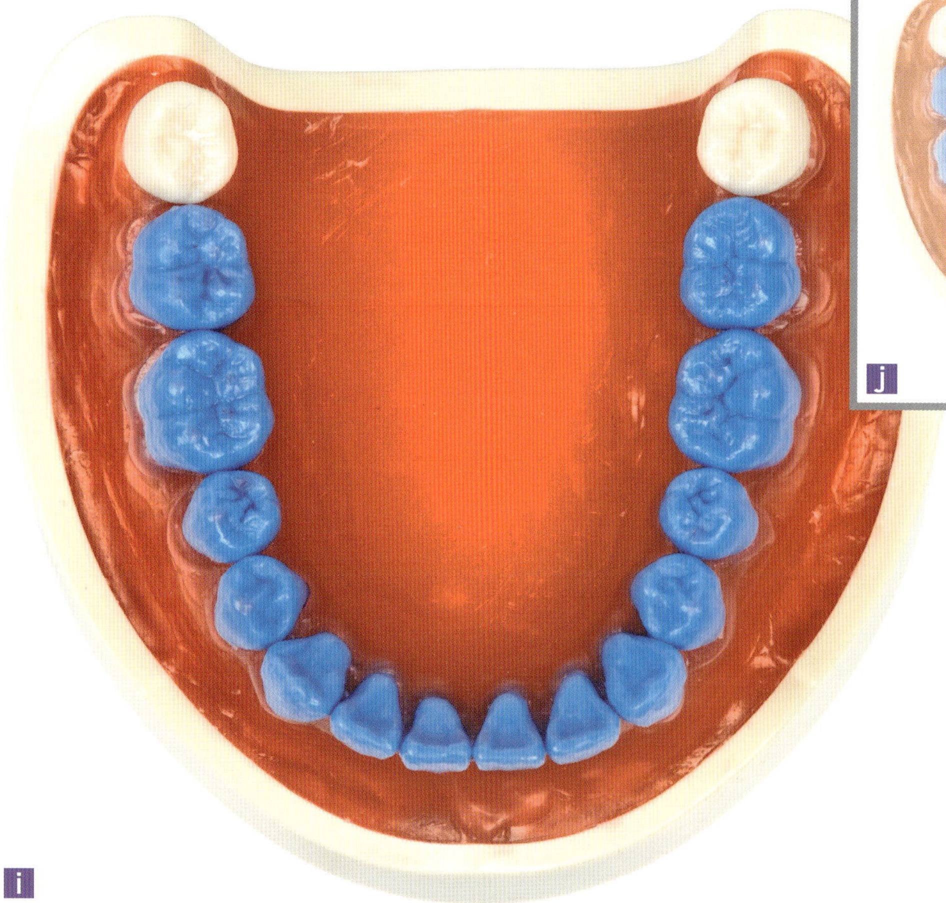

i

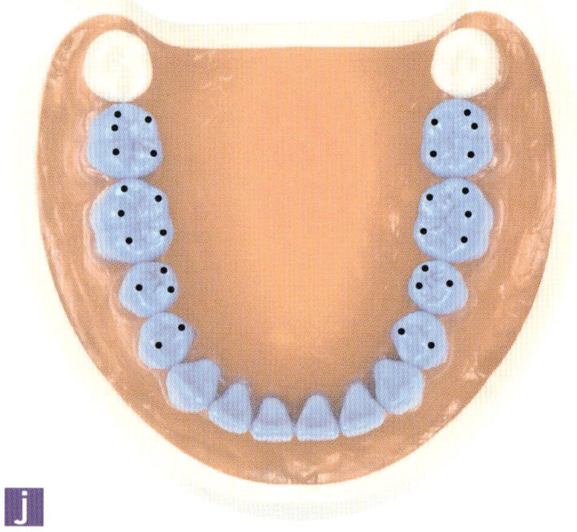

j

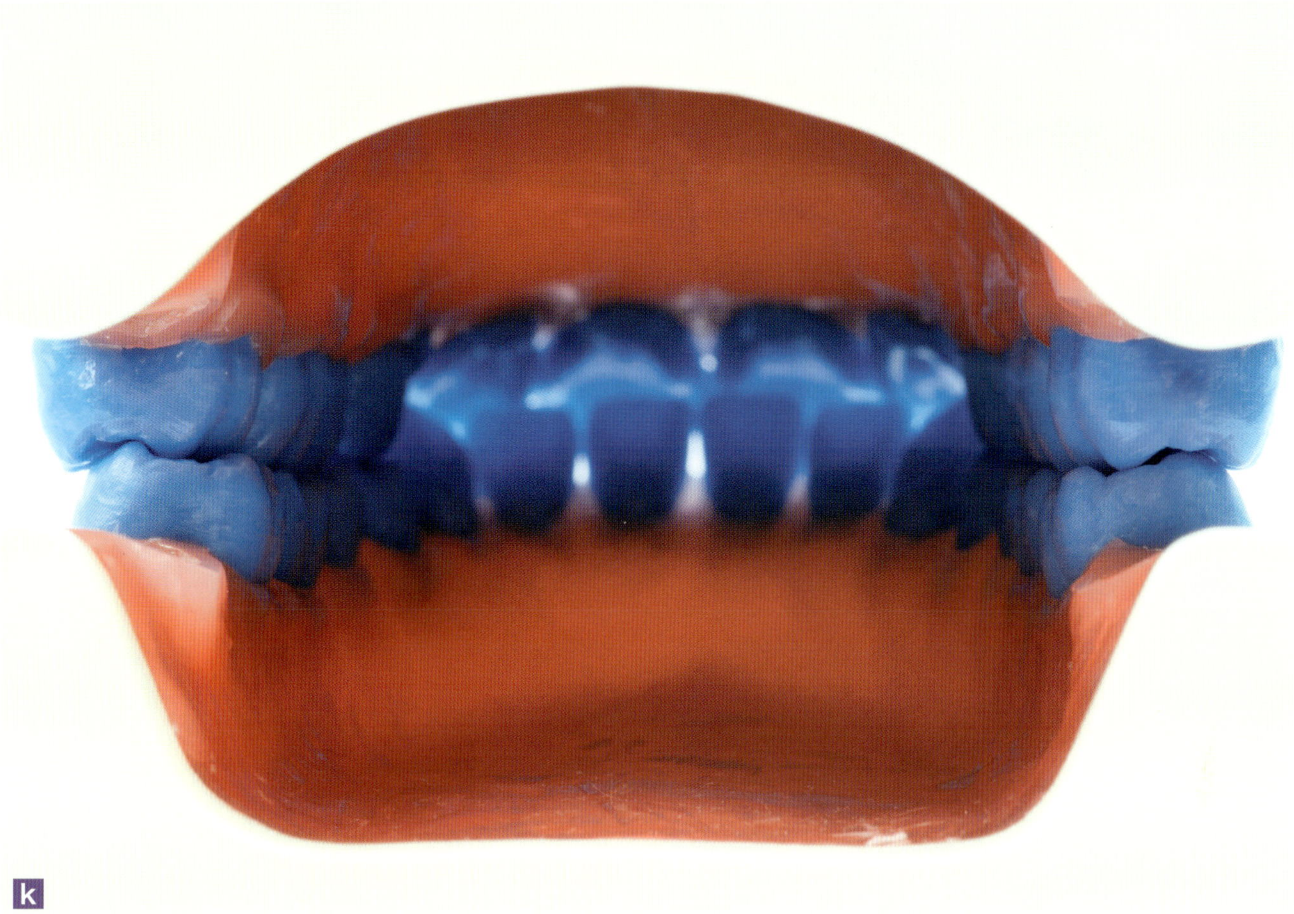

k

g~k Occlusal table.
해부학적 견지에서 보면 교합면에서 관찰했을 때 occlusal peak[협측교두 기준점(교두정)과 설측교두 기준점(교두정)]를 연결한 선의 협설적 폭경이 치관의 최대폭경(협측치경 최대 풍융부와 설측치경 최대 풍융부의 최대폭경)의 55~60%(약 6mm)를 넘지 않아야 한다.

상하 구치의 형태적 관계는 cusp to fossa(1치 대 1치)의 관계를 취한다. 그렇지 않으면 치아에 강한 측방압이 가해져 치근막의 부담에 불균형이 생기고 과도한 측방압을 부담하게 된다. 또한 정점을 연결한 선은 시상면에서 관찰하면 Spee 만곡이나 교합평면과 동일한 평면상에 위치하고 치관 측면에서 관찰하면 치근과 연결한 선상에 반드시 정점이 존재한다. 이런 기준을 만족하지 않는 수복 장치는 occlusal table이 필요 이상 확대된다.

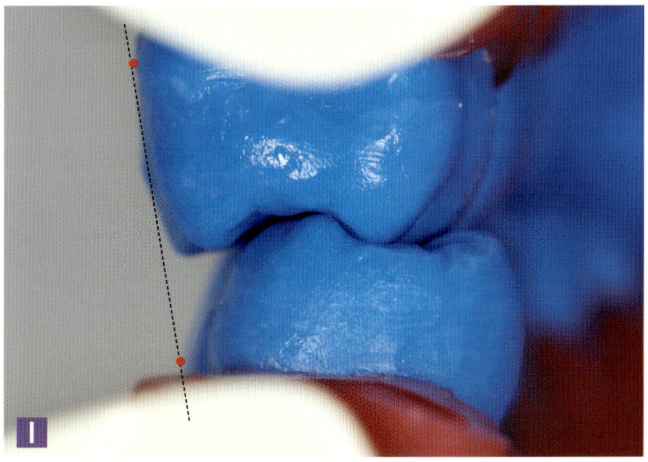

l

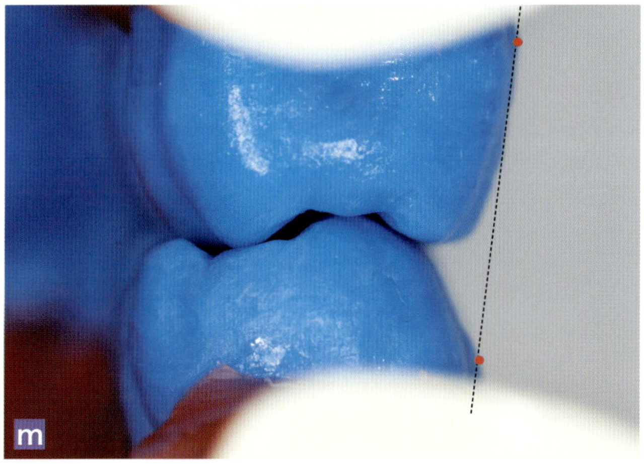

m

l, m MMP(Mandible-Maxilla-Posterior) Vertical Guideline.
구치부에서는 치관부가 상하의 협측치경 기준점을 직선으로 연결하는 선의 바깥쪽에 나오지 않도록 한다.

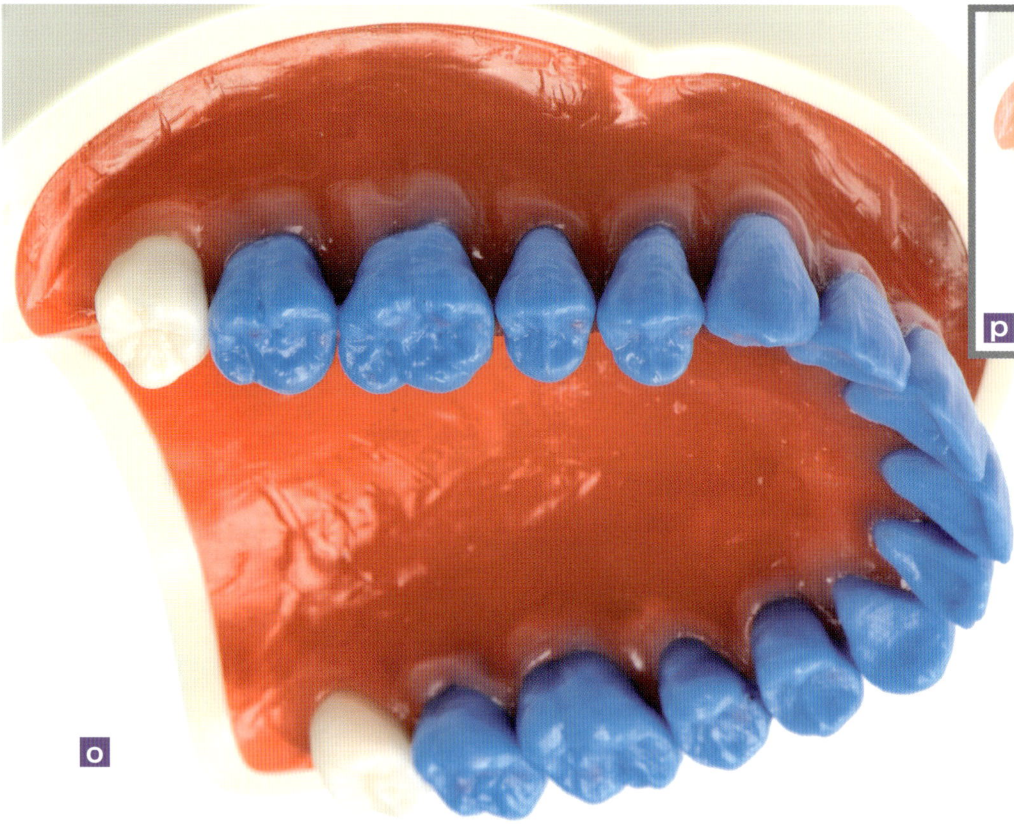

o

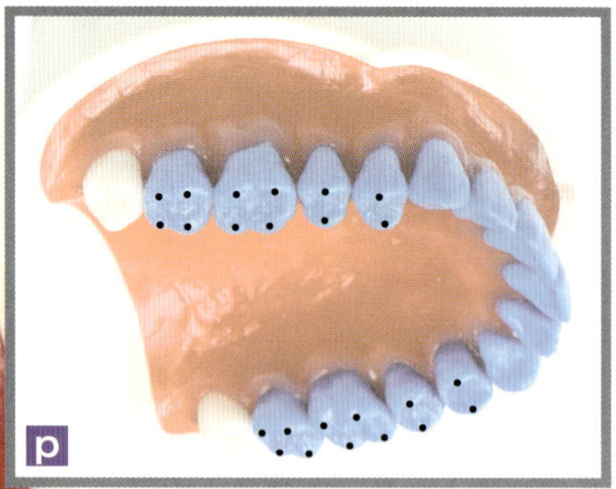

p

수복 치료란?

→ '그곳에 있어야 할 모습'을 그곳에 재현하는 것이다.

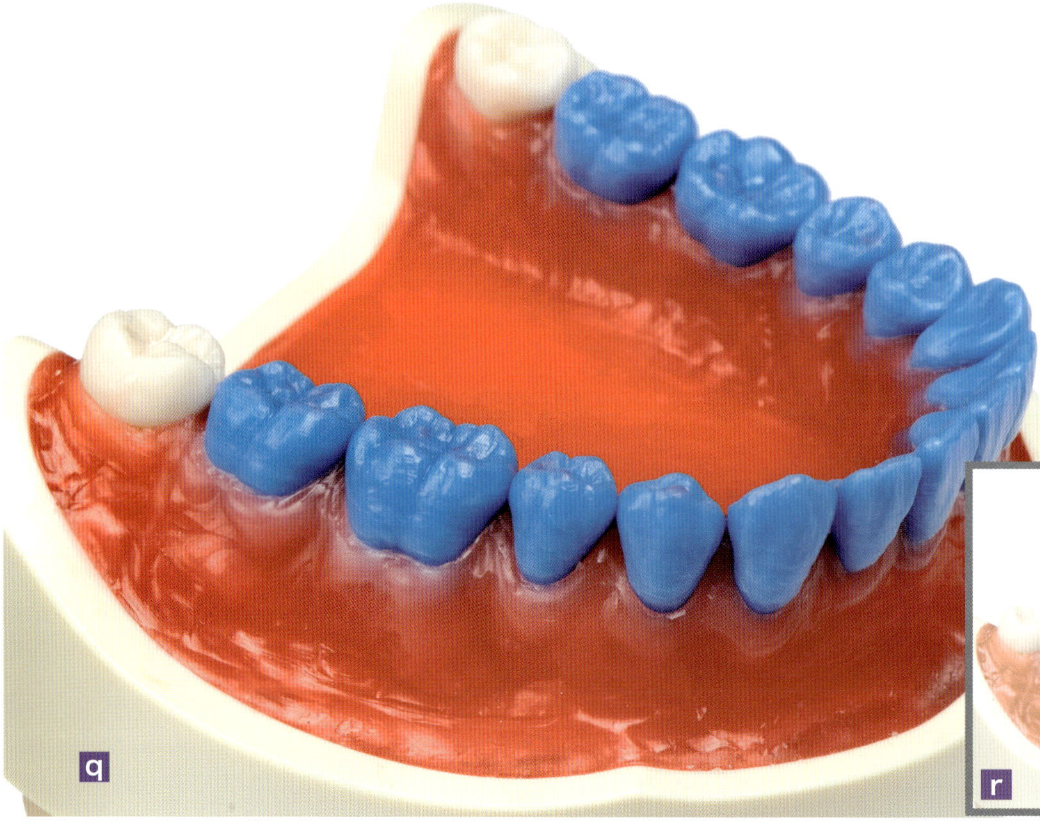

q

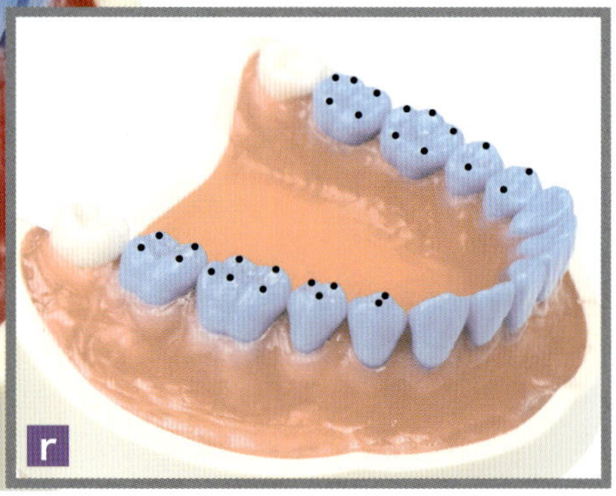

r

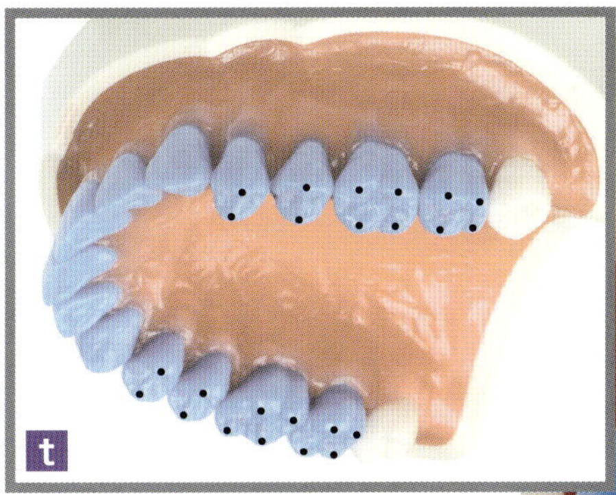
t

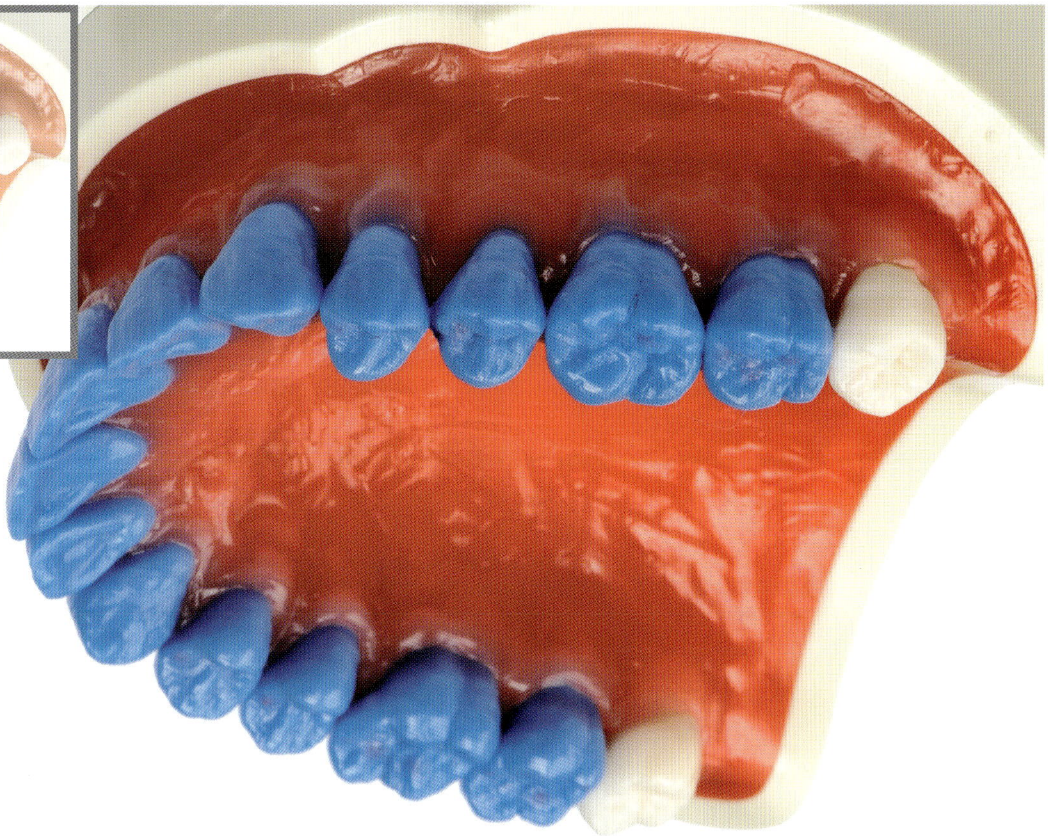
s

‘그곳에 있어야 할 모습’이란?

상하악 접촉 방식과 이개 방식을 배우는 학문, 즉 occlusion을 고려해 하악 운동 상태와 하악 안정 상태에서 협근순설과의 기능적인 접촉과 접근 관계를 얻을 수 있는 ‘Arch Form’, ‘Tooth Form’을 디자인한다. 이것을 통해 적절한 ‘Oral Composition’을 얻을 수 있고 구강의 건강을 장기적으로 보증(longevity)할 수 있다.

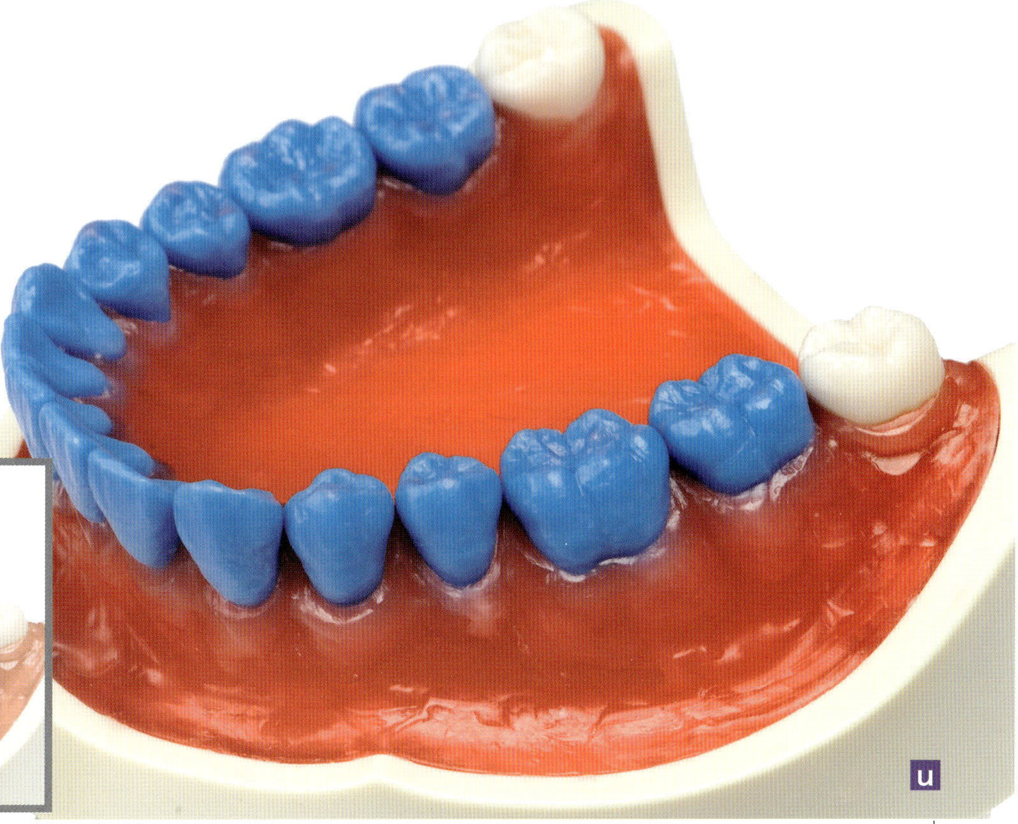
u

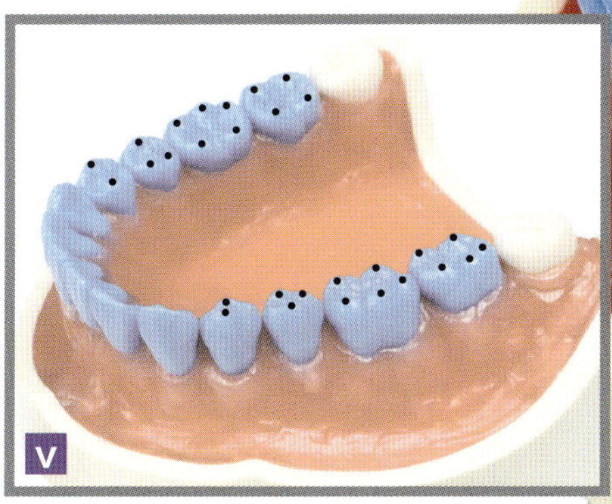
v

Part 1 Proposal Talk

생체 본연의 "생물학적 치관 형태"를 찾는다

1. Introductory Lecture '생체의 형태와 기능'
2. Proposal Discussion '임상을 재고하다
   —— 생체 본연의 "생물학적 치관 형태" '

☆ Standards for Biological Crown Contour

① Three Plane Concept

② Contour Guide Line

③ 삼각 구조의 이론

④ 골격기법

⑤ 골격기법 및 삼차원 형성법에 의한 기능적 Wax Up

⑥ 지대치 형성의 Point

⑦ Provisional Restoration으로 Subgingival Contour 결정

1• Introductory Lecture : 생체의 형태와 기능

井出吉信 Yoshinobu Ide

'Form follows function(형태는 기능을 따른다)'는 초고층 건축의 아버지라 불리는 Louis Sullivan(1856~1924)이 제창한 설계·디자인의 원리이고, 기능이라는 배경 없이 만들어진 형태는 영속성을 가질 수 없다고 강조했다.

자연계에도 형태와 기능은 불가분의 관계에 있다. 형태는 기능에서 태어나고 기능은 형태의 제약을 받는다. 물론 현대의 인간과 동물의 모든 장기는 각기 기능에 순응해 관련 장기와 조화를 이루면서 오랜 세월에 걸쳐 다양한 환경에서 완성되어 왔다.

본서에서는 인간이 생체 기능을 발휘하는 데 있어서 적절하다고 생각하는, 즉 생체 기능을 방해하지 않는 치관 형태에 대해 언급하겠지만, 당연히 치아는 치아로서의 기능뿐만 아니라 악관절, 골, 치주조직 등 주위조직의 형태 및 기능과 조화를 이루었을 때 비로소 기능을 발휘한다.

치아의 형태와 치주조직과의 관계는 이후에 상세히 소개할 예정이므로 이번에는 인간과, 식성이 다른 동물의 골, 악관절, 치아, 근육의 형태·형상과, 악운동에 관여하는 기능의 연관성을 비교하면서 살펴보자.

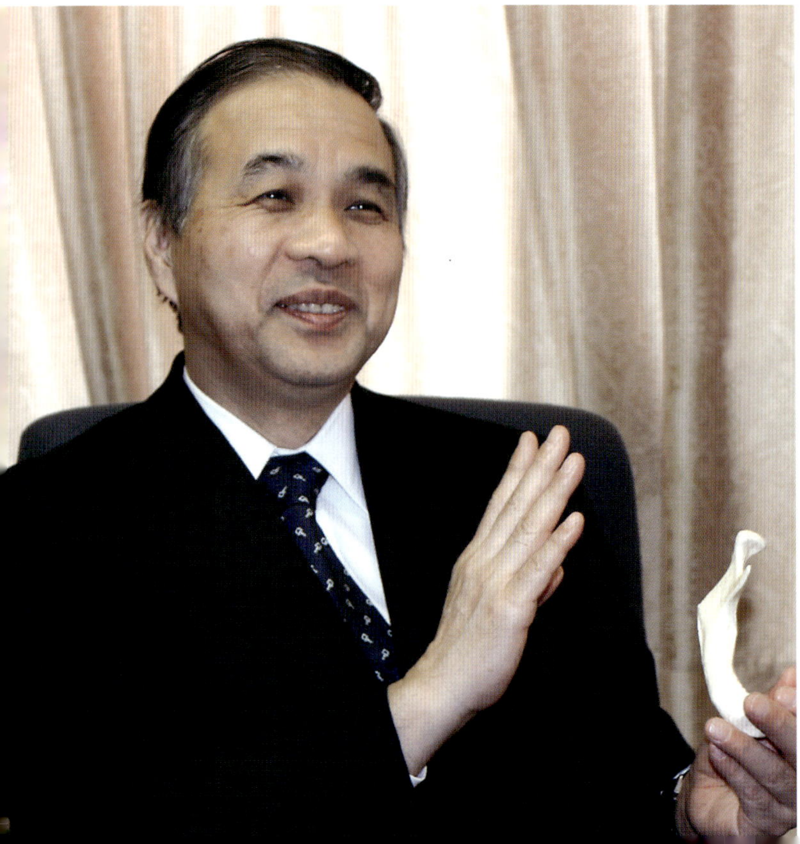

골에서 배우는 '기능'과 '형태'

——인간의 악관절과 치열의 변화

먼저 인간의 악관절과 치아의 성장에 대해 살펴보자

그림 1은 인간 태아의 악관절이다. 태생 4개월의 태아(A)는 자궁 내에서 악운동을 하지 않으므로 하악두와 하악와가 평평하지만, 태생 10개월의 태아(B)는 자궁 내에서 마시

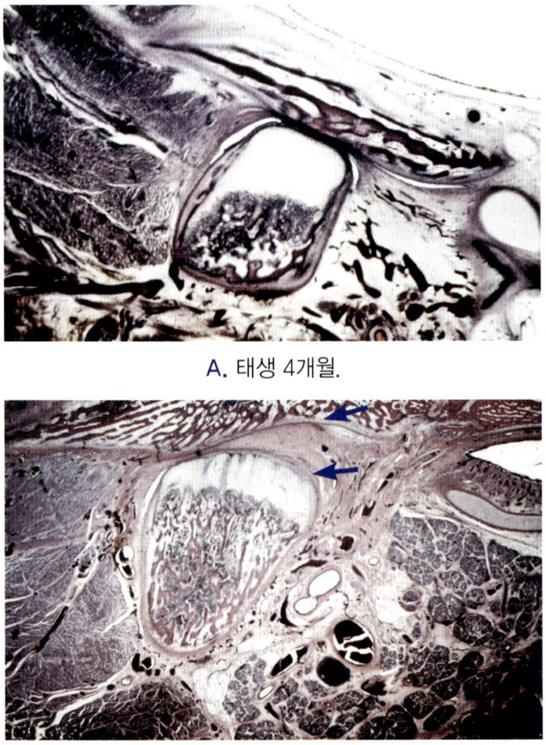

A. 태생 4개월.

B. 태생 10개월. 태아는 자궁 내 악운동을 시작하고 하악두와 하악와가 형성된다(화살표).

그림 1. 인간 태아에서 악관절의 발생.

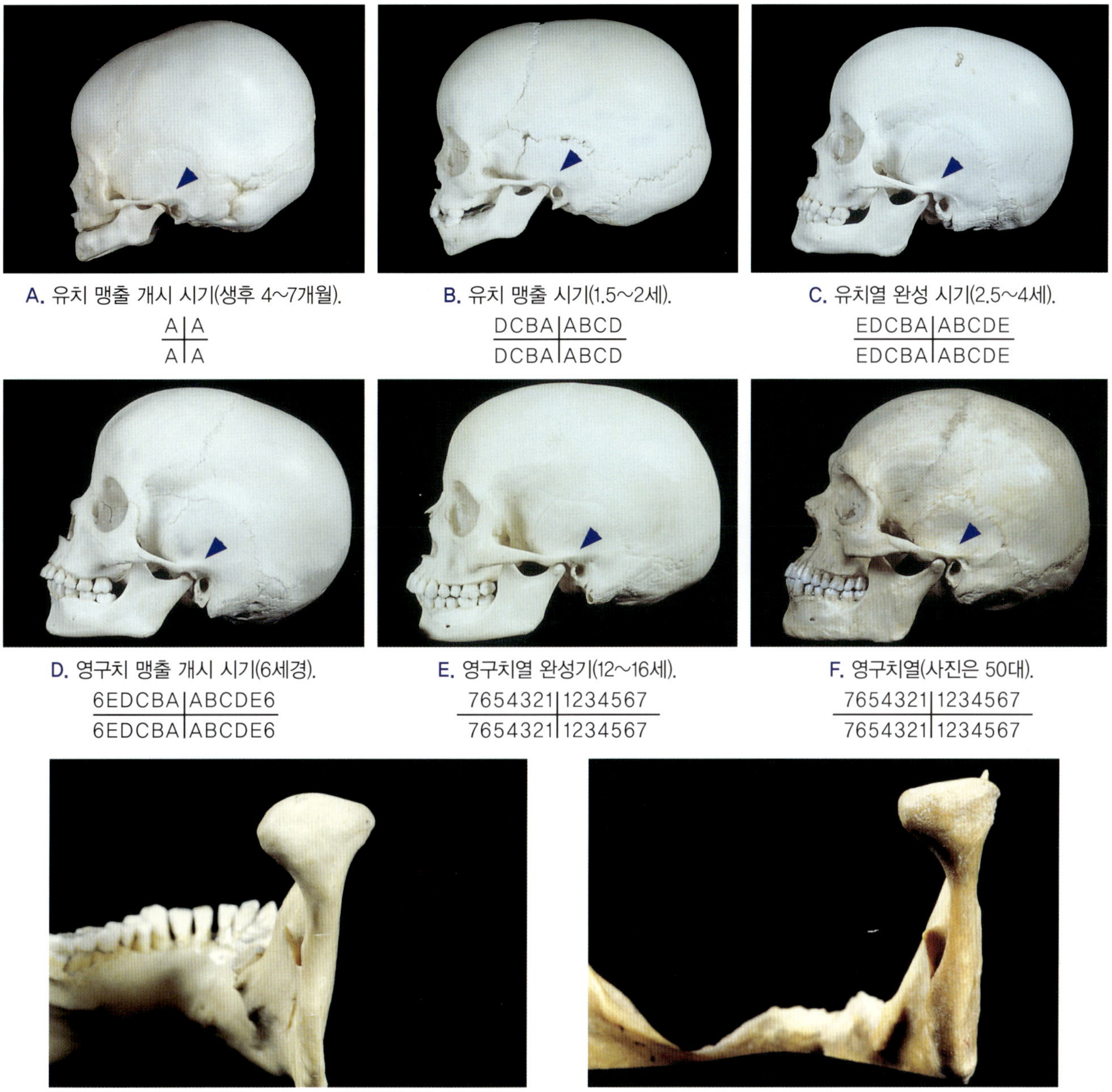

A. 유치 맹출 개시 시기(생후 4~7개월).

A | A
A | A

B. 유치 맹출 시기(1.5~2세).

DCBA | ABCD
DCBA | ABCD

C. 유치열 완성 시기(2.5~4세).

EDCBA | ABCDE
EDCBA | ABCDE

D. 영구치 맹출 개시 시기(6세경).

6EDCBA | ABCDE6
6EDCBA | ABCDE6

E. 영구치열 완성기(12~16세).

7654321 | 1234567
7654321 | 1234567

F. 영구치열(사진은 50대).

7654321 | 1234567
7654321 | 1234567

G. 유치악 시 하악두.

H. 무치악자의 하악두.

그림 2. 인간 두개골에 나타나는 성장·증령에 따른 치열과 악관절의 변화.

고 뱉는 악운동을 하므로 하악와가 함몰되고 악관절의 형태를 갖추고 있다.

그림 2에 유아에서 성인까지 인간의 두개골을 소개한다. 유치맹출 개시기(A)에는 하악두와 하악와의 형태가 아직 평평하지만, 유치가 자라기 시작하는 유치맹출기(B), 유치열완성기(C)에 이르면 하악두가 둥글게 변하고 하악와가 깊어지는 것을 알 수 있다. 영구치는 6세 무렵부터 맹출하기 시작해(D) 12~16세가 되면 영구치열이 완성되고(E) 그 후 가장 긴 영구치열기(F)를 맞이한다.

게다가 고령이 되어 치아가 빠지고 영구치열이 붕괴되면 악기능이 저하하고 하악두의 형태도 평평해진다(G, H). 이렇게 인간의 성장·증령 단계에서 교합 상태와 악관절의 형태에는 밀접한 관련이 있다.

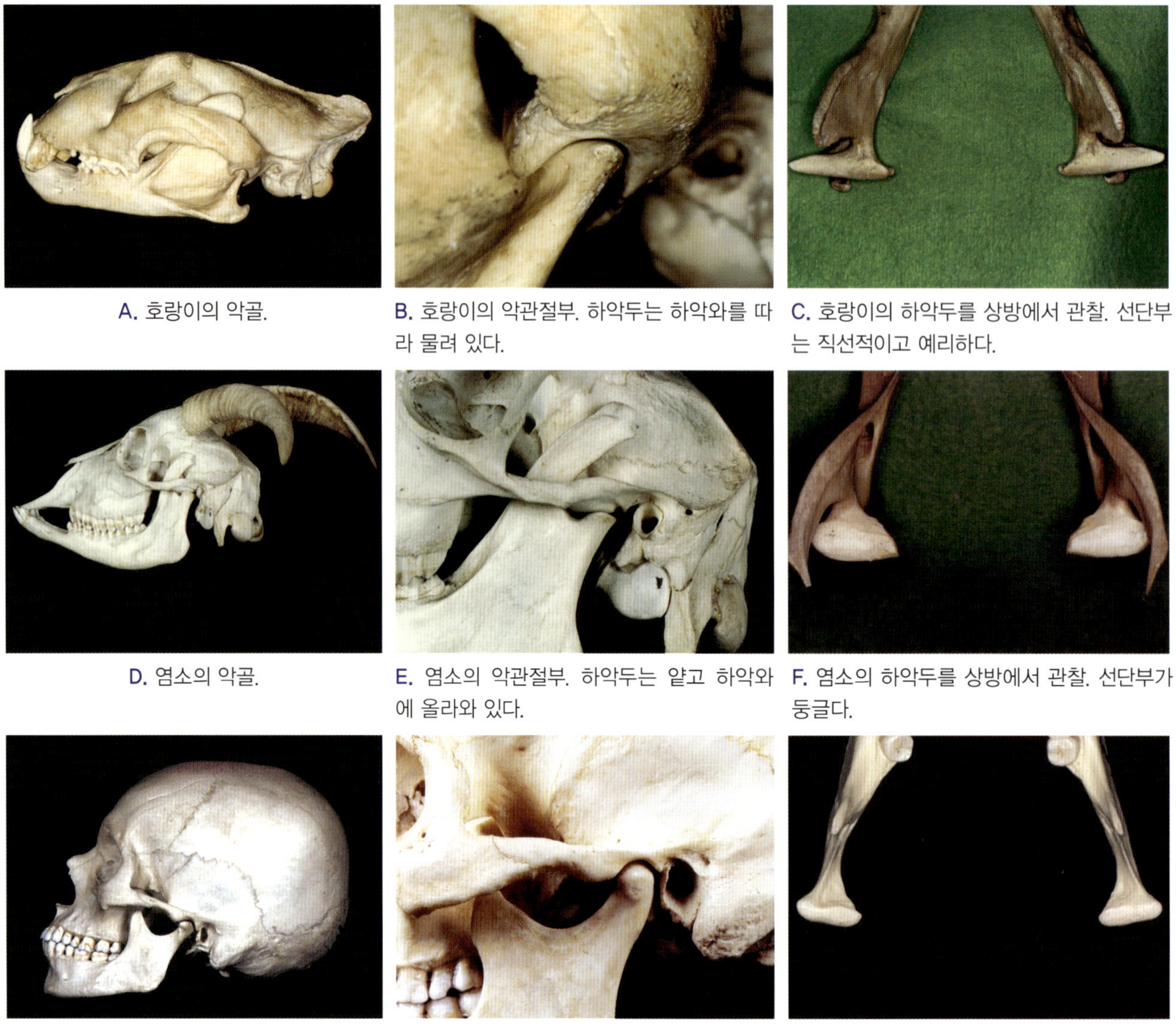

A. 호랑이의 악골.

B. 호랑이의 악관절부. 하악두는 하악와를 따라 물려 있다.

C. 호랑이의 하악두를 상방에서 관찰. 선단부는 직선적이고 예리하다.

D. 염소의 악골.

E. 염소의 악관절부. 하악두는 얕고 하악와에 올라와 있다.

F. 염소의 하악두를 상방에서 관찰. 선단부가 둥글다.

G. 인간의 악골.

H. 인간의 악관절부.

I. 인간의 하악두를 상방에서 관찰.

그림 3. 호랑이, 염소, 인간의 악골의 악관절부에 드러난 악기능.

동물과 인간의 악관절 형태

이번에는 동물과 인간의 악관절 형태를 두개골에서 관찰해 보겠다.

그림 3에 호랑이, 염소, 인간의 두개골 및 악관절부의 확대 사진과 하악두의 상방 모습을 소개한다.

A~C는 육식동물인 호랑이지만 악관절 부위를 보면 하악와는 깊고 하악두는 그곳에 확실하게 물리는 형태를 하고 있다. 그래서 하악은 전방·측방으로 활주 운동을 하지 않고 악관절을 중심으로 회전 운동만 한다. 하악두의 선단부는 직선적으로 가로로 길고 접번의 역할을 확실히 해내고 있다.

D~F는 초식동물인 염소이지만 악관절부를 보면 하악와는 얕고 하악두도 하악와에 올라와 있어 운동의 자유도가 높고 전후방·좌우측방으로 활주 운동이 가능하다. 자유롭게 운동할 수 있도록 하악두의 선단부는 둥근 형태를 띤다.

G~I는 인간의 악관절부와 하악두의 형태는 호랑이와 염

표 1. 저작근의 역할

교근	하악을 상방으로 거상
측두근	하악을 상방, 후방으로 이동
내측익돌근	하악을 상방으로 거상
외측익돌근	하악을 전방, 측방으로 이동

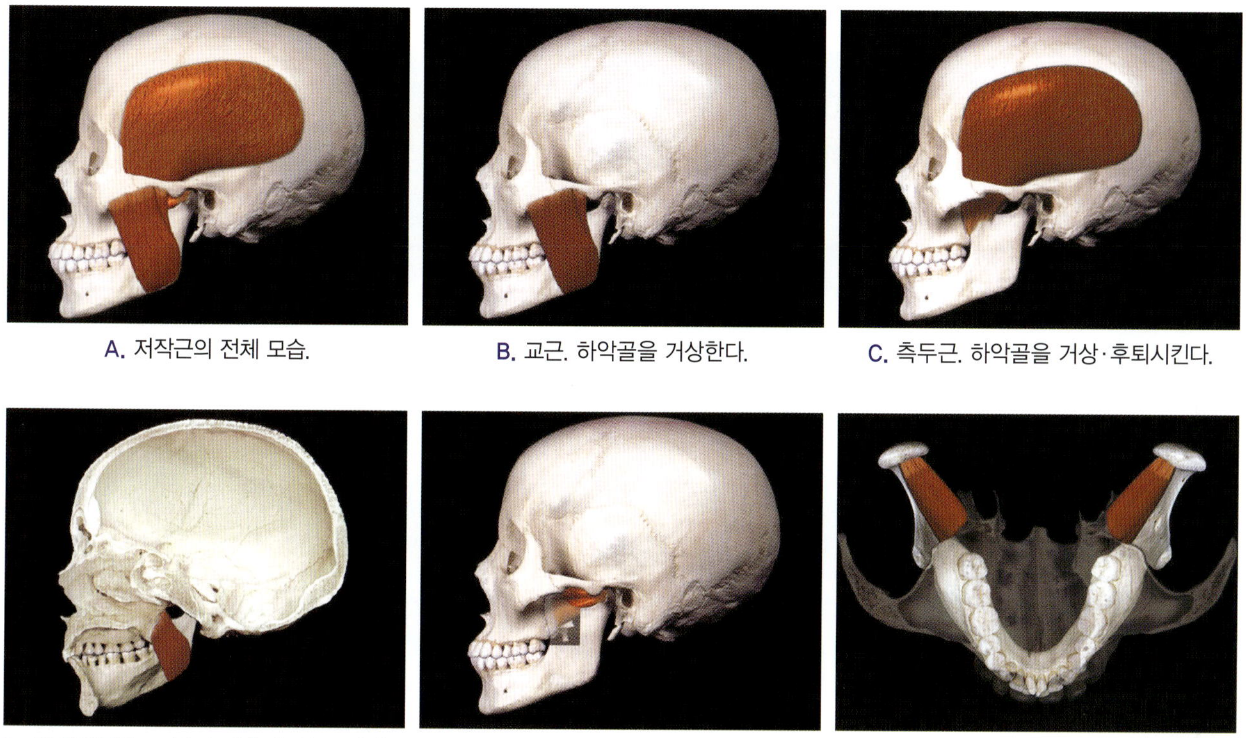

A. 저작근의 전체 모습.
B. 교근. 하악골을 거상한다.
C. 측두근. 하악골을 거상·후퇴시킨다.
D. 내측익돌근. 교근의 내측에 있고 하악골을 거상한다.
E, F. 외측익돌근. 하악골을 전방·측방으로 이동한다.

그림 4. 인간의 저작근.

소의 중간 형태이고 활주 운동과 회전 운동이 가능하도록 되어 있다.

여기에서 동물의 교합 양식과 악관절부 형태의 밀접한 관계를 알 수 있다.

근육에서 보는 '기능'과 '형태'

이번에는 하악 운동을 하는 저작근의 형태와 악기능에 관해 살펴보겠다. 저작근은 교근, 측두근, 내측익돌근, 외측익돌근으로 구성되어 있다(표 1, 그림 4).

이중에 교근, 측두근, 내측익돌근은 하악을 상방 또는 후방으로 거상하는데, 외측익돌근은 하악을 전방 및 측방으로 이동시키는 역할을 한다.

따라서 측방 운동이 원할한 동물은 외측익돌근이, 강하게 씹는 회전 운동이 능숙한 동물은 측두근, 교근, 내측익돌근이 발달한다.

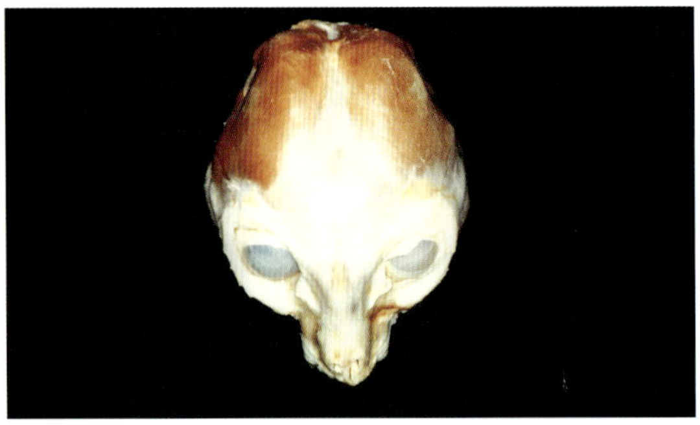

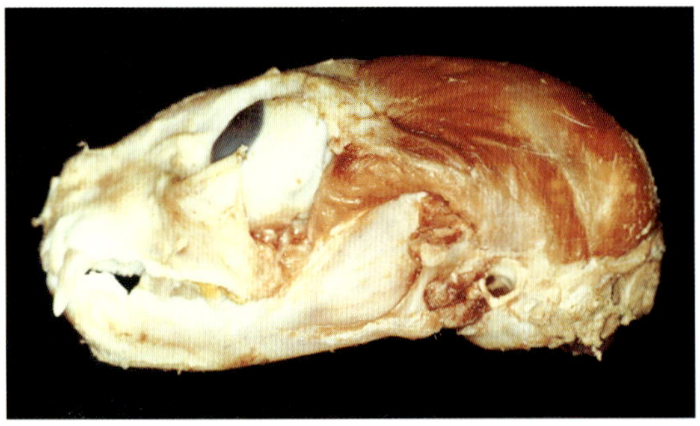

A, B. 고양이의 측두근은 상당히 넓은 범위에 존재한다.

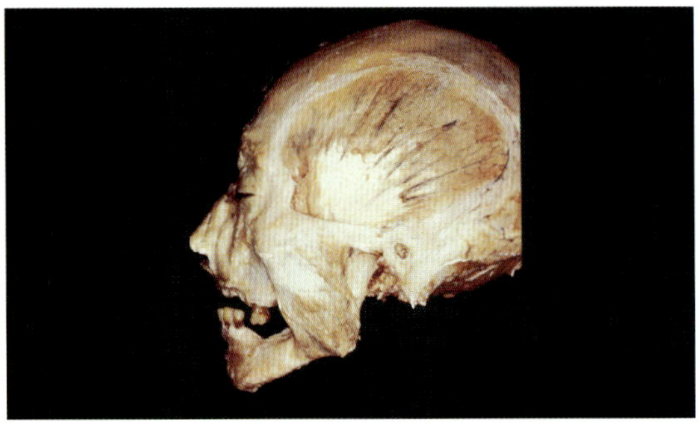

C. 인간도 측두근이 크다.

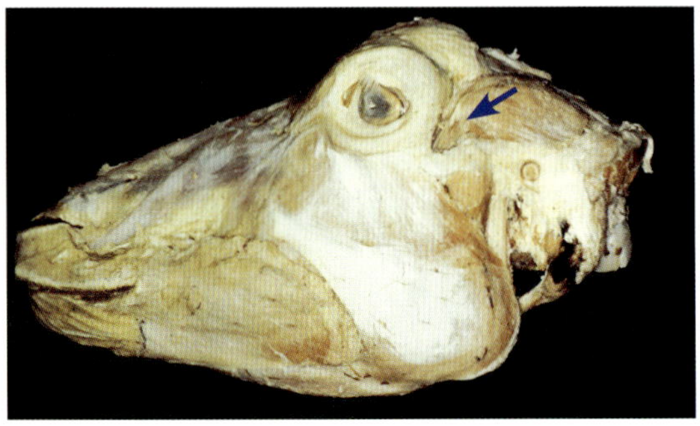

D. 염소의 측두근(화살표)은 작다.

그림 5. 고양이, 인간, 염소의 저작근.

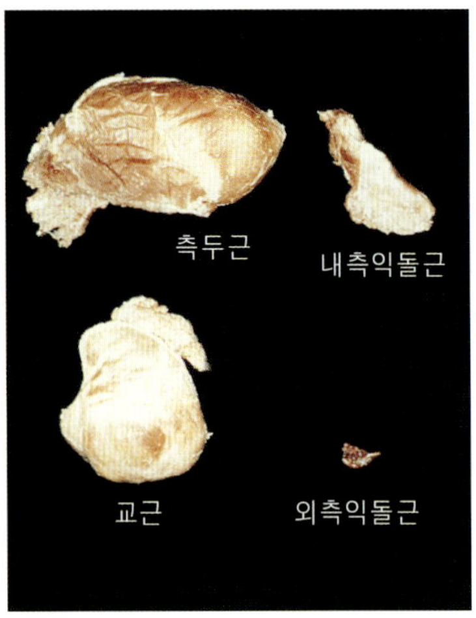

A. 고양이의 저작근. 측두근이 가장 크고 외측익돌근이 매우 작다.

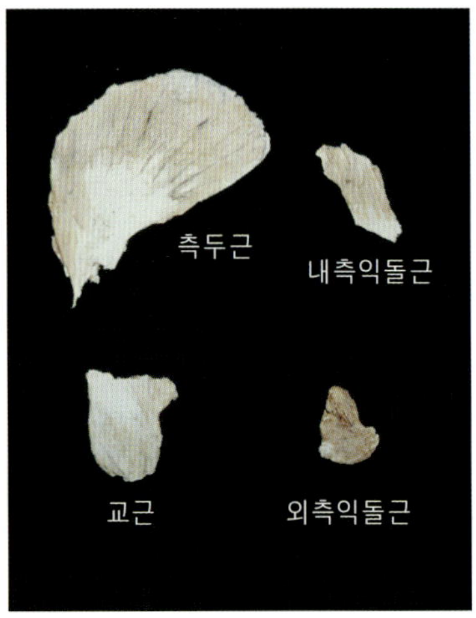

B. 인간의 저작근. 측두근이 가장 크지만 외측익돌근도 고양이처럼 작지 않다.

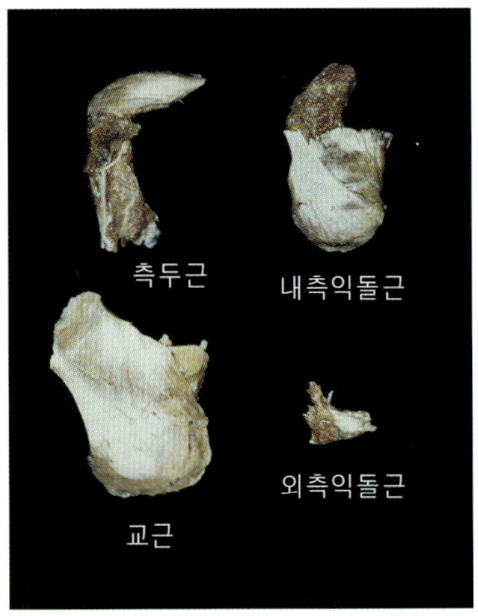

C. 염소의 저작근. 교근이 가장 크고 측두근이 작다.

그림 6. 고양이, 인간, 염소의 저작근의 크기 비교.

동물과 인간의 저작근 형태와 기능

그림 5는 호랑이 대신 고양이, 인간, 염소의 저작근을 해부한 사진인데, 고양이(A, B)는 두부 전체가 측두근으로 뒤덮여 있다. 측두근이 커서 고양이는 회전 운동에 능하고 강하게 씹을 수 있다는 것을 알 수 있다.

그림 6은 고양이, 인간, 염소의 저작근을 벗겨 배열해 크기를 비교한 그림이다. 역시 고양이는 측두근이 가장 크다(A). 고양이는 전방 운동과 측방 운동을 하지 않으므로 외

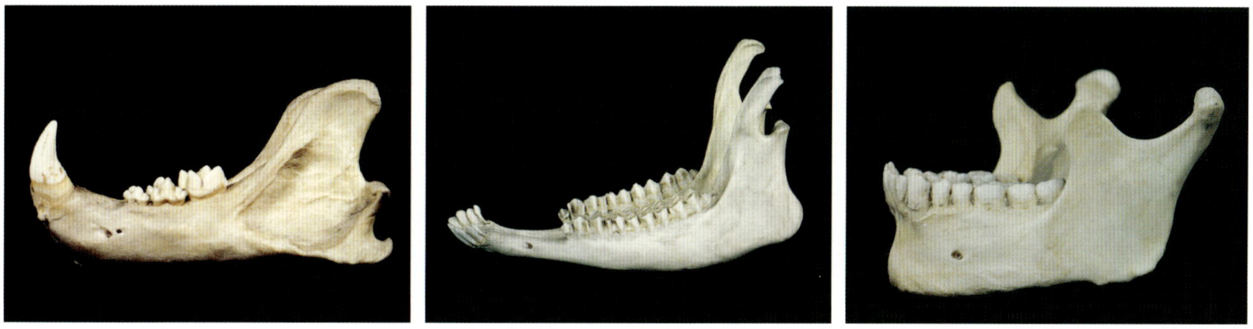

A. 호랑이의 하악골. 측두근의 정지부인 근돌기가 발달해 있다. B. 염소의 하악골. 근돌기가 가늘고 연약하다. C. 인간의 하악골.

그림 7. 호랑이, 염소, 인간의 하악골을 측방에서 관찰.

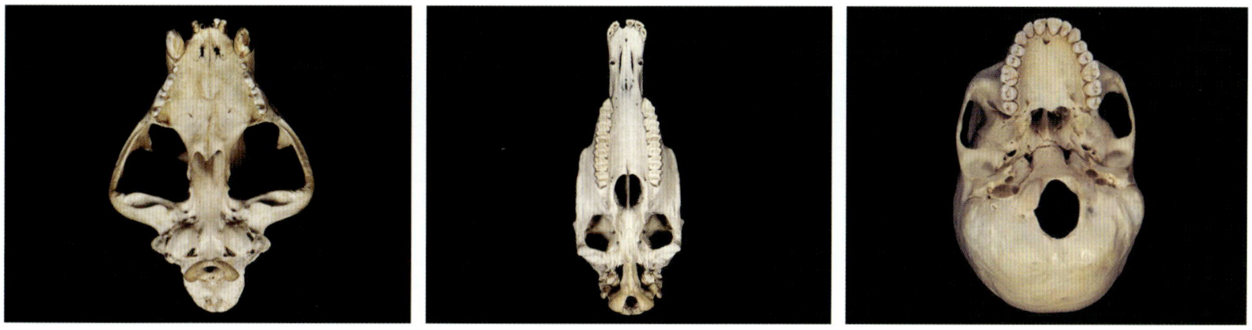

A. 호랑이. 측두근이 발달하고 협골궁이 크고 발달해 있다. B. 염소. 협골궁이 작다. C. 인간.

그림 8. 호랑이, 염소, 인간의 협골궁.

측익돌근이 상당히 작고 퇴화되고 말았다.

인간(B)도 측두근이 가장 크지만 외측익돌근도 고양이만큼 작지는 않다. 인간은 측방 운동도 가능하므로 외측익돌근도 남아 있다.

우물우물 풀을 먹는 염소(C)는 측두근이 퇴화해 작아졌지만, 그렇다고 측방 운동을 주로 하는 것도 아니고 실제로는 교근과 내측익돌근이 함께 작용해 풀을 으깨서 먹으므로 이것들이 발달하고 외측익돌근은 발달하지 않았다.

——악골의 형태와 저작근의 기능

골의 형태와 악기능, 근육의 형태와 악기능의 관련에 대해 말씀드렸는데, 골의 형태와 근육의 형태에도 강한 상관성이 있다.

그림 7에 호랑이, 염소, 인간의 하악골을 소개한다. 호랑이(A)는 염소(B), 인간(C)에 비해 근돌기가 훌륭하게 발달되어 있다. 근돌기는 측두근의 정지부이고 하악지의 바깥쪽에 교근이, 안쪽에 내측익돌근이 부착해 있으므로 이 부분이 잘 물려 있다는 것은 상하로 씹는 힘이 매우 강하다는 것을 시사한다.

그림 8은 호랑이, 염소, 인간의 두개를 아래에서 관찰한 그림이고 좌우대칭으로 튀어나온 곳이 협골궁이다. 그리고 측두근은 이 협골궁 안에 위치한다. 협골궁이 크다는 것은

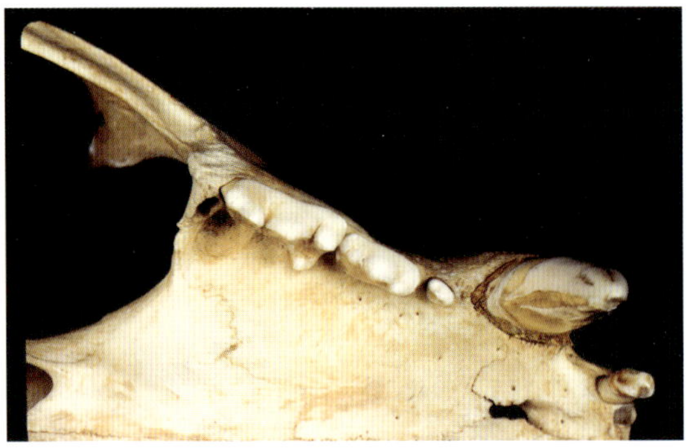

A. 호랑이의 구치 교합면. 측방으로 움직이지 않는 형태.

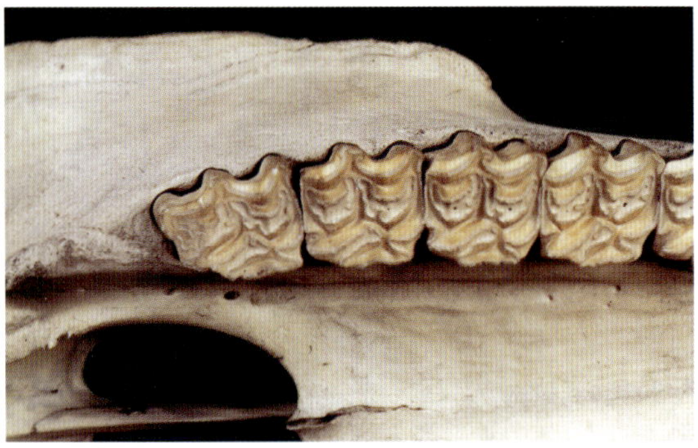

B. 염소의 구치 교합면. 으깨 씹어먹는 데 적합한 형태.

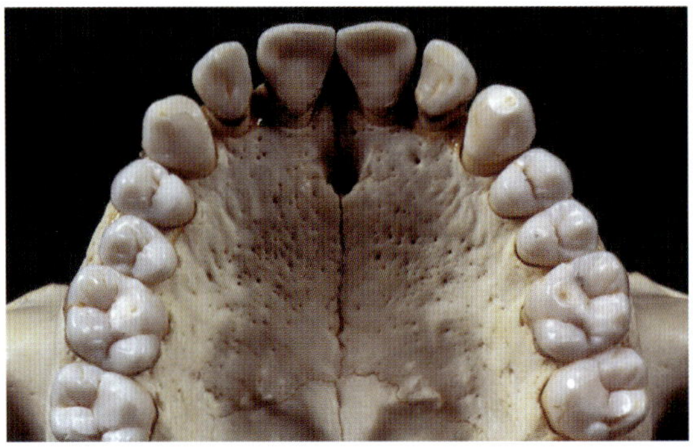

C. 인간 치열의 교합면.

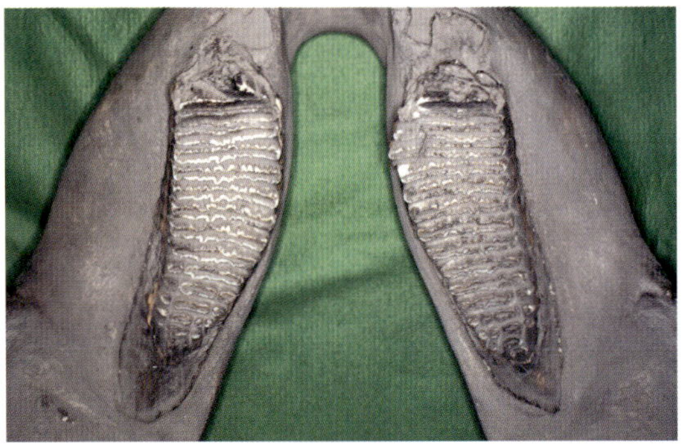

D. 코끼리 치아의 교합면.

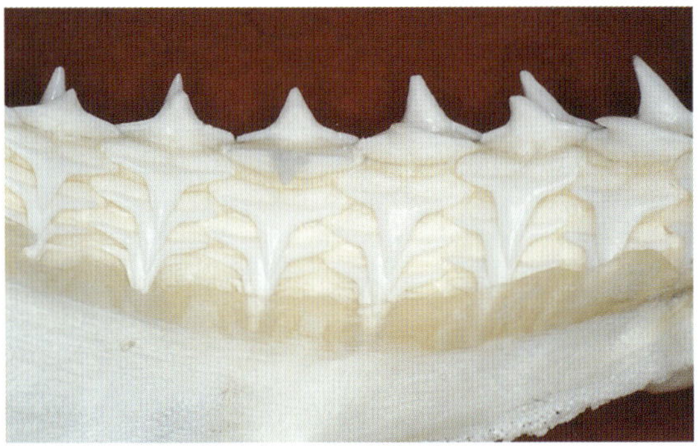

E. 상어 치아의 시상단.

그림 9. 호랑이, 염소, 인간, 코끼리, 상어의 치아.

측두근이 발달해 있다는 것이며 역시 호랑이(A)는 협골궁이 상당히 크다. B는 호랑이 골의 두정부인데, 중앙에 튀어나온 선 모양의 융기가 있다. 이것은 측두근이 여기까지 부착해 있다는 것이고 측두근의 크기를 알 수 있다. 인간의 골에는 이 융기가 없다. C는 염소인데, 협골궁이 작고 초식동물은 측두근이 발달해 있지 않다.

이렇게 골의 형태만 보아도 어느 근육이 발달했는지, 즉 그 동물이 어떤 방식으로 저작하는지 알 수 있다. 골이 먼저인지 근육이 먼저인지 알 수 없지만, 악기능은 골과 근육의 형태와 기능의 조화를 통해 완성되었다는 것을 알 수 있다.

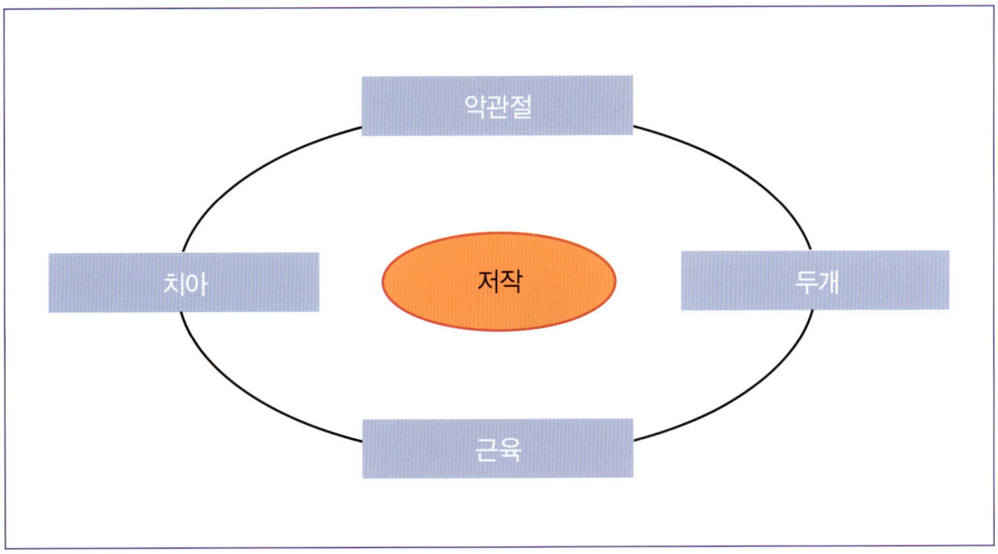

그림 10. 치아·악관절·근육·두개의 조화와 악기능.

생체에 적합한 치아 형태란?

마지막으로 그림 9에 동물의 치아 형태를 소개한다.

A는 호랑이이다. 호랑이는 주로 회전 운동을 하므로 구치부는 측방으로 움직이기 어려운 교합면 형태를 가진다. 반대로 B의 염소는 풀을 으깨 먹으므로 구치부의 교합면은 물결 모양 그리고 인간의 구치는 전방, 후방 및 측방으로 모두 움직일 수 있도록 교합면에 구와 풍융이 형성되어 있다(C).

D는 코끼리, E는 상어의 치아이다. 모두 동형치성의 다생치성이고, 코끼리는 6회, 상어는 살아있는 동안 동형치가 아래에서 자라 위에 있는 치아가 빠져 교체된다.

각각의 치아는 마치 계산된 것처럼 동물의 생태·식성에 적합한 형태를 가지고 있다. 그러나 치아 형태만으로는 동물의 고유한 악운동이 불가능한다. 만약 인간이 호랑이의 치아를 가질 수 있게 되더라도 근육과 악관절에 차이가 있으므로 호랑이처럼 씹을 수 없다.

이번에 살펴보았듯이 모든 '형태'에는 '기능'이라는 의미가 있다. 저마다 의미를 가지고 치아의 형태, 턱의 형태, 머리의 형태, 치주조직의 형태, 근육의 형상과 기능 등 이 모든 것이 조화하지 않으면 그 동물은 살아가는 데 필요한 턱기능을 발휘할 수 없다(그림 10).

따라서 치아 형태만 보아서는 안 된다. 치아와 치열의 형태가 근육과 골, 악관절, 치주조직에, 즉 생체의 형태와 기능에 영향을 미치는 사실을 우리들은 잊지 말아야 한다.

치관을 수복할 때 아름다운 외관만 추구하고 교합과 치주조직의 건강을 무시한 채 치관 형태를 부여하면 이는 본말전도의 오류를 범하는 것이며 생체에 반드시 왜곡이 발생한다.

모든 치과치료는 당연히 치관 수복도 '기능'과 '형태'를 생체 본연의 상태로 회복하는 것이다. 이 목적을 치과의사, 치과기공사, 치과위생사는 잊어서는 안 된다.

2• Proposal Discussion : 임상을 재고하다
—— 생체 본연의 "생물학적 치관 형태"

桑田正博 Masahiro Kuwata
西川義昌 Yoshiaki Nishikawa

Introduction 치관 수복 치료의 '본연의 모습'을 다시 생각하다

니시카와(진행) : 앞에서 이데 선생이 말씀하셨듯이 모든 형태에는 기능이 관여하고 기능에 조화하지 않는 형태는 기능 즉 생리기능을 파괴할 수 있습니다. 이 내용은 모든 수복 장치의 형태와 환자의 기능과의 관계에 있어서도 그대로 적용되며 우리들이 수복 장치의 '형태'에 책임을 져야 하는 이유이기도 합니다. 치관 수복 장치의 형태가 치주조직의 건강, 나아가 모든 구강 기능의 보전에 관여한다는 것은 치과계에 몸담고 있는 사람이라면 충분히 인식하리라 생각하는데, 환자에게 계획대로 수복 치료·수복 장치를 공급할 수 있을까 생각했을 때 좀처럼 쉽지 않은 것이 현실이라고 생각합니다.

이번에는 생체가 생리기능을 발휘하는 데 있어서 그것을 방해하지 않고 생체 본연의 모습을 가진 수복 장치의 형태, 그리고 임상에 실현하기 위한 이론(기준)과 기술의 노하우를 PFM의 개발자이자 40년 전부터 국내외 저명한 연구자·임상가와 치주조직과 수복 장치의 형태를 검증·제창해 오신 구와타 선생을 모시고 정리하고자 합니다.

최근에 다른 의원에서 #12, 11, 21, 22 수복 치료를 받았고 크라운을 장착한 곳에 치은 부종과 퇴축이 진행되어 저의 의원을 내원한 환자의 증례를 보셨으면 합니다(그림 1).

크라운을 철거했더니 특히 #11, 21의 근심과 우각부에 염증이 심하고 그 부분의 크라운 contour가 over되어 있어서 지대치의 형태도 부적절했음을 알 수 있습니다(A~C). 그러나 진료실에서 제가 제작한 provisional restoration(이하 provisional)을 장착하고 경과를 관찰했더니 치은 상태가 크게 안정되었습니다(D, E). Provisional은 제가 제작한 것이라 근사하지 않지만, 근심인접면의 크라운 형태를 청소성이 좋은 직선 형태로 했습니다.

Over contour를 수정했을 뿐인데 염증이 호전되고 게다가 provisional을 반복 수정해 건강을 되찾을 수 있었습니다. 이 환자는 plaque control이 불량해 지금도 양치질을 지도하고 경과를 지켜보고 있다.

구와타 : 생체에 대한 수복 장치 형태의 적합 여부, provisional의 의미가 시사된 매우 상징적인 증례라고 생각합니다. 치주조직이 건강하게 되살아났다고 생각합니다.

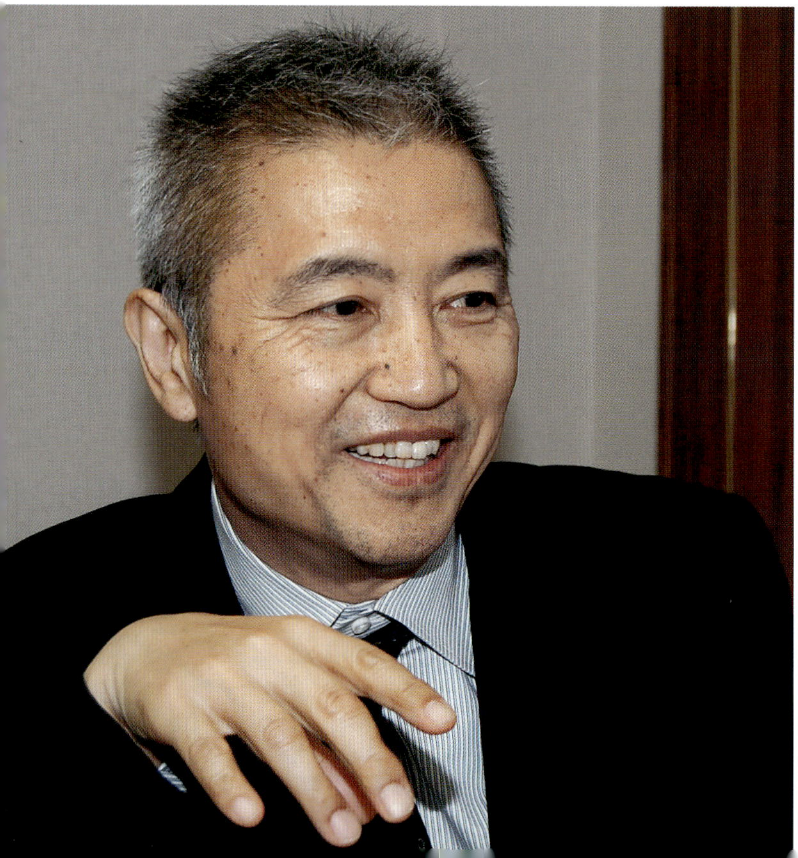

Dr. Yoshiaki Nishikawa

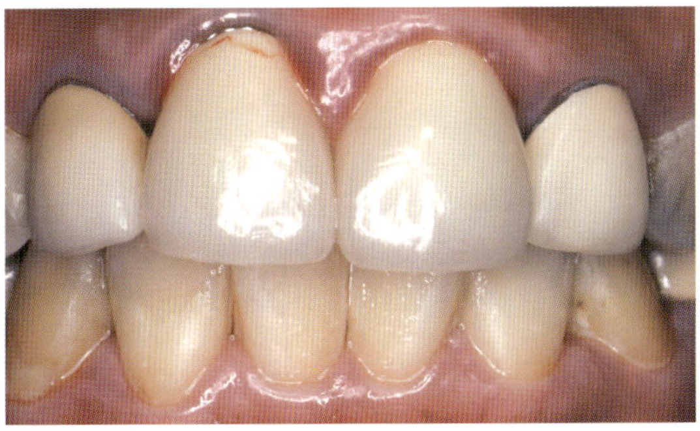

A : #12, 11, 21, 22 크라운 증례. 초진 시 전치부의 상태. #11, 21의 치은 상태는 불량하지만 #12, 22는 심하지 않다. #11, 21에 대해서는 근심우각부의 치은염증이 현저하고 이 부분이 over contour이다.

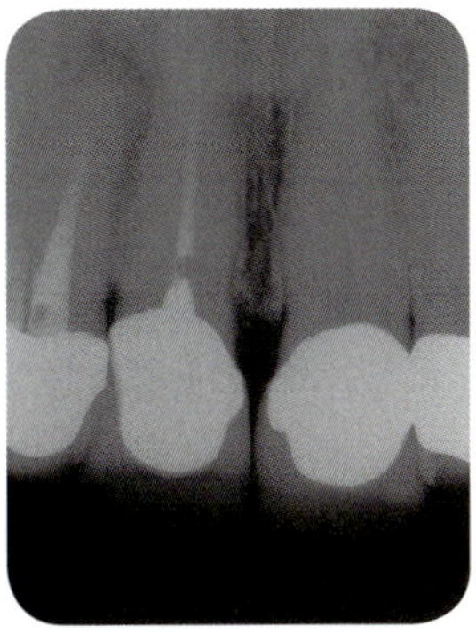

B : 초진 시 방사선사진. 치근 상태를 보더라도 #11, 21의 근심 우각부의 crown contour가 과도하다. Bio-logic width의 침습 가능성도 생각했지만 마진에서 골정까지 거리가 2.5mm이므로 침습은 없다고 보인다.

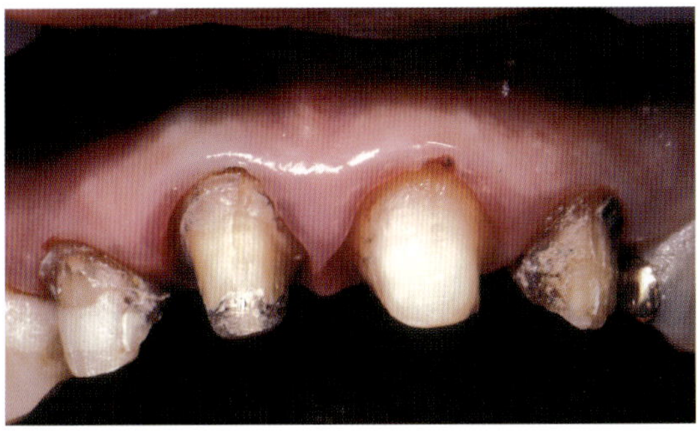

C : 부적합 크라운을 제거할 때 지대치 상태. 치은의 염증이 심한 #11, 21 근심은 지대치가 수평적으로 삭제되었고 치은의 gingival scallop 형태를 따르지 않는다.

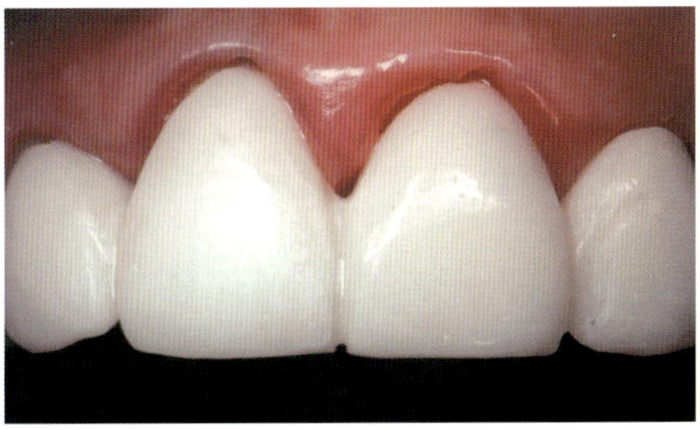

D : 진료실에서 필자(Nishikawa)가 제작해 장착한 provi-sional restoration. 근심을 청소하기 좋게 직선 형태로 완성했다.

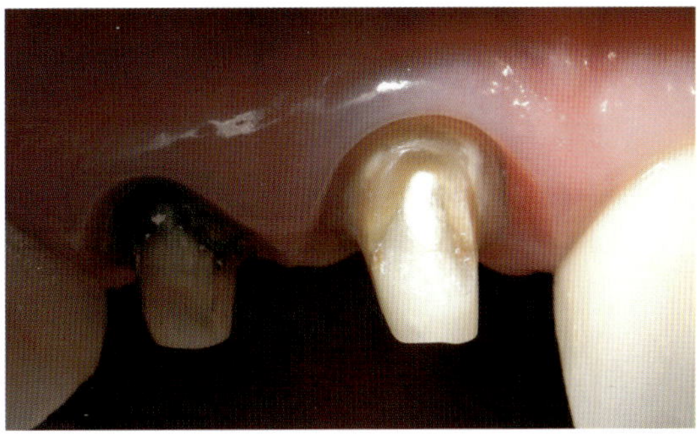

E : Provisional restoration을 장착하고 4개월간 양치질을 지도한 후 #12, 11의 치은. Over contour를 수정해 치은이 서서히 회복되었다.

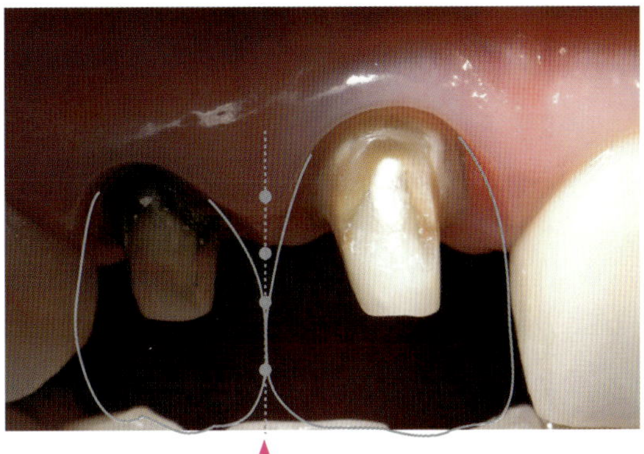

F : 축면 외형 기준에 따라 수복 장치를 디자인했다(Kuwata).

그림 1. Over contour를 수정해 치주조직을 재생. *(Presented by Dr. Nishikawa)*

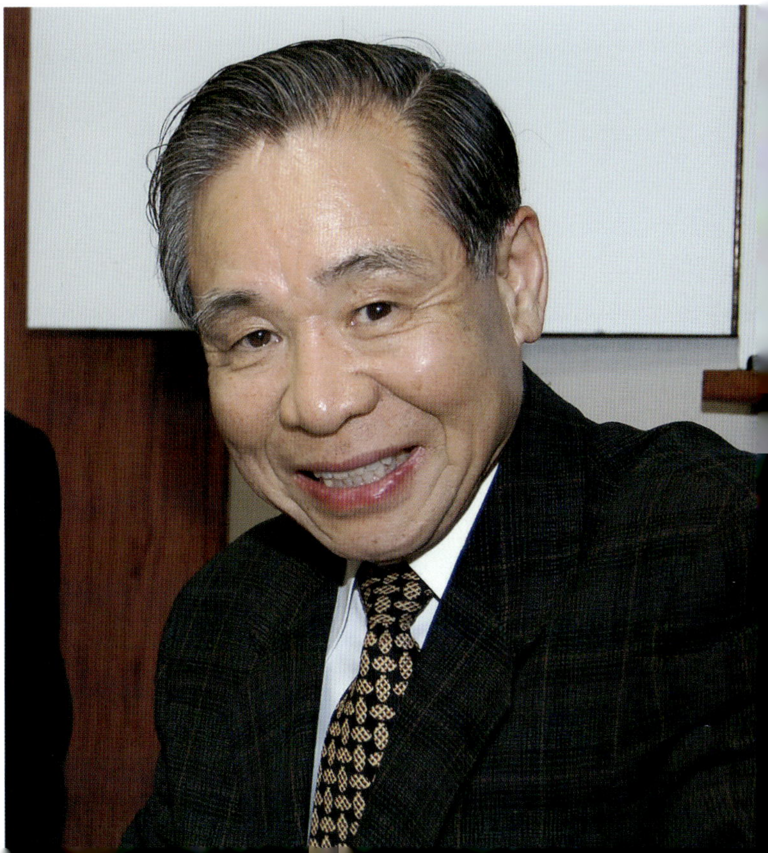

Mr. Masahiro Kuwata

수복 장치라고 하는 것은 치은을 압박하지 않고, 그렇다고 분리되지도 않고, 생체에 적합한 형태로 접촉한다면 치주조직은 수복 장치를 자연스럽게 따라갑니다. 치주 주위 360°에 걸쳐 양호한 'emergence profile', 그 기점이 되는 'cervical peak', 그리고 협설적으로는 거기서 치관의 제2면으로 이어지는 치관의 중앙 측면 'contour guide line'(standards for biological crown contour〈이하, standards〉 −2, 40쪽 참조)은 협근, 순설과의 생리적 근접, 접촉정도를 지배하고 교두정(교합기준점)에 이르는 각도(하악 협측교두 기준면)는 '힘'과 저작 기능을 조절합니다. 근원심적으로 인접 중앙 기준면(제2면)은 치근간(interroot space) 중앙에서 치조골정을 연결하는 수직선상에 존재하고 'interproximal supporting contact area'는 그 선상에 형태를 만듭니다(interproximal contour guide line).

이것이 수복 장치의 생물학적 '본연의 모습'의 지표가 되는 three plane concept(Standards−1, 37쪽)을 적용한 축면 외형의 기준이며 '생체가 추구하는 치아 형태'가 'biological crown contour'입니다.

그림 1의 환자는 아직 provisional을 장착하고 있지만, 축면 외형 기준을 생각하면 최종 수복 장치는 F와 같은 형태라고 생각한다.

니시카와 : 감사합니다. 기공실과 논의하고 참고하겠습니다.

구와타 : 최근에는 '본연의 모습'을 망각하고 심미적인 요구와 재료의 제약을 따져 수복 장치의 형태를 결정해 버리는 치료가 많은 것 같습니다. 이 증례도 black triangle을 피하기 위해 마진을 치은연하 깊게 설정하고 그곳에서 인접면 형태를 크게 부풀려 크라운을 제작하고 장착해 청소성이 떨어지고 결과적으로 치은에 염증이 발생했다고 생각합니다.

잡지나 학회에 보고되는 증례 중에 장착 직후 시점에는 근사하게 완성된 것 같은데 몇 년 후에 심한 염증이 걱정스러운 심미수복 증례를 자주 볼 수 있습니다. 요즘 들어 심미치과를 주도해 온 미국학회에서 강연할 때 반드시 그 점을 강하게 지적하는데 겁을 내는 분이 몇 분이나 계실지 모르겠군요(하하). 그러나 전문가로서 자긍심과 양심이 있는 분들은 반드시 이 점을 높이 평가해 계속해서 강연을 의뢰하십니다.

'크라운 형태를 매력적으로 완성했으니 인체를 그 형태에 맞추세요'라고 말하는 것은 우리들의 자만입니다. 의료 행위는 모름지기 생체에 충실해야 합니다.

니시카와 : 'Top-down treatment'의 top을 치과의사·치과기공사 본위의 심미라고 생각하기도 하지요. 의료 행위인 이상, 'top'은 '건강'과 '기능'이 되어야 하는데요.

지대치 형성만 보더라도 심미의 목적을 달성하기 위해 마진을 치은연하 깊게 설정하는 예가 증가하고 있으며 지나치게 깊게 설정하면 biologic width(후술)를 침습하고 그로 인해 치주조직을 훼손한다는 지적이 있습니다.

우리들이 환자의 심미적 요구에 필요 이상 부응하는 경향도 있습니다. 환자를 생각해 black triangle은 심미적이지 않고 발음할 때에 위화감이 있으므로 일단 봉쇄하고 싶은 마음이 생기는 것도 당연하지만, 생체에 부적절하다고 알고 있는 침습 행위를 행하는 것은 의료인으로서 올바른 자세라고 할 수 없다고 생각합니다.

생체 기능과 치주조직의 보존을 고려한 수복 장치의 형태라고 했을 때 역시 'emergence profile'과 crown contour의 관계를 주의깊게 확인할 필요가 있으므로 30년 전에 이 개념을 제창하신 구와타 선생께 emergence profile이란 무엇인지 한 말씀 듣기로 하겠습니다.

Theme 1. 생물학적 치관 형태에서 emergence profile을 재고하다

수복 치료의 원점으로 돌아가 탄생한 emergence profile의 개념

구와타 : Emergence profile이라는 개념의 발생 배경을 이해하려면 PFM의 개발에까지 거슬러 올라가야 합니다. 여러 번 말씀드렸지만 다시 한 번 들어 주시기 바랍니다.

저는 1962년에 아이치기공전문학교에 근무하던 중에 미국에 파견되어 뉴욕시 교외에 있는 대형 치과기공소에 근무한 적이 있는데, 당시에는 '흰 치아'를 재현하는 수복 치료법으로 경질 레진 전장관과 porcelain jacket crown이 주목을 받을 때 PFM을 연구하던 과학자 Dr. Sigmund Katz와 뉴욕 최대 규모의 치과의원에 근무하는 치과기공사 Gerry 부인과의 만남을 계기로 아직 연구 단계에 있던 PFM 기술을 임상에 폭넓게 응용하는 프로젝트에 참여하게 되었습니다.

Dr. Katz 부부의 요청으로 치과기공소를 퇴직하고 치과전문 기술자 자격으로 Dr. Katz의 연구소에 입소하는데 그곳에서 저의 역할은 Dr. Katz의 이론에 기초해 금속·porcelain·주변 재료의 재질과 구조를 예비 실험하고 porcelain powder의 입자 구성, 금속과 porcelain의 결합 강도를 높이는 방법, 임상 응용에 필요한 해부학적·생물학적 연구를 진행하는 것이었습니다. 임상 응용에 앞서 당시 함께 진료에 참여했던 Dr. George Strassberg(당시 뉴저지 개업, 뉴욕대학 치학부 강사), Dr. Sydney S. Wagman(당시 필라델피아 개업, 치주전문의)같은 저명한 치과의사에게 많은 조언도 구했습니다.

이렇게 해서 임상에 응용한 후 재료·구조적인 특징과 '하얗고 아름답고 강도가 뛰어나다'는 입소문을 타 PFM crown은 순식간에 전 세계로 퍼져 나갔습니다. 그러나 얼마 지나지 않아 PFM crown을 장착한 곳에 치은 염증이 발생하고 치은이 퇴축해 black triangle이 생기기 시작했습니다. 'PFM crown을 장착해 치은이 변색했다', 'PFM crown을 장착했더니 치은이 부었다'는 불만이 줄을 이었습니다. 특히 인접면에 문제가 빈발했습니다.

지금 생각하면 당시 PFM의 개발은 '금속과 opaque porcelain과 치관색 porcelain이라는 3가지 구성으로 자연치처럼 하얗게 재현합니다. 그리고 플라그에의 내부식성과 구조적인 강도를 보장한다'는 측면에 집중한 나머지 '생체 본연의 모습에 가까운 치관 수복 장치를 제작하고 구강 내에서 오랫동안 기능하게 한다'는 목적에서 벗어나고 말았다는 생각이 듭니다.

그래서 일단 재료가 아니라 치관 수복 장치의 '본연의 모습', 그리고 외형에 관한 기준을 구체적으로 정리할 필요가 있었습니다. '본연의 모습'을 확실하게 정립한 후에 그것을 실현하는 재료와 구성을 검토하고 수복 장치로서 기능성을 보장했을 때 PFM의 진정한 보급이 가능하다고 생각했습니다.

니시카와 : PFM 수복만 보지 않고 수복 치료의 원점으로 되돌아갔다는 말씀이시군요.

구와타 : 그렇습니다. 만약 그때 원점으로 돌아가지 않았다면 Dr. Katz, Dr. Weinstein 형제와 개발해온 PFM이 쇠퇴의 길을 걷는 심각한 사태에 이르렀겠죠.

치관 수복 장치 자체가 파절되거나 chipping에 대한 불만이 아니라 그것을 장착한 치은에 많은 문제가 발생했으므로 치주조직과 치관 형태의 관계를 진지하게 검토했습니다. 그리고 치주조직의 건강을 보존할 수 있는 치관 형태를 실현하려면 지대치의 형태도 치주조직에 적합한 상태가 되어야 합니다.

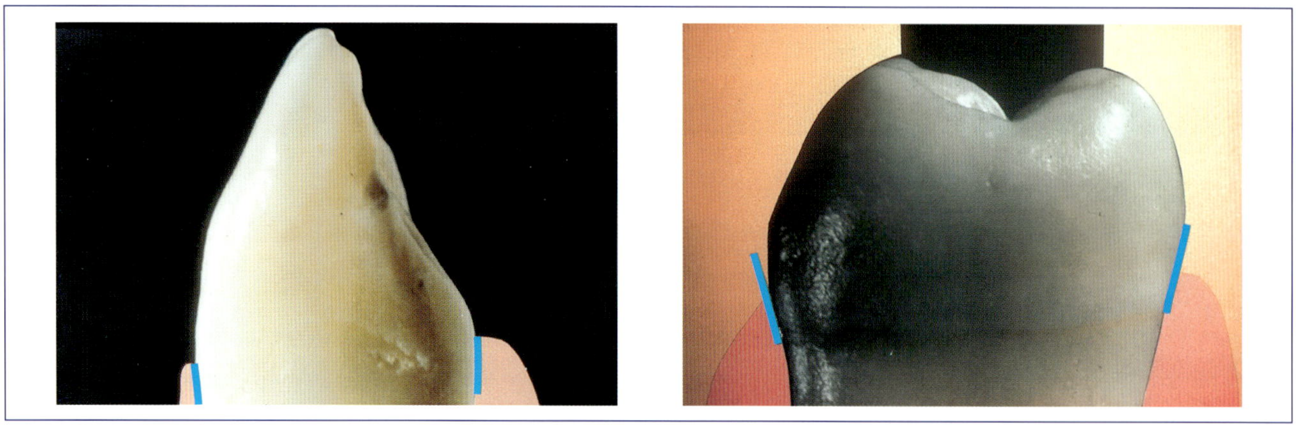

그림 2. 'Emergence profile'을 제창할 당시 Dr. Stein이 설명하기 쉽게 작성한 그림. 그림의 파란선을 'emergence profile'이라고 소개했다. *(Presented by Mr. Kuwata)*

그래서 술후에 문제가 많이 발생한 치주조직과 치관 수복 장치의 이행부를 치관 수복 치료의 예후를 좌우하는 critical area(결정적인 중대 영역)로 정하고 치주 전문의였던 Dr. Wagman, '치주보철의 아버지'라 불리던 Dr. Robert S. Stein(당시 타프츠대학 치학부 교수)과 함께 critical area에서 치관 수복 장치가 출현하는 형태, 즉 치은과 공존하는 상태의 적합 여부, 그 실현의 성패를 좌우하는 지대치 형태·지대치 형성법을 검토하게 되었습니다.

니시카와 : 방금 말씀하신 critical area를 emergence profile이라 부르게 되었군요.

구와타 : 'Emergence profile'은 Dr. Stein과 함께 치주조직과 치관 형태의 관계를 연구하던 무렵, 임상에서 많은 사람들이 critical area에 관심을 가지려면 그 부분을 일컫는 용어를 만들어 주의를 환기시켜야 한다고 생각해 고민하던 중에 제가 만든 조어입니다.

원래 emergence는 '출현', profile은 '외형'을 의미하므로 '출현 윤곽'(출현하는 구강의 형태) 의미를 담은 명칭이고, 연조직에서 경조직으로 이어지는 '영역'의 치아와 수복 장치의 형태를 표현하고 싶었습니다. 다만 이것은 고유명사적인 명칭이므로 일반 미국인은 'emergence profile' 해도 의미가 통하지가 않았습니다(하하). 이 용어는 Dr. Stein과 공동 집필한 논문 "A dentist and a dental technologist analyze current cera-mo-metal procedure"(Dent.Clin.North Am.,21(4):729~749,1977.)에 처음 사용했고 당초에는 Dr. Stein도 '마사히로 미국인은 이런 영어를 사용하지 않아. 대안책을 찾아보게'라고 했지만 잡지의 인쇄 스케줄에 맞지 않아 그냥 실리고 말았습니다……(하하).

사족이지만, profile에는 '신상명세'의 의미도 있으므로 emergence profile에는 건강한 치아가 외부를 향해 '나는 이런 놈이다'라고 자기소개할 수 있는, 신이 결정한, 치아 고유의 존재감을 드러낼 수 있는 부분도 들어있다고 말하고 싶었습니다.

임상에서 emergence profile이 갖는 의의

니시카와 : 그 후 'emergence profile'이라는 용어는 치주조직과 crown contour의 관계를 언급할 때에 폭넓게 사용하는 세계적인 용어가 되었는데, 실제로 emergence profile이라는 부분이 칭하는 범위가 어디인지 명확하지 않은 상태로 인식되어 crown contour의 설정·제작 시 그 부분의 의미를 정확하게 이해하지 못하는 임상가도 많은 것 같습니다.

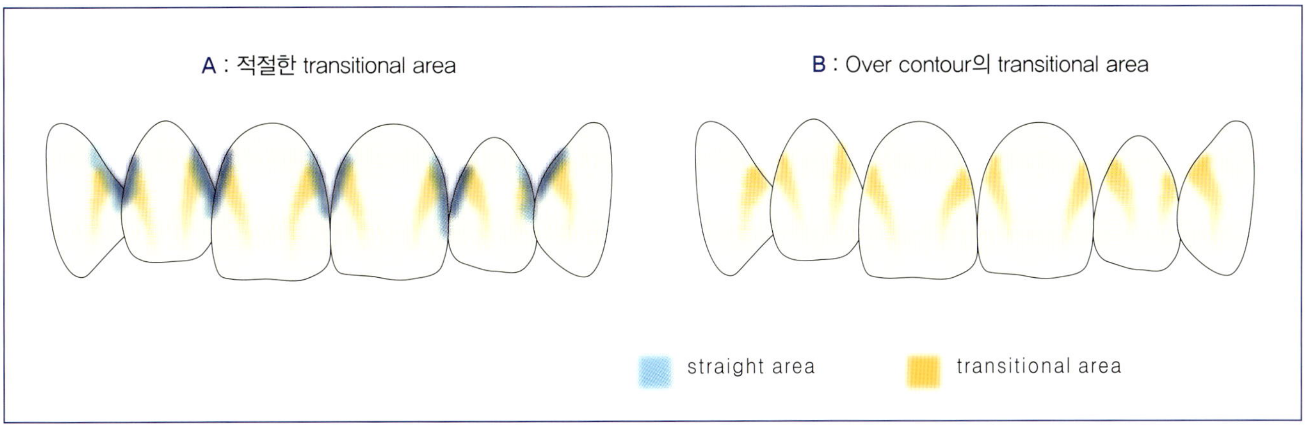

그림 3. 상악 전치부에서 transitional area. *(Presented by Mr. Kuwata)*

그래서 이 자리를 빌려 emergence profile의 개념과 범위를 확인하도록 하겠습니다.

구와타 : Dent.Clin.North Am.지에 이 용어를 처음 발표할 때는 자연치의 순협설측면과 근원심측 사진에 선을 긋고 'emergence profile'이라고 부르는 부분을 표시했습니다(그림 2). 이런 이차원적인 표현 때문에 emergence profile은 순협측 및 설측 그리고 근원심측 치아와 치은과의 관계를 가리킨다는 오해가 생겨났는지도 모릅니다. 그러나 emergence profile이란 경조직에서 연조직으로 이어지는 '출현 외형'의 치아 형태, 즉 치아가 연조직에서 출현하기 전의 부착상피, 치은구 부근에서부터 치은연을 지난 곳까지 포함하는 치아와 연조직을 이어주는 부분이므로 치아의 360° 전 영역에 걸쳐 다른 형상과 각도로 존재합니다. 수복 장치는 치아의 360° emergence area 전영역에 걸쳐 적절한 형태를 가지고 치은과 관계를 맺어야 합니다. Emergence area에서 각부의 형태를 표현하는 용어가 emergence profile입니다.

니시카와 : Crown은 주위 360°의 emergence area 모든 부위에서 치은을 압박하지 않고, 떨어지지 않고, 생체에 적절한 형태를 가지고 치은과 접촉해서도 안 된다는 말씀이시군요.

구와타 : 그렇습니다. 여기에서 말하는 '적절한 형태'에는 수복 장치의 표면 상태도 들어갑니다. 경면 연마(bright finish)처럼 표면을 활택하게 처리하고 플라그의 부착을 저지할 필요가 있습니다.

그런 형태·표면 상태를 가진 emergence profile이라면 치주조직, 즉 생체는 crown에 자연스럽게 순응하고 그런 치은 형태를 유지할 수 있는 치아와 치주조직과의 관계를 우리들은 임상에 수없이 경험해 왔습니다. 반대로 이 critical area를 잘못 설정하면 어떤 재료를 사용하더라도 생체는 허용하지 않습니다.

360° emergence area 구성 요소로서 형태적으로 중요하지만

- 인접면 contact area 하방의 concave(함몰 형태) area
- 협설측면의 convex(융기 형태) area
- Transitional line angle(concave area와 convex area의 경계는 생물학적 critical area이다. 그 부근 치근에서 출현하는 emergence area를 'transitional area'라 표현하고 그 부분을 'straight area'라고 부른다)(그림 3).

이고, 치근과 치관의 생물학적 이행과 생물학적으로 치은과 조화를 이루는 치아 형태와 표면이 만족되었을 때 emergence profile이 만들어질 수 있습니다. 이중에 transitional area는 순측면 형태, 설측면 형태, 인접면 형태를 잇는 영역이므로 그 각도(transitional line angle)는 생체적인 이행 형태가 되어야 합니다.

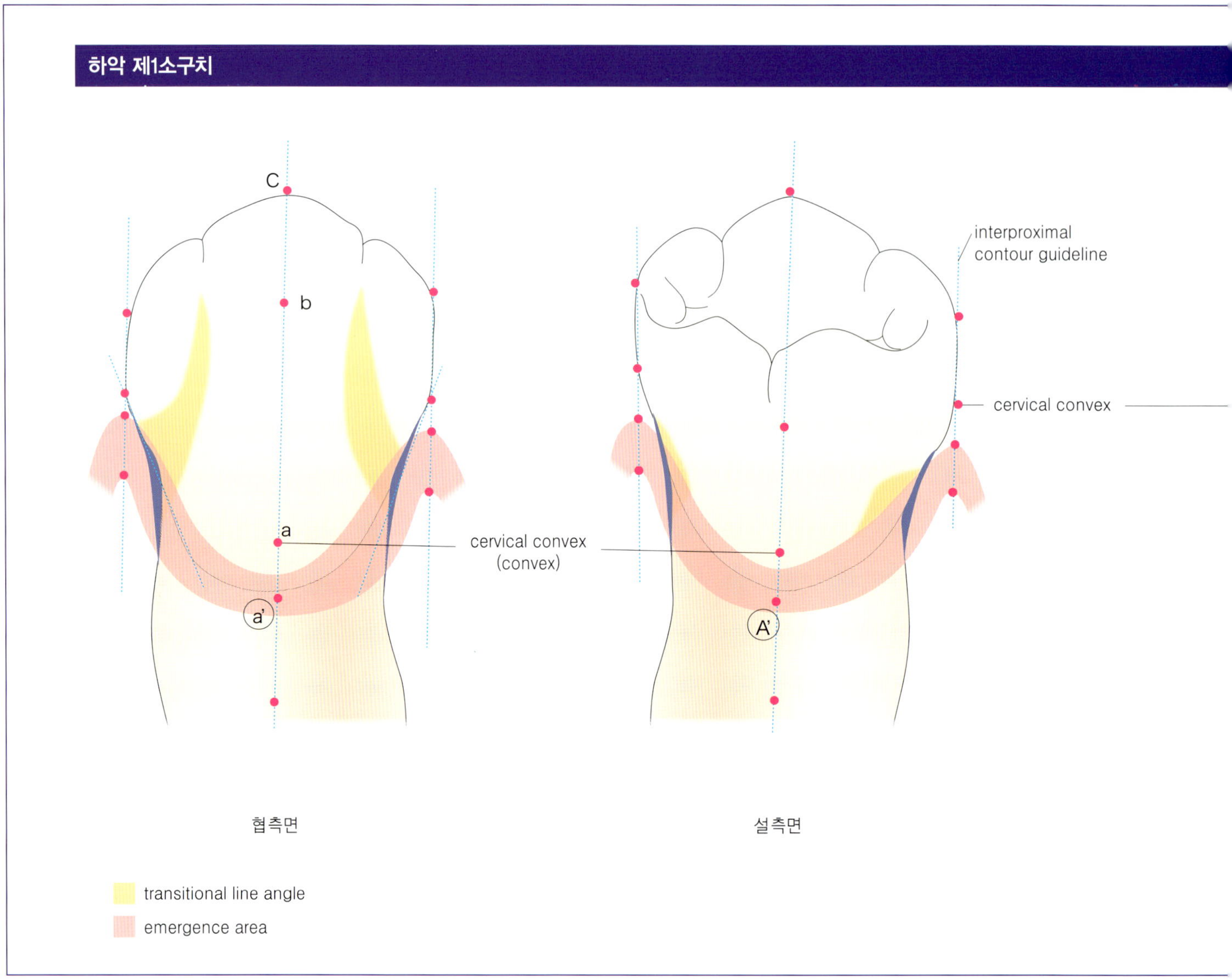

그림 4. 하악 제1소구치(순측면·설측면·원심인접면)와 하악 제1대구치(원심인접면)에서 emergence profile(emergence area)의 구성. *(Presented by Mr. Kuwata)*

Emergence area, emergence profile을 설정할 때 가장 중요한 것은 인접면의 concave에서 순협측에 이르는 transitional area의 조절입니다. 이것이 염증을 조절하는 핵심입니다. 그것이 저희가 정말로 강조하고 싶은 부분인데, 앞에서 말씀드렸듯이 emergence profile을 순협측과 근원심측을 가리키는 개념으로 잘못 인식하는 분도 많고 오해 투성이의 용어가 혼자서 제 갈길을 가고 말았습니다(ㅠㅠ).

실제로 임상에서 가장 문제가 많은 most critical area는 인접면, 특히 transitional area에서 인접면의 concave area로 이어지는 영역입니다. Transitional line angle이 인접면의 concave area를 향해 부자연스럽게 이어지는 over contour crown을 장착하면 치간유두부로 연결하는 치은의 공간이 부족해져 치은을 압박하고 이 부분에 형태적인 gap이 생겨 food trap이 되고 청소성도 떨어집니다. 따라서 크라운의 인접면이 출현하는 형태는 직선적인 면이 되어야 합니다.

그림 4에 하악 제1소구치의 순측면, 설측면, 원심인접면, 하악 제1대구치의 원심인접면의 emergence area와 emergence profile을 소개합니다. 그래서 emergence area가 치아 전체에 존재하는 것을 알 수 있습니다.

하악 제1대구치

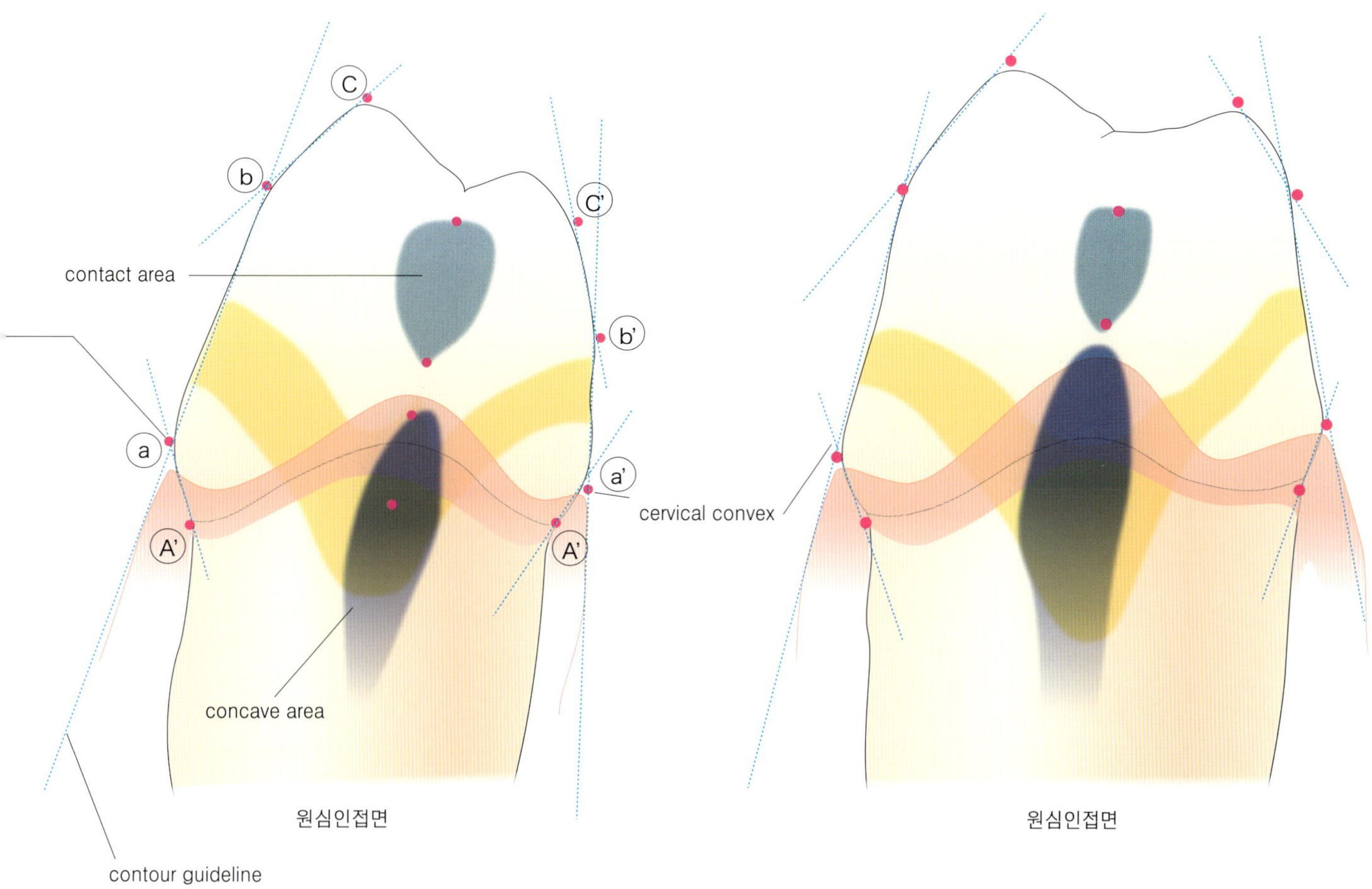

■ Emergence profile에서 찾은 수복 장치 본연의 모습·완성할 모습("수복 장치 본연의 모습"에 강조점)

니시카와 : 인접면이 출현하는 형태는 직선적이어야 한다고 말씀드렸는데(그림 5) 실제로 임상에서는 전치든 구치든 인접면을 부풀린 크라운을 쉽게 볼 수 있습니다.

구와타 : 자연치의 인접면 형태는 둥글다는 선입견이 있기 때문이죠. 자연치에서 배우는 것이 중요하고 저는 지금도 수집한 자연치를 하나 하나 꼼꼼히 관찰하기를 좋아합니다. 관찰할 때마다 생물학적 이론·진리에 가까워지는 느낌을 받기 때문입니다.

그러나 인공 수복 장치의 형태는 자연치를 단순히 감각적으로 모방해 제작하는 것이 아닙니다. 수복 치료를 받는 많은 환자는 치주조직이 퇴축해 있어 수복 장치를 받아들이는 환경이 상당히 열악합니다. 자연치와 수복 장치는 조건이 크게 다르므로 조건을 고려해서 그곳에서 기능하는 형태의 수복 장치에서는 거기에서 기능하는 형태를 생각하지 않으면 안 됩니다.

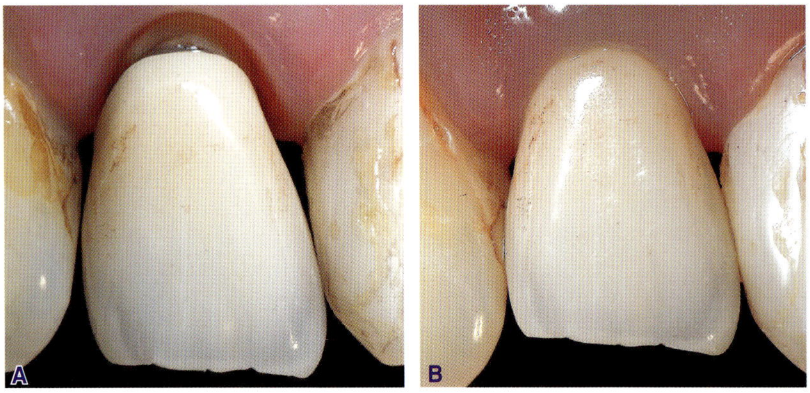

A : Provisional restoration의 형태를 수정해 심미적 및 기능적으로 적절한 tissue tension을 달성했다. PFM crown의 인접면 subgingival 형태는 적절하고 마진부에서 치근을 따라 자연스럽게 이어지는 풍융을 가지고 특히 emergence profile은 우각부에서 인접면에 걸쳐 직선으로 뻗어있다.

B : 구강 내 장착. Gingival scallop의 위치와 형태가 자연스럽고 특히 emergence profile은 우각부에서 인접면부로 직선으로 이어지며 이 부분의 치은을 과하게 압박하지 않는다. 이렇게 심미성과 청소성을 고려해 기능적으로 만족스러운 크라운을 장착할 수 있었다.

그림 5. 인접면에 straight한 emergence profile을 부여한 PFM crown 증례(기공 담당 : 内海賢二). *(Presented by Mr. Kuwata)*

자연치의 형태는 우리가 반드시 마스터해야 할 기초이며 임상은 응용 문제입니다. 제시된 조건에 부응하는 치료, 수복 장치의 제작이 요구됩니다. Emergency profile에서도 각각의 환자에게 전혀 다른 조건에 맞는 형태를 사람의 손으로 만들어야 합니다.

니시카와 : 자연치의 모습과 수복 장치 본연의 모습이 다르다는 것과 수복 장치 형태의 '기반'을 만드는 emergence profile을 적절하게 설정하는 것이 중요하다는 것을 재확인할 수 있었는데 수복 장치의 '천정'격인 교합면 형태는 어떻습니까?

구와타 : 수복 장치의 외형이라고 하면 three plane concept에 기초해 cervical peak를 설정하고 치은과 조화를 이루는 안정적인 형태가 만족되어야 하는데, 무엇보다 교합면은 occlusal table을 지나치게 확대해서는 안 됩니다. 본래 치근이라는 것은 응력을 지지할 수 있는 형태로 진화해 왔기 때문에 occlusal table을 지나치게 넓게 확보하면 측방압의 부담이 커져 힘을 지지할 수 없습니다. 특히 수복 치료를 하는 환자의 치주조직은 대개 퇴축이 진행되어 rotation의 center가 근첨 끝에 위치하고 '힘'의 조절에 악영향을 미칩니다.

그림 6은 제가 미국으로 건너간 지 얼마 되지 않은 1963년에 치과기공소 업무를 마치고 연습 삼아 제작한 full mouth wax up한 모형과 그것을 복제해 현재 시점에서 수정한 모형입니다. 1963년에 제작한 모형은 full mouth의 porcelain crown과 wax up을 제작해 주변 사람들에게 보여줄 때마다 '대단하다! 자연치와 똑같다!'는 칭찬을 듣고 크게 만족해하던 시절에 제작한 것이고 형태가 자연치와 비슷하다고 생각합니다.

여담이지만, 자연치와 똑같은(외관상 자연치 느낌이 드는) full mouth 샘플을 제작해 자신만만해하던 시절, Dr. Pankey, L. D., Dr. Arvin W. Mann과 함께 'oral rehabilitation의 아버지'라 불리는 그들과 함께 교합 재구성 시스템인 PMS technique을 제창한 Dr. Clyde H. Schuyler(당시 뉴욕시 개업)로부터 '이 샘플은 구강 내에 삽입해 기능을 목적으로 제작한 것이 아닙니다. 단순히 초보 냄새가 나는 자연치의 모방품입니다. 구강 내에서 기능하지 않는다면 수복 장치가 될 수 없습니다. 이렇게 잔재주만 부려 표현에 열중하는 자네가 안타깝다'는 말을 들은 적이 있습니다. 당시에는 정말로 충격이었지만 그 후로 '수복 장치가, 수복 장치로서, 본연의 모습은?'을 생각하는 계기가 되었습니다.

그림 6에서 2008년에 제작한 모형과 비교해 보면 확실히 occlusal table의 크기가 다릅니다. 1963년에 제작

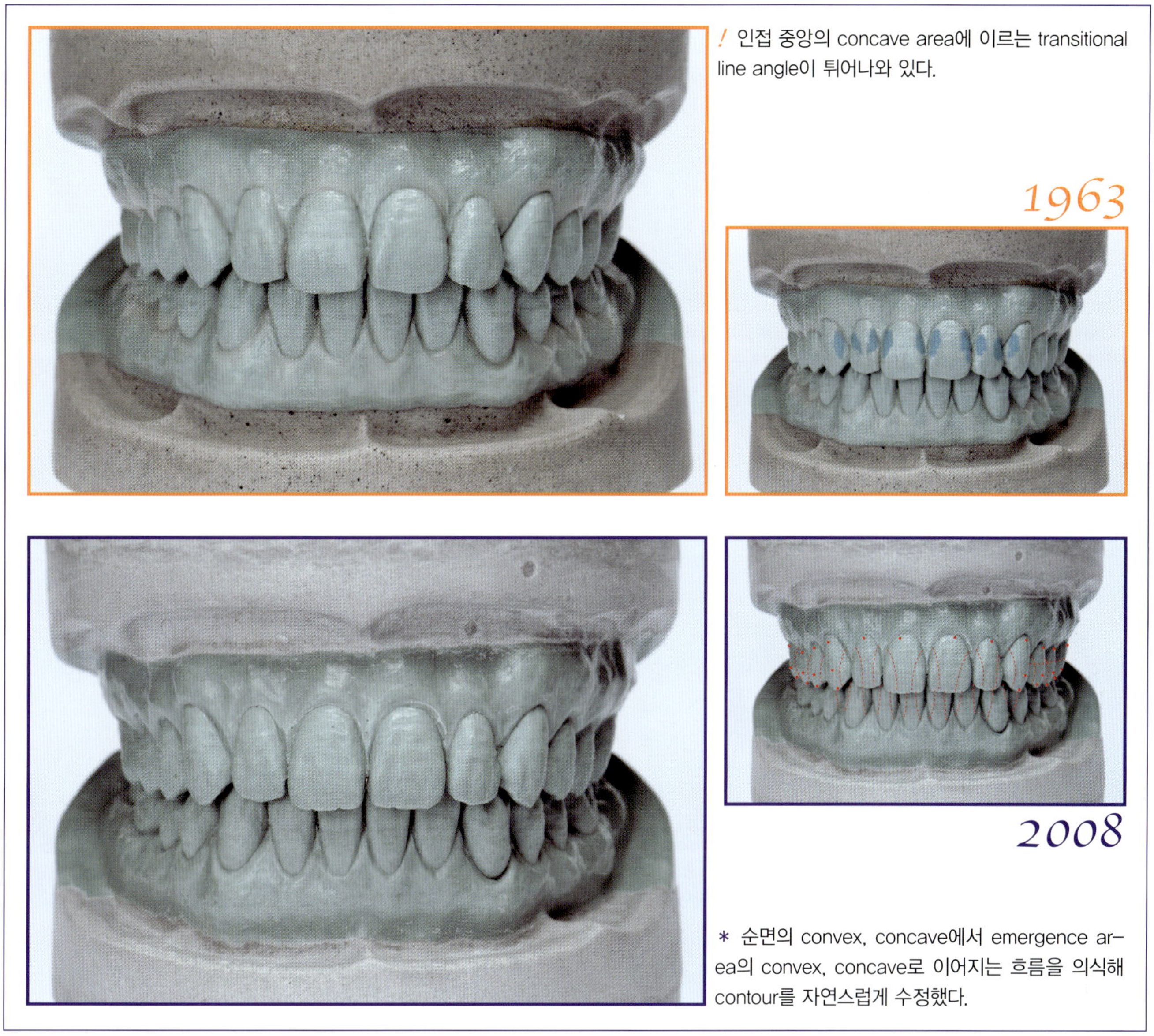

그림 6. 1963년에 구와타가 제작한 full mouth wax 모형과 2008년에 수정한 모형. *(Presented by Mr. Kuwata)* (계속)

한 모형은 목표 설정 기준을 이해하지 못하고 단순히 자연치의 형태를 모방했기 때문에 occlusal table을 넓게 완성했습니다. 그러나 수복 장치를 구강 내에서 안전하게 오랫동안 기능시키려면 occlusal table을 필요 이상 확대해서는 안 됩니다. 그리고 centric에서는 '면과 면'의 접촉이 아니라 '점과 점'의 접촉만이 교합압을 적절하게 수용할 수 있습니다.

또한 transitional area에 주목하면, 1963년에 제작한 모형에서는 순협측 convex area에서 인접면 중앙의 concave area에 이르는 transitional line angle이 오버되어 이행 형태와 풍융이 자연스럽지 않습니다.

니시카와 : 45년 전과 현재, '치아'를 바라보는 시각이 어떻게 바뀌었는지 알 수 있는 정말 귀중한 자료이군요.

서두에도 언급했지만, 선생은 지금도 여가 시간에 full mouth의 wax up처럼 수고와 시간이 필요한 훈련을 계속하신다고 하셨는데 정말 크게 감동받았습니다.

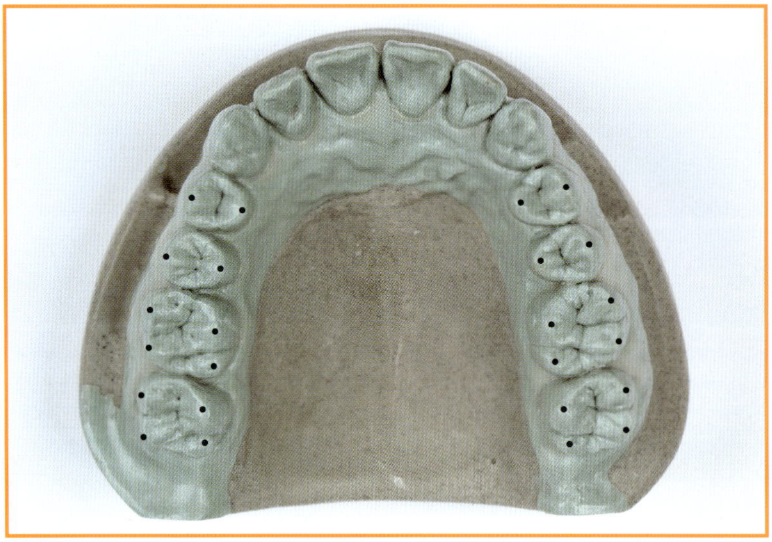

! Occlusal table의 면적은 물론 교두의 협설적 위치를 고려하지 않았다.

1963

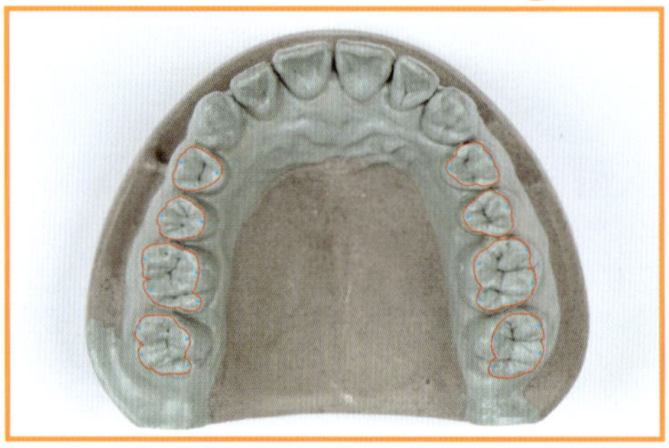

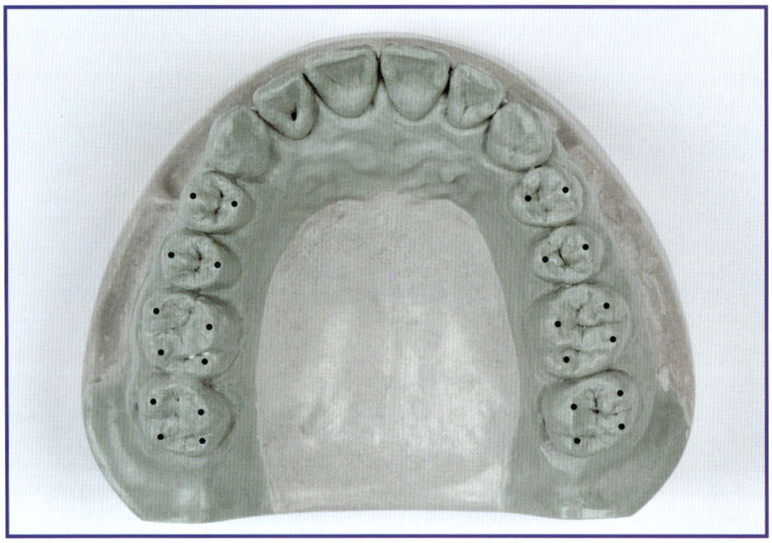

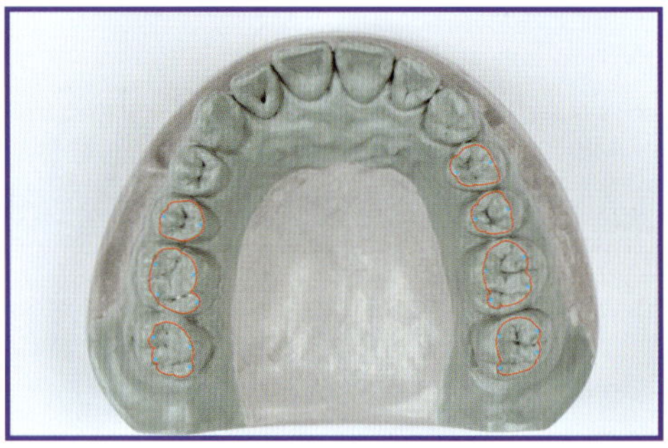

2008

* Occlusal table의 넓이·폭은 먼저 상악 구치의 설측교두정을 결정하고 그곳에서 6mm를 넘지 않는 곳에 협측교두정을 배치한다.

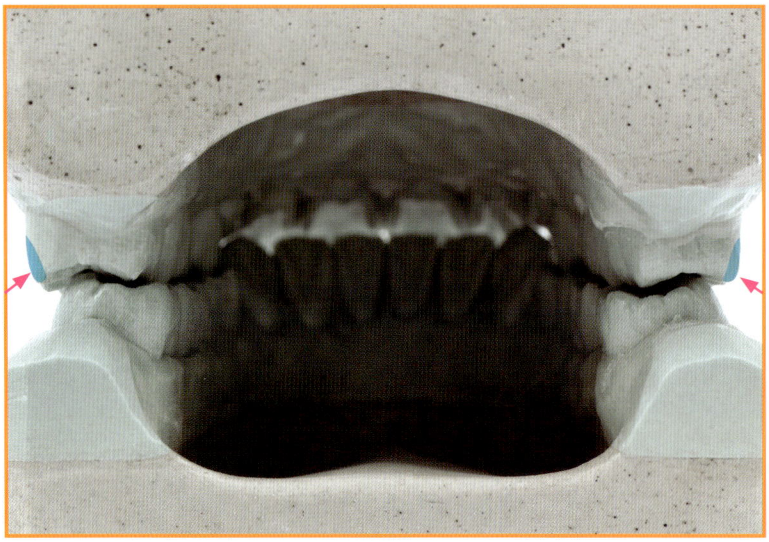

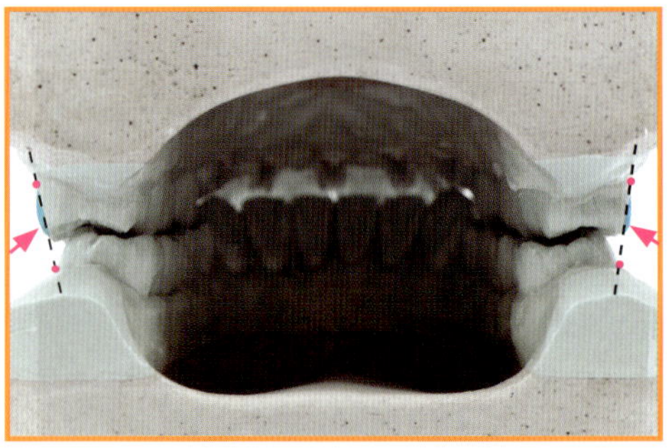

1963

! 상악 구치의 협측 중앙부에서 교두정부에 걸쳐 바깥쪽으로 나와 있다. 파란색으로 표시한 부분이 over contour이다.

그림 6. *(계속)* 1963년에 구와타가 제작한 full mouth wax 모형과 2008년에 수정한 모형. *(Presented by Mr. Kuwata)* *(계속)*

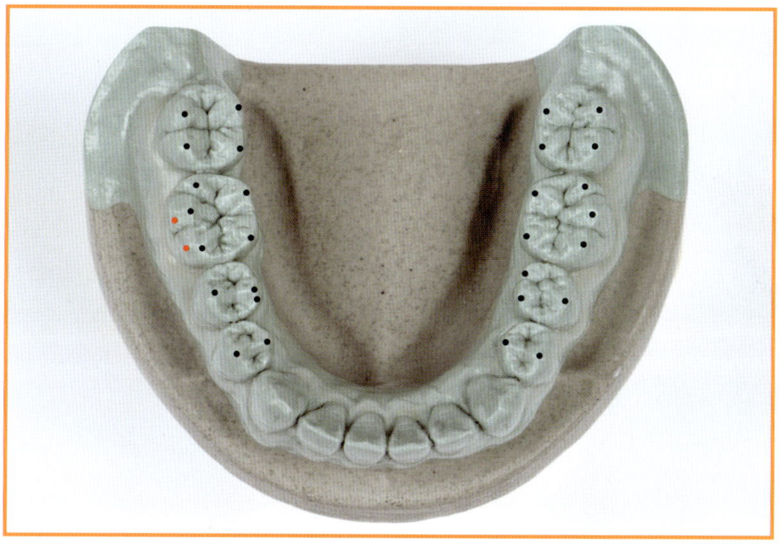

! 전체적으로 occlusal table이 넓다. 교모면(바깥쪽 붉은점)까지 표시하고 병적인 자연감을 표현했다.

1963

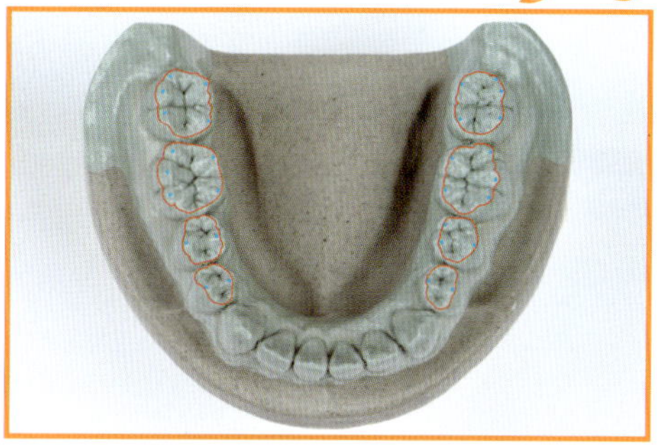

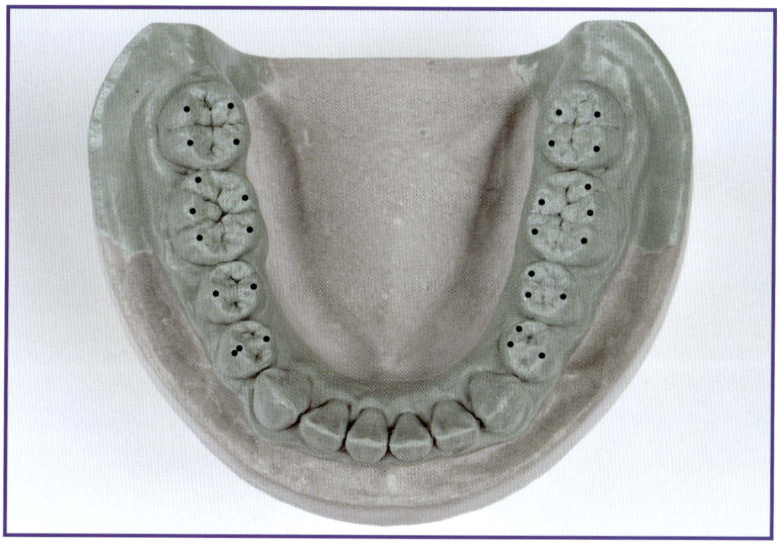

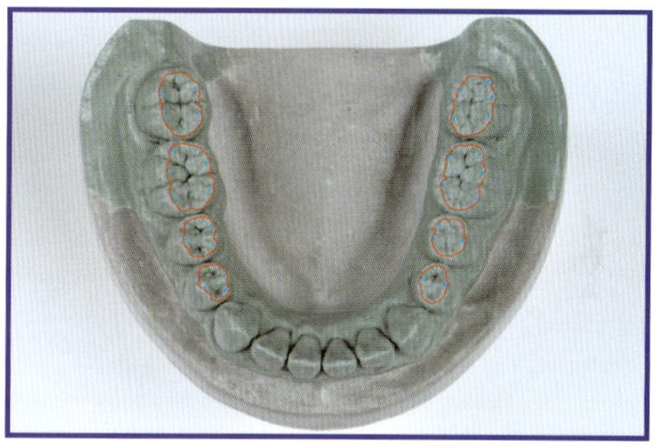

2008

* 상하악 협설교두정의 넓이가 균일해지도록 'cusp to fossa relation'을 재현한다. 먼저 상악 치아의 중앙와를 향해 협측교두정(기능교두)을 결정한다.

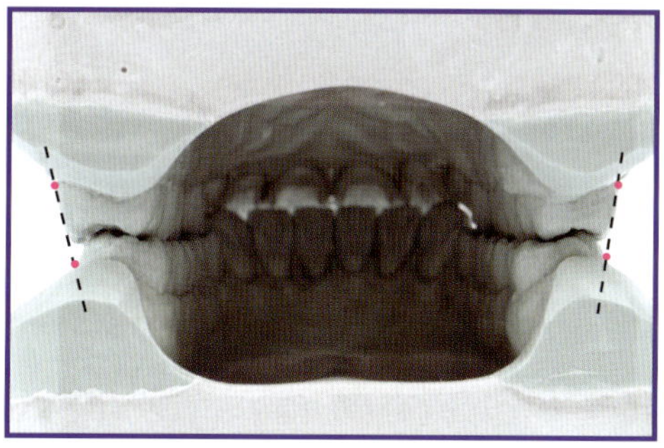

2008

* MMP vertical guideline(mandibula-maxilla-posterior vertical guideline. 상하악 구치의 수직적 관계에 관한 가이드라인)에서 상하악 구치는 협측치경 최대 풍융부를 직선으로 연결한 선의 안쪽에 배치한다.

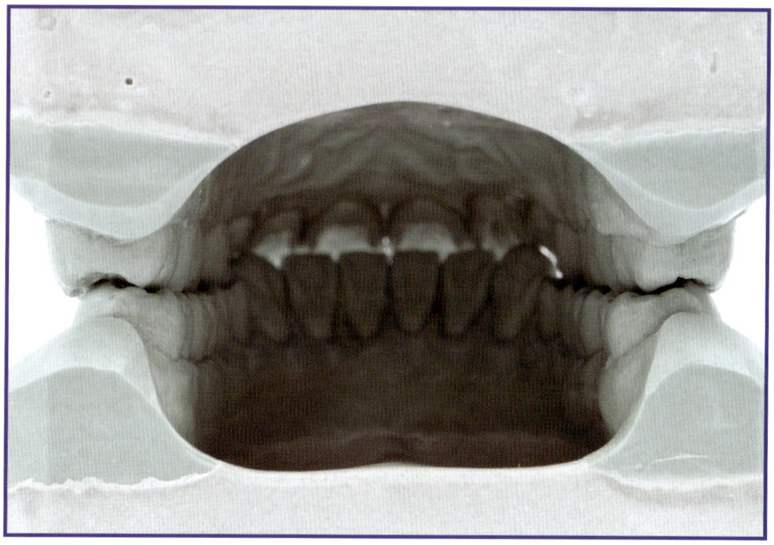

그림 6. *(계속)* 1963년에 구와타가 제작한 full mouth wax 모형과 2008년에 수정한 모형. *(Presented by Mr. Kuwata) (계속)*

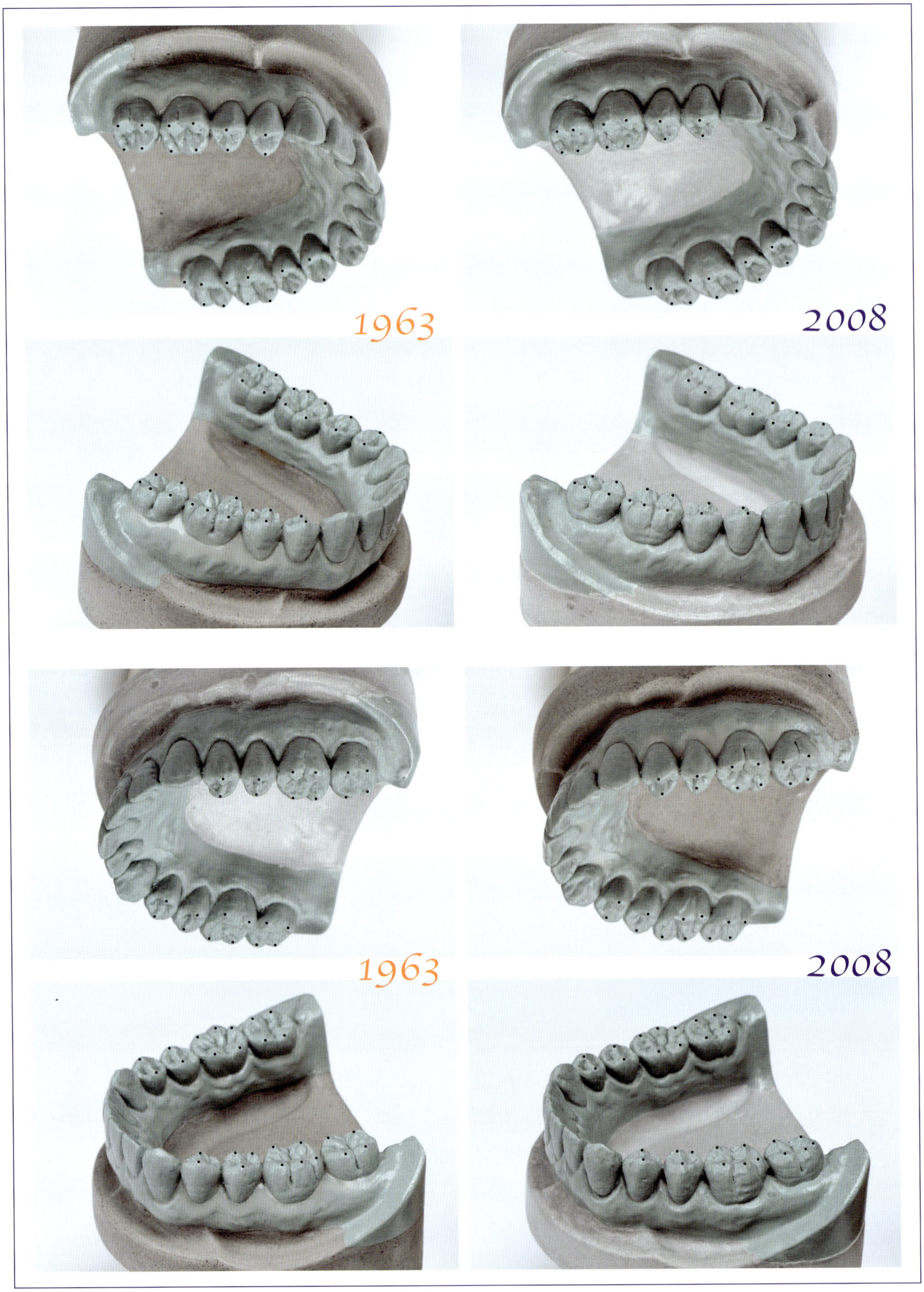

그림 6. *(계속)* 1963년에 구와타가 제작한 full mouth wax 모형과 2008년에 수정한 모형. *(Presented by Mr. Kuwata)*

구와타 : 재미있는 것은 혈기왕성하게 매일 밤늦게까지 기공일을 했던 45년 전보다 지금이 더 효율적으로 일을 한다는 것입니다. 치열 전체에 위치하는 치아 하나하나의 형태를 머리 속에 이미지할 수 있어서도 그러겠지만 집중력도 다르고 같은 작업이라도 시간이 크게 단축되었기 때문이겠죠.

역시 치아 하나하나의 형태, 전악에서 의미와 조화를 이해하지 못하면 full mouth를 제작할 수 없습니다. 바꿔 말하면 1치 단위의 수복 장치라도 ‘구강 단위’의 해부와 기능을 이해한 후에 제작해야 하며 그 과정을 거치고 치아 하나하나를 제작할 수 있다면 full mouth 제작도 가능하다고 봅니다.

니시카와 : 현대의 치과치료는 minimal intervention(최소 침습)을 요구하며 앞으로 이 원칙은 더 중요해지리라 생각합니다.

구강 단위의 기능을 방해하지 않는·보존할 수 있는 형태(수복 장치 본연의 형태)를 수복 장치에 재현해야겠지만, 구와타 선생은 emergence profile의 중요성을 제창하셨고 실제로 수복 장치를 제작할 때 적절한 emergence profile을 실현하는 구체적인 기준에 대해서도 발표하고 계십니다.

Theme 2. 생물학적 치관 형태를 실현하기 위한 ‘기준’을 이해하다

구와타 : 어떤 직업이든 과제를 확실하게 합리적으로 수행하려면, 그리고 재현성을 가지려면 과제의 성패와 관련이 있다고 생각하는 무엇(그것은 수첩일 수도 있고 재료나 기계의 사용법일 수도 있고 작업환경일 수도 있다)의 법칙성을 찾아 수집하고 그것을 ‘기준화’하는 것, 그리고 그 기준을 적용해 실천해 가는 과정이 반드시 필요합니다. 이 기준이 얼마나 체계적으로 정리되어 있느냐에 따라 ‘기술’로서 발전성과 계승성이 결정된다고 말할 수 있습니다.

PFM crown을 임상에 응용하기 전에, 재료와 생체 이론의 근거를 가진, 작업의 목표와 how to를 제시할 수 있는 다양한 기준 마련이 필요했는데, 적절한 emergence profile을 설정하려면 크라운 형태에 대해서도 가이드라인이 되는 지표가 필요하다고 생각했습니다. 물론 적절한 emergence profile을 갖춘 적절한 치관 외형이 성립하려면 그 토대가 되는 지대치의 형태가 적절해야 하므로 지대치 형성에 대해서도 Dr. Wagman, Dr. Stein과 함께 고민했습니다.

1960년대부터 1970년대 미국에는 많은 임상가와 연구자가 등장하고 특히 교합 재구성과 치주치료에서 큰 발전을 거두었는데, 여전히 수복 장치에 대해서는 ‘천정’인 교합면과 ‘기반’이 되는 emergence profile을 분리시켜 생각했습니다. 그러나 ‘천정’과 ‘기반’의 형태를 생리적 요구에 부응할 수 있게 재현하지 못하면 크라운은 제기능을 하지 못하므로 그것들을 잇는 치관의 축면 외형과 내부 구조인 지대치 형태의 기준을 확보할 필요가 있었습니다.

수복 장치가 수복 장치로서 기능하려면 단순히 자연치 형태를 모방해서는 안 된다고 말씀드렸지만, 수복 장치는 인간의 손으로 구강 내라는 공간에 제작하는 인공물이므로 치주조직의 퇴축 정도와 치열, 대합치에 맞춰 기능하기 좋은 형태로 변형하고 임의로 조형할 수도 있습니다. 그러나 공간에 임의로 조형할 수 있다고 하지만, 설계도도 없는 건축물은 있을 수 없듯이, 수복 장치를 제작할 때에도 작업 공간 내 조작상의 목표, 즉 조형할 형태의 기준을 만족하는 설계도가 필요합니다. 그것이 진단용 wax up, provisional restoration이고 과정이 중요합니다.

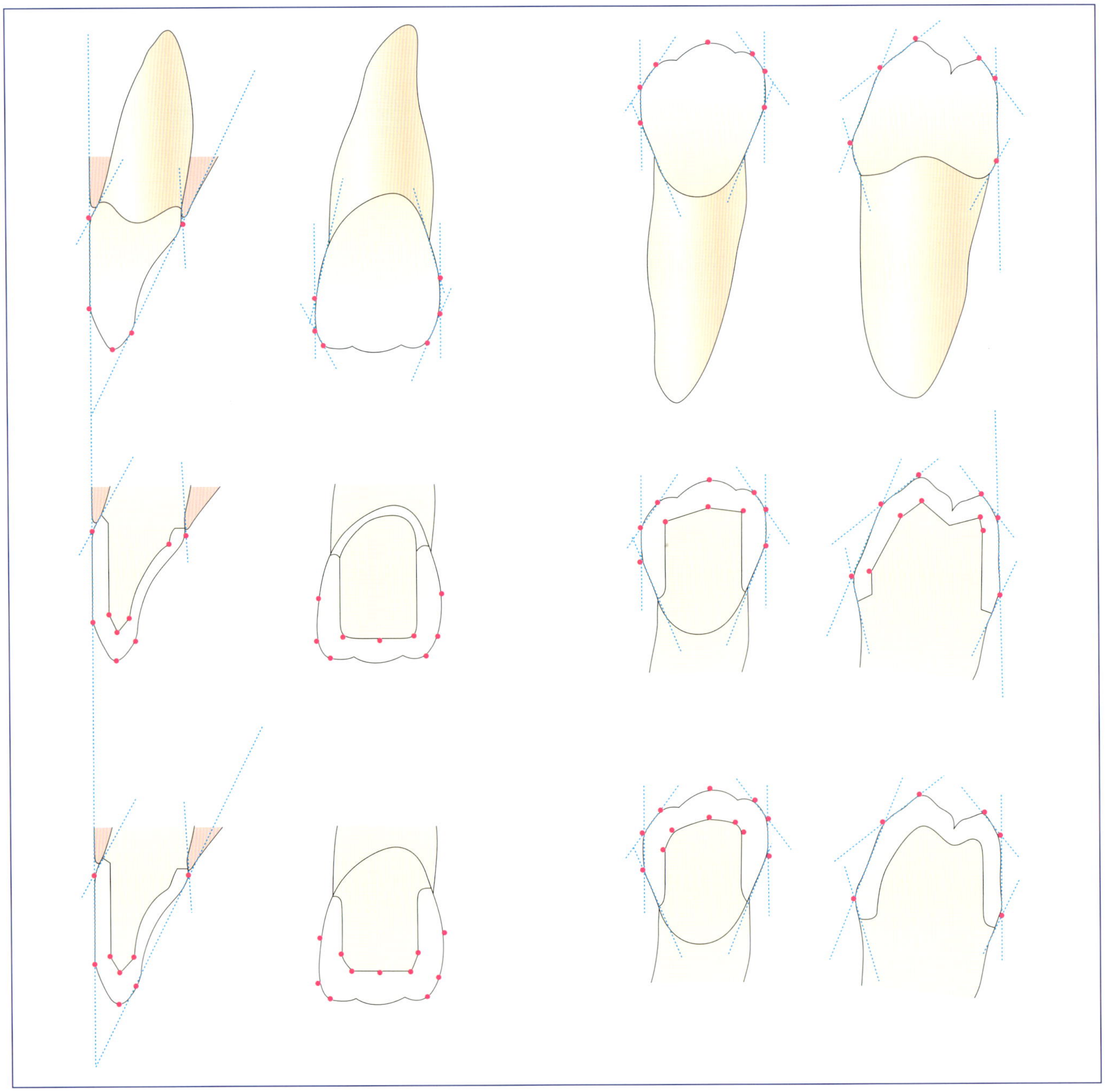

그림 7. Three plane concept과 순협설적 contour guideline을 고려한 지대치 형성의 지표(상악 중절치와 하악 제1소구치의 예). *(Presented by Mr. Kuwata)*

니시카와 : 그런 의미에서도 PFM이라는 치과재료·기술의 개발은 단순히 치과치료에 공헌하는 신소재와 새로운 기술을 개발했다가 아니라 그 개발 과정에서 치관 수복에 보편적인 학술적 조리가 확립되었기 때문에 치과계에 역사적인 의미가 있다고 생각합니다.

구와타 : 치관 형태의 '기준'을 찾으려면 치아 형태와 관련이 있는 법칙성, 경향을 파악할 필요가 있다고 생각해 당시 Dr. Stein이 교편을 잡고 있던 타프츠대학 치학부의 수백 명의 환자를 대상으로 구강 내 치아와 수복 장치를 관찰하고 학생들과 토론하는 시간을 가졌습니다. 그리고 형태와 구강 기능과 청소성의 관계, 구조역학적 고찰을 더해 고안한 것이 다음과 같습니다.

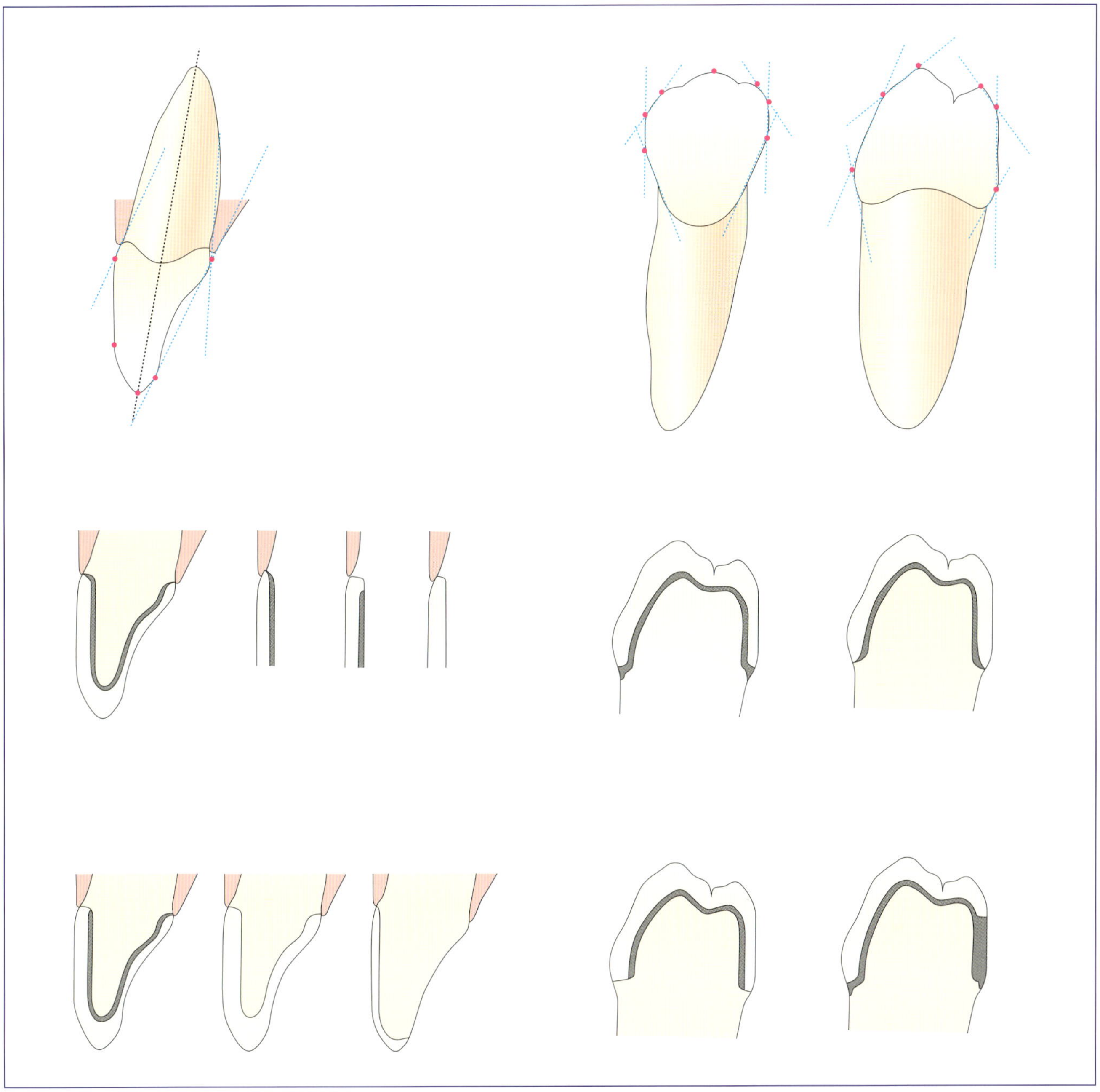

그림 8. 삼각 구조의 이론에 기초한 크라운의 마진 형태. 각각의 재료가 마진 선단에서 층 구조를 갖지 않는 경우에는 마진부의 최대 각도 이상의 절삭 각도가 가능하다. *(Presented by Mr. Kuwata)*

- 치아 표면을 세 기준선과 네 교점으로 이루어진 ‘three plane’으로 보고 조형의 지표로 삼아 ‘three plane concept’(Standards–1, 37쪽 참조)
- 순협설측면의 적절한 crown contour의 지표가 되는 ‘contour guide line’(Standards–2, 40쪽 참조)
- 수복 장치의 강도와 심미성을 확보하는 마진부 선단 디자인의 지표가 되는 ‘삼각 구조의 이론’(Standards–3, 42쪽 참조)

특히 3개의 기준선과 4개의 교점으로 치아의 형태를 이미지하는 three plane concept은 모든 조형에 응용할 수 있고 이 개념에 준해 진행하는 planning wax up technique이 ‘골격기법’입니다(Standards–4, 5, 52쪽 참조).

니시카와 : Three plane concept, contour guide line, 삼각 구조의 이론은 모든 지대치 형성에 응용할 수 있겠군요.

구와타 : 수복 장치와 지대치 형태의 관련성을 고려해 완성했으므로 어떤 형태를 부여하든 응용할 수 있습니다. 수복 장치의 축면 외형 기준에서 형성할 지대치 형태가 보인다고 생각합니다.

지대치 형성의 기본은 먼저 치관 내부의 peak를 의식하고 직선적으로 세 면을 형성한 후에 치관 외형을 생각하면서 수복 장치에 응력이 집중하는 부분이 생기지 않도록 둥글게 표현하는 것입니다(그림 7, 8).

니시카와 : Emergence profile, three plane concept, contour guide line, 삼각 구조의 이론 등 모두가 유기적으로 연결된 개념이군요.

구와타 : 그렇습니다. 전체가 만족스럽지 않으면 스토리가 성립하지 않습니다. 따라서 이것들은 재료에 상관없이 보편적인 이론이기도 합니다. 그리고 수복 장치의 축면 외형 기준을 파악한다는 것은 three plane concept을 기준으로 융기 부분(convex)과 융기하지 않은 부분(concave), 인접부로 이어지는 transitional line angle을 정확히 파악하는 것에서부터 시작됩니다.

니시카와 : 저도 three plane concept을 생각하면서 치아를 관찰한 후부터 형태를 파악하기가 쉬어졌고 형태를 부여하는 조작인 지대치 형성과 provisional 작업이 편해졌습니다.

또한 contour guide line이라는 기준을 인식함으로써 crown contour가 적절한지 over contour인지 under contour인지 판단할 수 있게 되었습니다.

구와타 : 저는 지금도 해외에서 강연 의뢰가 많은데 임플란트와 세라믹 관련 학회에서 부탁하는 주제도 임상의 노하우와 직결되는 '기준'에 관한 내용이 많습니다. 수십 년이 지나도 변하지 않는 보편적인 주제인데도 모든 학회에서 환영을 받습니다. Kuwata College에서는 결코 최첨단 기술을 가르치지 않지만 지금도 국내외 많은 분들이 수강하고 계십니다.

니시카와 : 이론과 조화를 이루는 근거(evidence)가 있는 기초 임상이 필요하기 때문이라고 생각합니다.

최근 들어 Kuwata College의 시니어 코스, 컴플리트 코스에 임상 경험이 풍부한 치과의사의 참여가 늘어나고 있습니다. 임상 경험이 풍부한 치과의사도 매일 임상에서 '이 정도면 괜찮을까?' 자문할 기회가 많이 있다고 생각합니다. 자문에 대한 해답(기준과 이론)을 가슴에 품고 임상에 도전하기 위해 구와타 선생께 도움을 구하는 것인지도 모릅니다. 구와타 선생의 저서 "금속소부 포세린의 이론과 실제"(의치약출판, 1977년)가 4개국 언어, "Ceramometal Technology"(의치약출판, 제1권은 1982년, 제2권은 1983년에 간행)가 9개국 언어로 번역되어 각국의 임상가에게 널리 읽힌 것도(그림 9) 같은 이유라고 생각합니다.

구와타 선생이 30년 전에 제창한 개념이 이제 와서 다시 전세계적으로 주목을 받는 이유는 치과의 '기본'이 되는 근거, 본질을 추구하는 시대가 왔기 때문인지도 모르겠군요.

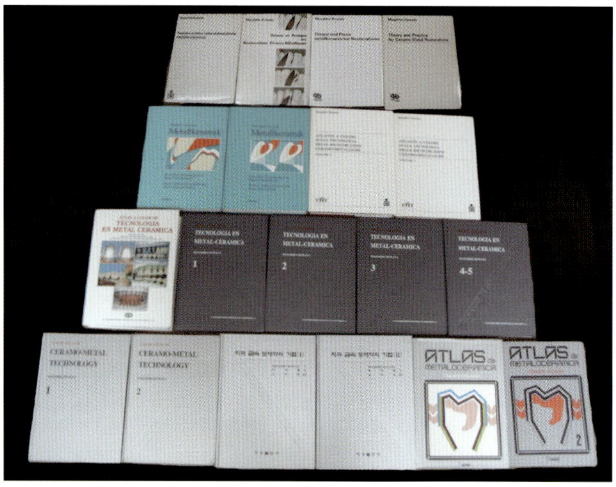

그림 9. 다양한 언어로 번역된 "금속소부 포세린의 이론과 실제", "Ceramometal Technology"(의치약출판)
(Presented by Mr. Kuwata)

(48페이지에 계속)

1 축면 외형 기준 Three Plane Concept

Three Plane Concept for Crown Designing

치관 축면의 외형을 설정하는 기준이다. 자연치 형태는 복잡한 것 같지만, 크게 보면 '모든 측면은 기본적으로 3개의 면(three plane)으로 구성된다'는 것을 알 수 있다(A~D).

치관 수복 장치를 제작할 때 'three plane concept'이란 '치관의 각 측면은 3개의 면으로 이루어져 있다'는 원칙을 가지고 수복 재료를 사용해 치관의 외형을 재현하는 개념이다. Three plane concept에서 크게 벗어난 형태를 부여하면 심미적·기능적인 문제가 발생한다(E). '3개의 면'은 전치·구치의 순협측면, 설측면, 인접면의 모든 표면에 존재한다. 또한 three plane에서 각각의 면이 교차하는 곳에는 2개의 교점(기준점)이 만들어진다.

그리고 three plane concept에 따라 공간에 기준점을 세우고 기준점을 연결해 골격으로 만들고, 그 골격을 채워 3개의 면을 완성하는 삼차원적 치관 형태 구성법이 골격기법(후술)이다.

F, G에 상악 중절치와 하악 대구치를 예로 들어 각각의 면에서 관찰한 '3개의 면'(이차원적 그림이므로 '기준선'이라 표현한다)과 '2개의 기준점'을 소개한다. 이 그림들은 인접면에서 포착해 그리는 경우가 많으므로 치관 형태가 '선분의 연결'처럼 보이지만, 여기까지도 '면의 연결'이라고 이해하길 바란다. (桑田正博)

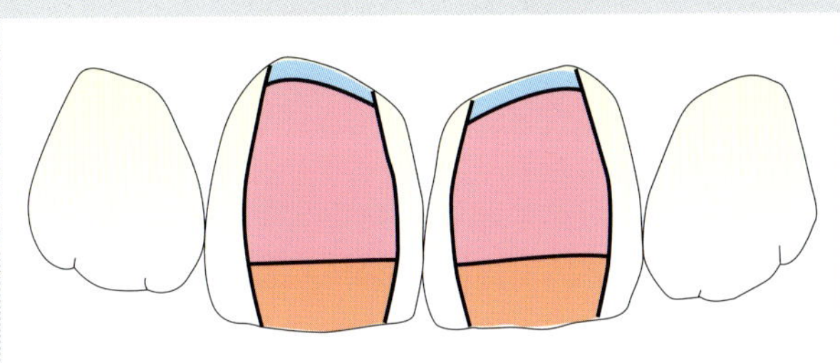

A : 상악 중절치 순측면에서 관찰한 3개의 면.

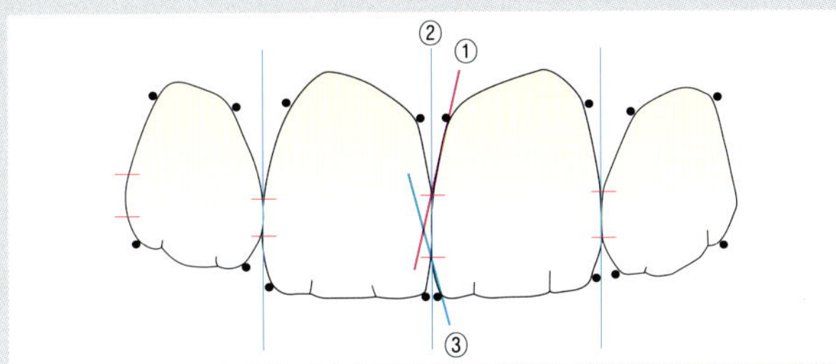

B : 상악 전치부 순측면에서 관찰한 3개의 면·2개의 기준점의 연결.

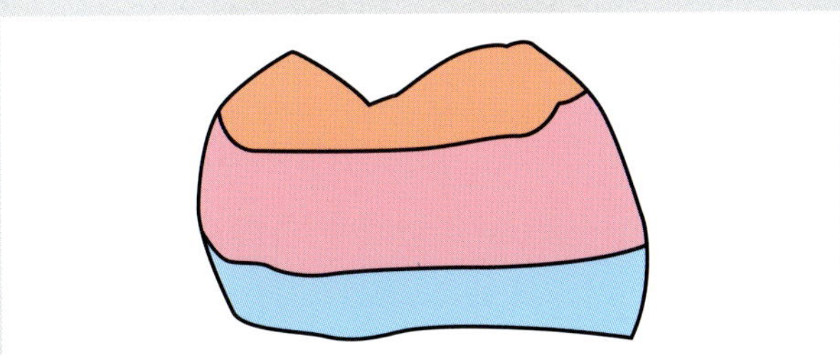

C : 하악 대구치 인접면에서 3개의 면.

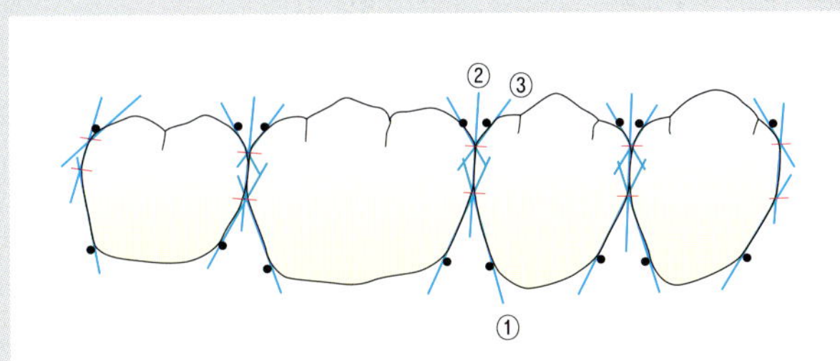

D : 하악 구치부 협측면에서 3개의 면·2개의 기준선의 연결.

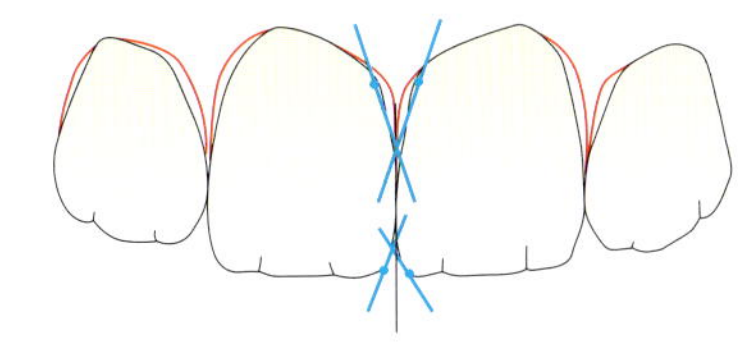

인접에서 치경을 잇는 선은 치근으로 계속 이어지는 직선이고 하부 embrasure를 구성한다. 인접 중앙의 직선은 인접면 contact area를 구성한다. 인접에서 절단을 향하는 직선은 상부 embrasure를 구성한다. 붉은 선으로 그린 형태가 되면 기능적 및 심미적으로 불량해진다.

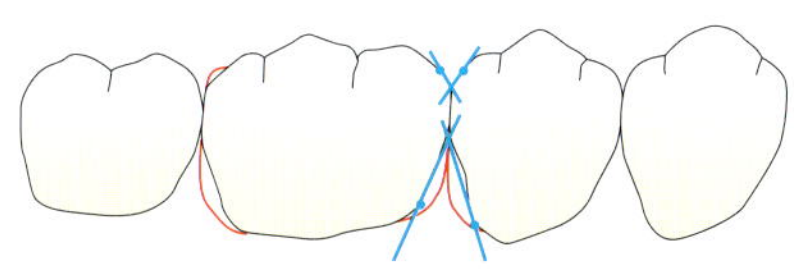

구치부도 전치부처럼 각각의 직선에 의해 부위가 결정된다. 전치부·구치부에서 직선의 길이와 각도가 치아 형태에 큰 영향을 미친다.

E : Three plane concept에서 벗어난 치관 형태는 심미적·기능적으로 문제를 일으킨다.

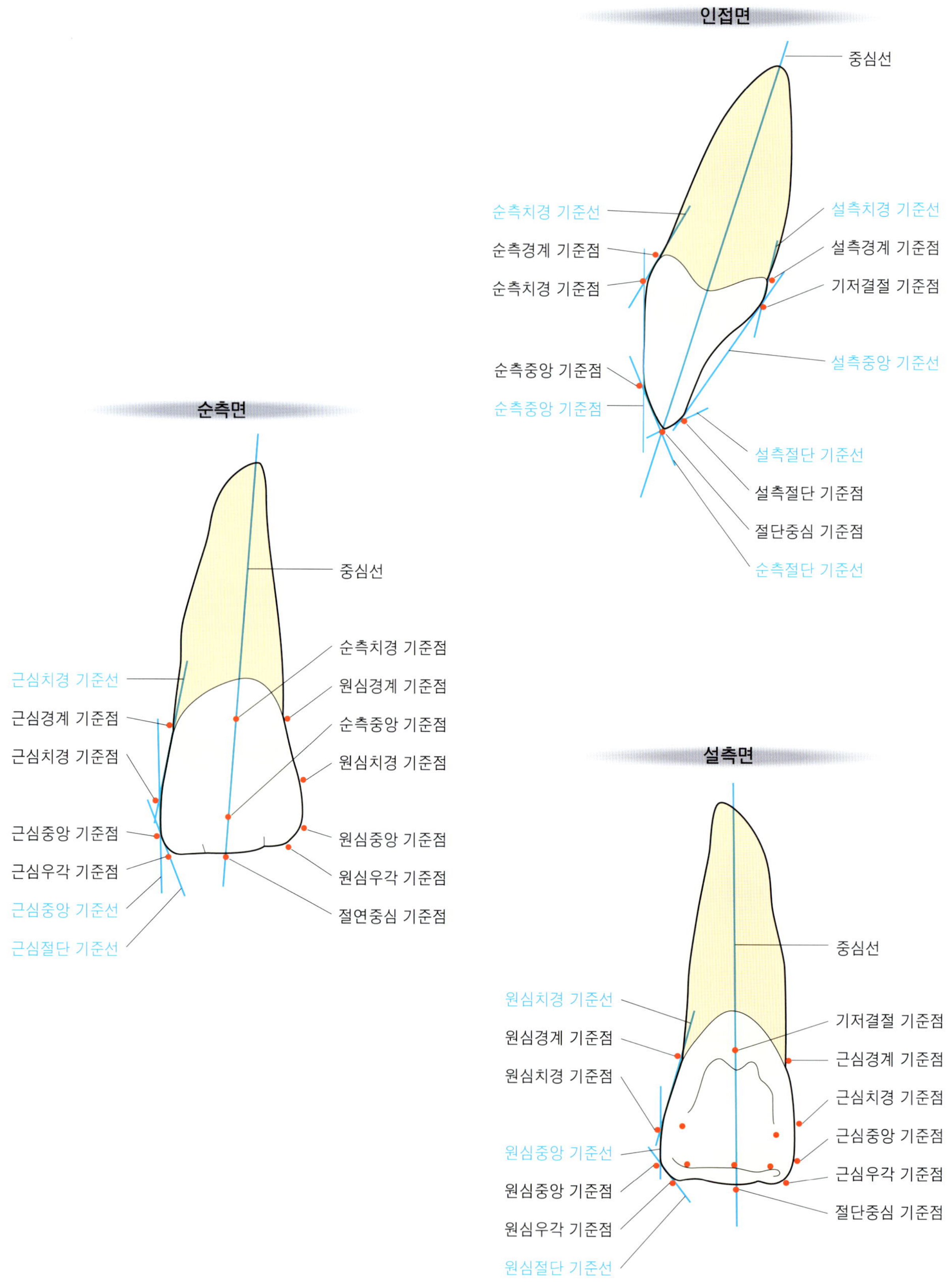

F : 상악 중절치에서 3개의 면·2개의 기준선.

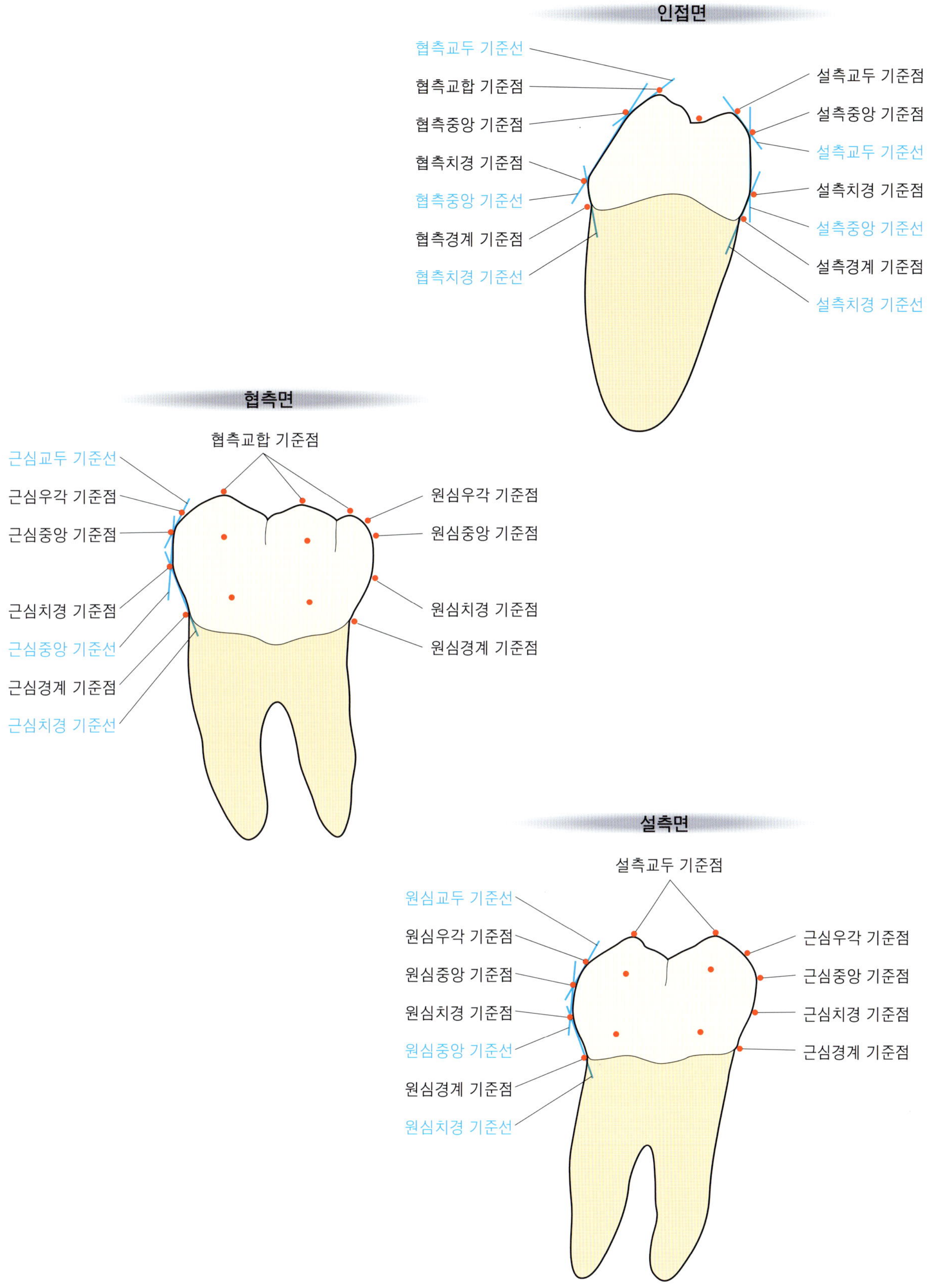

G : 하악 대구치에서 3개의 면·2개의 기준선.

2 축면 외형 기준 Contour Guide Line

'Contour guide line'이란 '치주조직의 건강을 방해하지 않는' biological crown contour를 설정하기 위한 축면 외형 기준이다.

치관을 수복할 때 치은과 적절하게 연결하고 치주조직에 조화하는 crown contour를 부여하면 음식의 흐름이 좋아지고 플라그가 잘 쌓이지 않아 자정성·청소성이 높은 환경을 얻을 수 있다(A). 또한 음식의 흐름이 좋아지면 치은 주변을 적절하게 자극해 치은의 건강유지와 증진에 유리한 조건을 만들게 된다. 한편 over contour의 크라운은 플라그가 잘 쌓이고 치은의 건강을 해치는 요인을 만든다(B).

치은이 건강하고 자정성이 높은 자연치는 많은 경우 치관의 순설적 형태가 치은과 접촉하는 직선에 넓게 일치하거나 그 안쪽에 온다. 치관 외형에서 치은을 잇는 직선을 'contour guide line'이라 부른다. Contour guide line을 기준으로 치관 외형을 완성하면 협근, 입술, 혀가 균등하고 넓은 범위에서 치면과 치은면이 접촉하고 자정작용이 높아진다.

Contour guide line도 three plane concept에 따르며 전치부와 구치부에서 순·협설면의 중앙 기준선과 contour guide line이 거의 일치한다(C). 즉 contour guide line에 중앙 기준선을 일치시키듯이 crown contour를 디자인하면 over contour나 under contour로 인해 문제가 발생하는 일은 없다(D).

E는 에도시대의 목상 의치이다. 제작자는 자신의 경험치로 contour guide line에 따르는 형태를 재현한 것 같은데 정말로 놀랍지 않은가? (桑田正博)

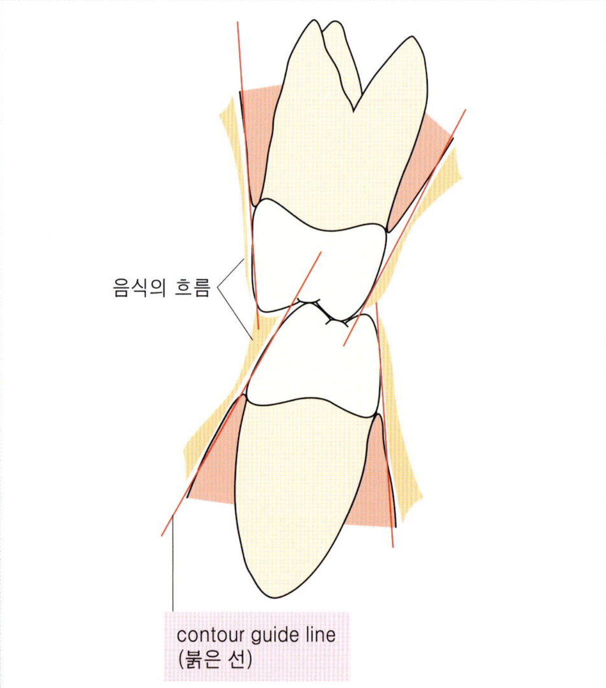

A : 건강한 치주조직과 조화를 이루는 crown contour.

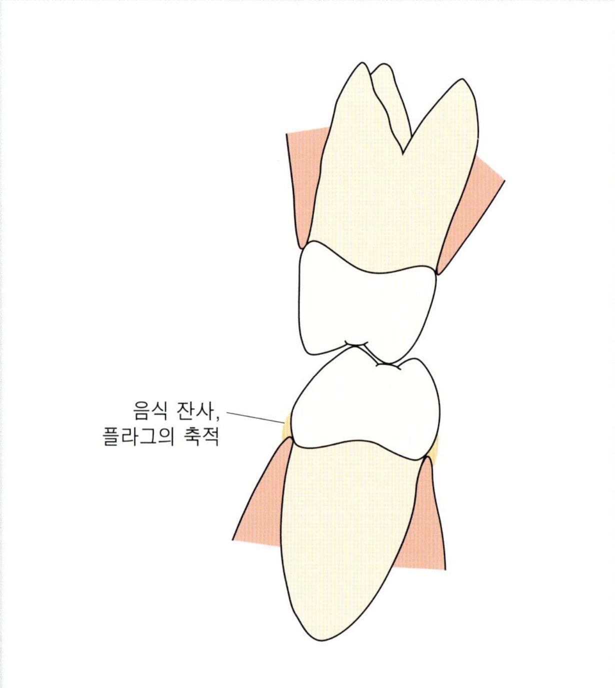

B : Over contour crown에 발생한 문제.
Over contour crown에는 플라그가 잘 쌓이고 치주조직의 건강을 해칠 수 있다.

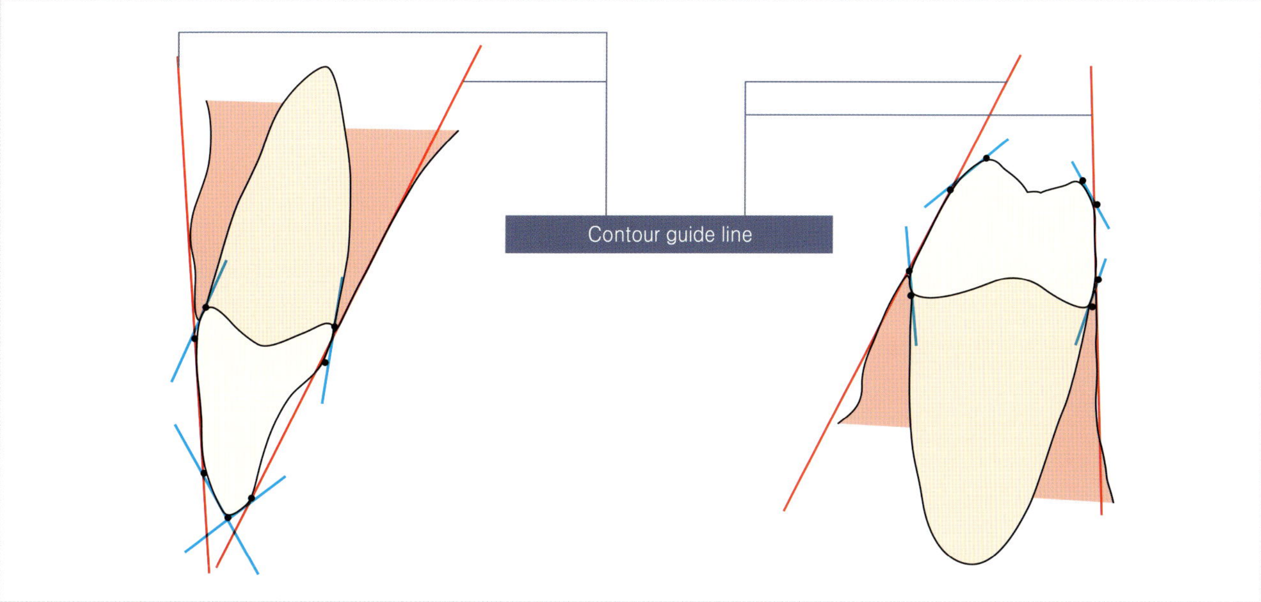

C : Contour guide line. three plane concept의 중앙기준선과 거의 일치한다.

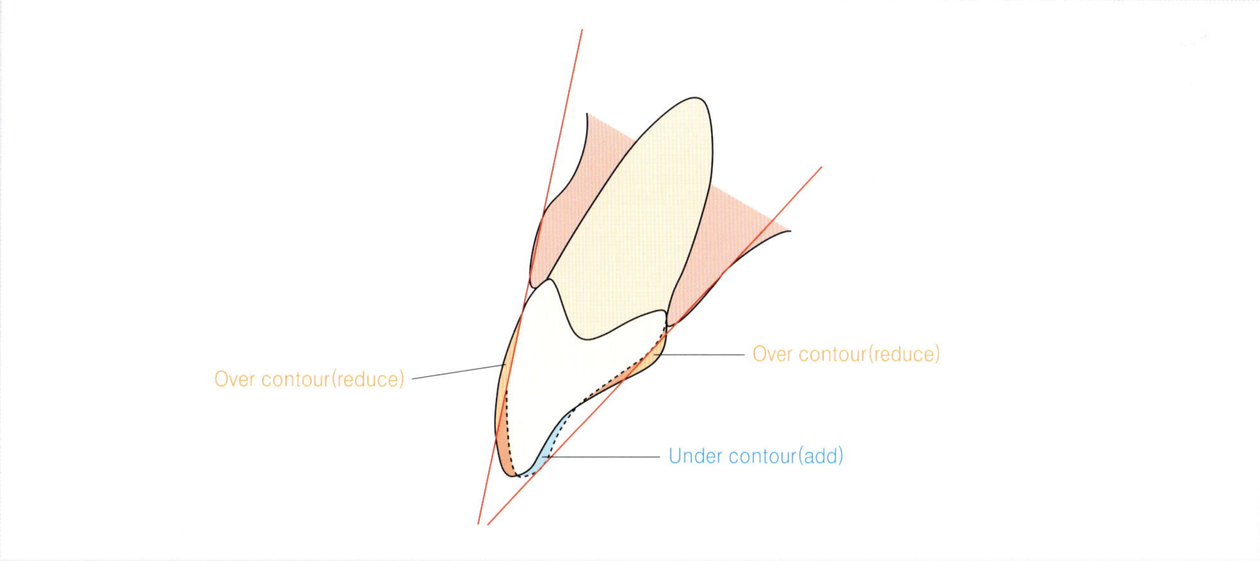

D : 'Over contour'와 'under contour'.

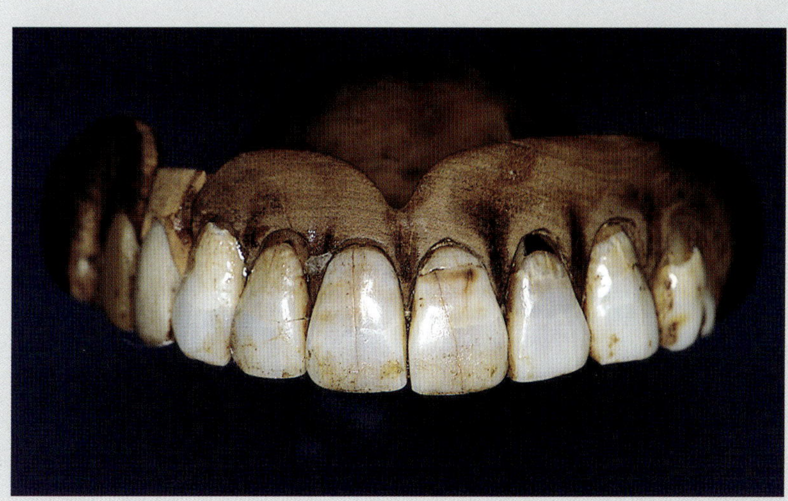

E : 200년 이전에 제작한 목상 의치.
치관(인공치)의 측면과 치은(상)의 표면을 연결한 선상에 있고 자연스러운 contour guide line이 잘 표현되어 있다. 협근·입술·혀의 기능성이 조화를 이룬다.
이 의치는 인간의 치아를 얇게 깍아 제작한 치관부를 아교로 회양목 목상에 접착해 제작했고 '자연치 laminate veneer bonding system의 총의치'라고 표현할 수 있다. (도쿄도 하치오지시 개업·新藤惠久선생 제공)

3 삼각 구조의 이론 Trianglar Formation Theory

■ 삼각 구조의 이론과 마진의 구성·설정

'삼각 구조'란 치관 수복 장치 마진부의 선단 약 1mm에서 수복 재료가 접합하는 형태를 다루는 이론이다.

당초에는 PFM crown에서 metal-opaque porcelain-치관색 porcelain이 접합하는 곳에 각각의 재료를 삼각 형태로 정돈하고 각각의 삼각형을 선단으로 얇게 결합하는 구조의 이론에서 출발했다(금속소부 포세린의 지대치 마진부에서 재료의 구성과 적합 확률에 대해. 치계전망 별책/Crown Bridge의 Preparation. 1978년). 각 재료의 선단을 삼각형으로 결합하면

- 수복 장치의 강도 향상
- Opaque line의 노출 방지
- 도재 공간의 확보

가 가능하다. 즉 금속과 opaque porcelain을 필요 이상 두껍게 처리하지 않아 수복 장치와 치아를 자연스럽게 연결할 수 있고 over contour를 방지할 수 있다. 그리고 마진 선단에서 opaque, porcelain의 두께를 충분히 확보할 수 있을지는 지대치의 임상적 마진 각도(실제 치질의 절삭 각도 + 풍융분)에 의해 결정된다. 바꿔 말하면 사용 재료의 최소 두께와 최대 두께를 알면 임상적

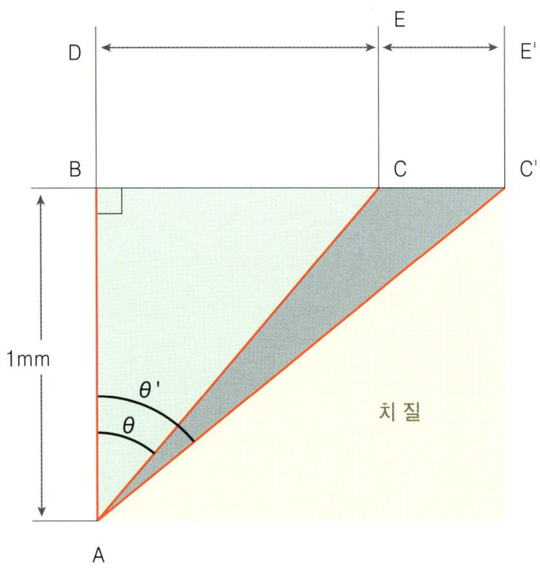

A : 마진부 선단
B–C : 수복 재료에 필요한 최소 두께
B–C′ : 수복 재료에 필요한 최대 두께
A–C : 최소 두께일 때 마진부의 절삭면
A–C′ : 최대 두께일 때 마진부의 절삭면
θ : 최소 절삭 각도
θ′ : 최대 절삭 각도
A–B : 절삭 각도 θ~θ′에서 수복 재료의 필요한 두께에 도달할 때 마진부 선단에서 치면 높이
D–E, D–E′ : B–C, B–C′보다 높은 임의의 위치에서 필요한 두께

A : 마진 형태에서 삼각 구조 이론과 모식도.

이 그림에서는 마진부가 A, 마진부에서 치면을 따라 수직으로 1mm 출현한 점이 B이다. B에서 직각으로 수복 재료의 최소 두께를 확보한 점이 C, 최대 두께를 확보한 점이 C′이다. 이때 A–C와 A–C′에 도달하듯이 지대치 형성하는 치질의 절삭 각도를 최소 절삭 각도 θ, 최대 절삭 각도 θ′라고 부른다. 여기에서 A–B를 1mm라고 가정한 이유는 어느 절삭 각도에서 마진부를 지대치 형성했을 때 수복 재료의 필요한 두께 B–C와 B–C′를 확보하는 높이는 임상적으로 마진부에서 거의 1mm되는 높이에 있다고 생각하기 때문이다.
재료의 최소 두께와 최대 두께를 알면 임상에서 마진부의 절삭 각도가 몇 도가 좋을지 산출할 수 있다. 바꿔 말하면 절삭 각도를 알고 마진부에서 각도 θ~θ′, 1mm 높이에 있는 A~B 지점까지 지대치 형성하면 재료의 두께 B–C~B–C′를 확보할 수 있다. 그래서 필요한 재료의 두께 D–E~D–E′를 지대치 형성하려면 C~C′에서 치관 외형을 따라 평행하듯이 치질을 삭제하면 된다.

으로 마진부의 치질 절삭 각도는 몇 도가 좋은지 산출할 수 있다(A, B).

이 이론은 국내외 연구자에 의해 추가로 검증되어 높은 지지를 얻게 되었지만, 지금은 치관 수복에 다양한 재료를 사용하고 있어 zirconia supported all ceramic crown과 porcelain laminate veneer의 마진 구성에도 응용할 수 있도록 개량한 것이 현재의 삼각 구조 이론이다(C, D).

다만 이 식에서 산출한 절삭 각도와 필요한 두께는 어디까지나 이론값이고 이 값만 가지고 지대치를 형성해서는 안 된다.

즉 '압축력에 강하다'는 porcelain의 성질을 활용하려면 porcelain에 가해지는 힘을 지지하는 대책이 필요하다. 대책이 필요한 곳은, PFM crown에서는 opaque와 metal의 이행부(C의 A-Q선), all ceramic crown에서는 zirconia frame과 porcelain이 직접 치질과 접촉하는 부분(D의 A-C선)이다. 이 부분은 porcelain에 가해지는 힘을 가능한 한 견딜 수 있도록 둥글게 처리한다. 이것이 'porcelain supporting area'이다(E).

도수	tan	표차	도수	tan	표차	도수	tan	표차
0	0.0000	175	30	0.5774	235	60	1.7321	719
1	0.0175	174	31	0.6009	240	61	1.8040	767
2	0.0349	175	32	0.6249	245	62	1.8807	819
3	0.0524	175	33	0.6494	251	63	1.9626	877
4	0.0699	176	34	0.6745	257	64	2.0503	942
5	0.0875	176	35	0.7002	263	65	2.1445	1015
6	0.1051	177	36	0.7265	271	66	2.2460	1099
7	0.1228	177	37	0.7536	277	67	2.3559	1192
8	0.1405	179	38	0.7813	285	68	2.4751	1300
9	0.1584	179	39	0.8098	293	69	2.6051	1414
10	0.1763	181	40	0.8391	302	70	2.7465	1582
11	0.1944	182	41	0.8693	311	71	2.9047	1730
12	0.2126	183	42	0.9004	321	72	3.0777	1932
13	0.2309	184	43	0.9325	332	73	3.2709	2165
14	0.2493	186	44	0.9657	343	74	3.4874	2447
15	0.2679	188	45	1.0000	355	75	3.7321	2787
16	0.2867	190	46	1.0355	369	76	4.0108	3207
17	0.3057	192	47	1.0724	382	77	4.3315	3731
18	0.3249	194	48	1.1106	398	78	4.7046	4400
19	0.3443	197	49	1.1504	414	79	5.1446	5267
20	0.3640	199	50	1.1918	431	80	5.6713	6470
21	0.3839	201	51	1.2349	450	81	6.3183	7971
22	0.4040	205	52	1.2799	471	82	7.1154	10289
23	0.4245	207	53	1.3270	494	83	8.1443	13701
24	0.4452	211	54	1.3764	517	84	9.5144	19157
25	0.4663	214	55	1.4281	545	85	11.4301	28706
26	0.4877	218	56	1.4826	573	86	14.3007	47304
27	0.5095	222	57	1.5399	604	87	19.0311	96052
28	0.5317	226	58	1.6003	640	88	28.6363	286537
29	0.5543	231	59	1.6643	678	89	57.2900	∞
						90	∞	

B : 삼각함수 tan(탄젠트) 표

필요 두께를 이 표의 tan에서 찾아 그때의 각도를 구하면 그 두께에서 절삭 각도가 된다.

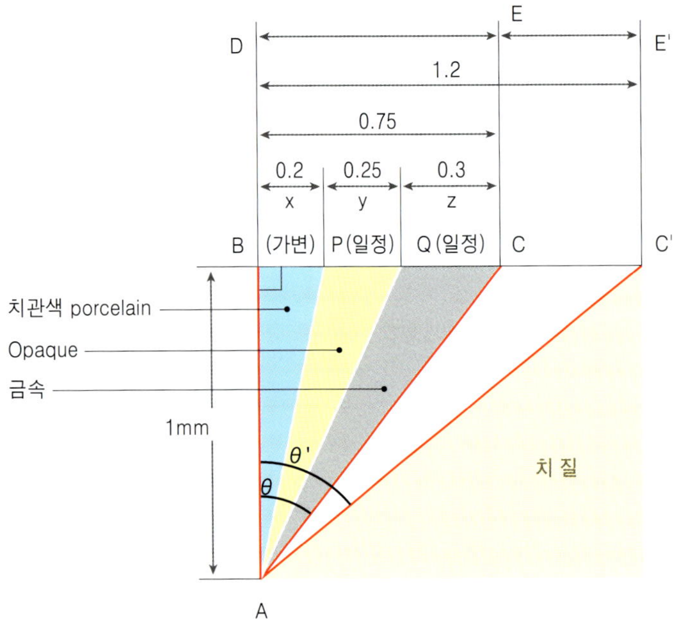

A : 마진부 선단
B–C : 수복 재료의 최소 두께
B–C′ : 수복 재료의 최대 두께
B–P : 치관색 porcelain의 두께 x(0.2mm 이상에서 가변)
P–Q : opaque porcelain의 두께 y(0.25mm에서 일정)
Q–C : 금속 두께 z(0.3mm에서 일정)
A–C : 최소 두께 시 마진부 절삭면
A–C′ : 최대 두께 시 마진부 절삭면
θ : 최소 절삭 각도
θ′ : 최대 절삭 각도
A–B : 절삭 각도 θ~θ′에서 필요한 두께에 도달할 때 마진부 선단에서 치면의 높이(1mm)
D–E, D–E′: B–C, B–C′보다 높은 임의의 위치에서 필요한 두께

C : PFM crown에서 삼각 구조 이론과 모식도.

이 그림에서도 마진부가 A, 마진부에서 치면을 따라 수직으로 1mm 연장한 점이 B이다. B에서 직각으로 수복 재료의 최소 두께를 확보한 점이 C, 최대 두께를 확보한 점이 C′이다. 그리고 B–C 상의 치관색 porcelain과 opaque porcelain의 경계가 P, opaque porcelain과 금속의 경계가 Q이다. 이중에 치관색 porcelain의 두께 B–P만 가변이고 0.2mm를 최소로 정하고 최대 두께까지 조절할 수 있다.
각 재료의 임상적 두께는 다음과 같이 가정한다.

＊ 최소 절삭 각도의 산출

B–P = x = 0.2mm(0.2mm 이상에서 가변)
P–Q = y = 0.25mm(일정)
Q–C = z = 0.3mm(일정)
따라서 x + y + z = B–C = 0.75mm가 된다.
이때 AB = 1mm이므로
tan θ = B–C / A–B = 0.75/1 = 0.75
이고 삼각함수표에서 θ는 약 37°이고 PFM crown의 경우 최소 절삭 각도는 37°이다.

＊ 최대 절삭 각도의 산출

임상에는 치질의 삭제량에 한계가 있으므로 PFM crown에서 최대 두께 B–C′를 1.2mm라고 가정하면
tan θ′ = B–C′/A–B = 1.2/1 = 1.2이고 삼각함수표에서 약 50°가 되고 PFM crown의 최대 절삭 각도는 50°이다.

이렇게 수복 재료의 필요 두께만 알면 삼각함수표에서 절삭 각도를 자유롭게 산출할 수 있다. 따라서 필요 두께가 1mm일 때는 절삭 각도 θ″, 필요 두께를 BC″라고 하면 tan θ‴ = B–C″ = 1 = 1이고 삼각함수표에서 필요 두께는 45°가 된다.

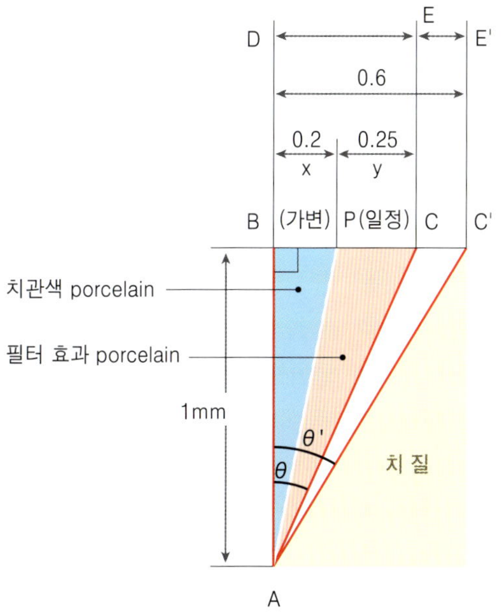

A : 마진부 선단
B–C : 수복 재료의 최소 두께
B–C′ : 수복 재료의 최대 두께
B–P : 치관색 porcelain의 두께 x (0.2mm 이상에서 가변)
P–C : 필터 효과가 있는 porcelain의 두께 y (0.25mm에서 일정)
A–C : 최소 두께 시 마진부 절삭면
A–C′ : 최대 두께 시 마진부 절삭면
θ : 최소 절삭 각도
θ′ : 최대 절삭 각도
A–B : 절삭 각도 θ~θ′에서 필요한 두께에 도달할 때 마진부 선단에서 치면의 높이(1mm)
D–E, D–E′: B–C, B–C′보다 높은 임의의 위치에서 필요한 두께

D : All ceramic crown과 porcelain laminate veneer에서 삼각 구조 이론과 모식도.

무슨 재료든 필요 두께만 알면 절삭 각도를 산출할 수 있다. All ceramic crown과 porcelain laminate veneer에서는 금속이 없을 뿐 PFM crown과 구조는 같다.

A, B, C는 앞의 그림과 똑같이 정의한다. 그리고 B–C 상의 치관색 porcelain과 필터 효과 porcelain(치질의 색을 조정하고 치관색 porcelain의 색을 정돈하는 porcelain. 변색치의 색을 차단하는 masking porcelain도 여기에 포함된다)의 경계를 P라 한다. B–P는 치관색 porcelain의 두께이고 0.2mm를 최소 두께로 변경할 수 있다. P–C는 필터 효과 porcelain의 두께이고 이것은 0.25mm로 일정하다.

또한 이론적으로 수복 장치의 최대 두께는 최대 치질 삭제량 1.2mm까지 가능하다. 그러나 임상에서 치질의 삭제량을 가능한 한 줄이기 위해 PFM crown의 최소 두께 0.75mm보다 작은 값, 즉 all ceramic crown의 최대 두께를 0.6mm라고 가정했다.

＊ 최소 절삭 각도의 산출

최소 두께 0.2mm일 때 절삭 각도는 tan θ = B–C / A–B = 0.45/1 = 0.45이고 삼각함수표에서 약 24°이다.

＊ 최대 절삭 각도의 산출

마찬가지로 최대 두께 0.6mm일 때 절삭 각도는 tan θ′ = B–C′/A–B = 0.6/1 = 0.6이고 삼각함수표에서 약 31°이다.

또한 porcelain laminate veneer를 지대치 형성할 때 기준이 되는 0.5mm는 tan θ″ = B–C″ = 0.5 = 0.5이고 두께 0.5mm일 때 절삭 각도는 삼각함수표에서 약 27°이다.

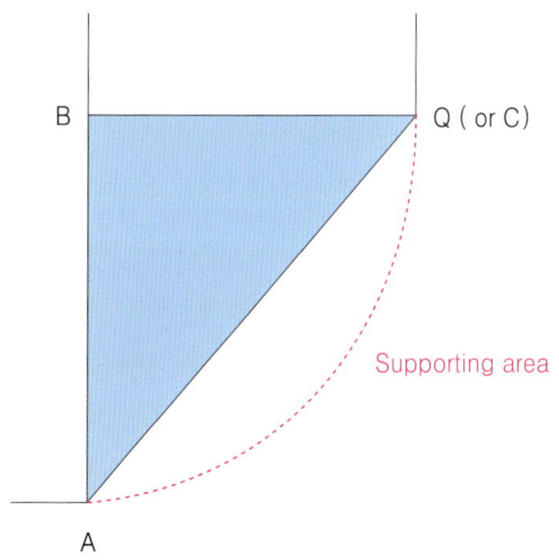

E : Porcelain supporting area.

Porcelain에 가해지는 응력을 지지하는 부분.

Ceramometal에서는 B의 A–Q선, all ceramic에서는 C의 A–C선이 해당되며 본 그림에서는 압력을 잘 지지하는 둥근 점선부분을 말한다. 가령 이 점선부분을 산의 경사면이라고 가정하면 A–Q 또는 A–C는 그 경사면의 평균경사에 해당한다.

■ All ceramic(지르코니아와 알루미나) crown을 위한 삼각 구조 이론

기본적으로

- PFM(porcelain fused to metal)
- PFZ(porcelain fused to zirconia)
- PFA(porcelain fused to alumina)

에서 지지 구조체(프레임)의 형태(디자인)는 동일하다고 생각해도 좋다. 따라서 삼각 구조 이론은 all ceramic crown의 디자인에도 활용할 수 있다.

최근 임상에서 all ceramic의 응용 범위가 비약적으로 확대되었다. 특히 zirconia의 뛰어난 기계적 강도와 CAD/CAM technology의 진보로 적합 정밀도가 정밀해지고 임상의 요구를 만족시킬 수 있는 수준에까지 이르렀다. Zirconia crown에서도 축성용 porcelain(특히 일본 제품)과 zirconia와의 조화(열팽창계수)는 안정적이다.

구조체로 응용하는 zirconia(ZrO_2 94~95%)는 특히 이트리아(Y_2O_3)를 첨가한 제품을 supporting structure로서 강도와 가공성(소성온도)과 조정, 연마성이 뛰어나 많이 사용한다.

회사마다 다르지만 치과용 zirconia의 소결 소성온도는 1,350~1,500℃이고, 소성시간은 10~15시간이다(zirconia의 소결 소성온도는 2,800℃이다). 소성온도가 900℃인 치관색 porcelain과 zirconia coping은 성분과 온도가 크게 다르므로 소결 결합하지 않는다.

Zirconia crown을 설계·제작할 때는 다음의 내용에 주의한다.

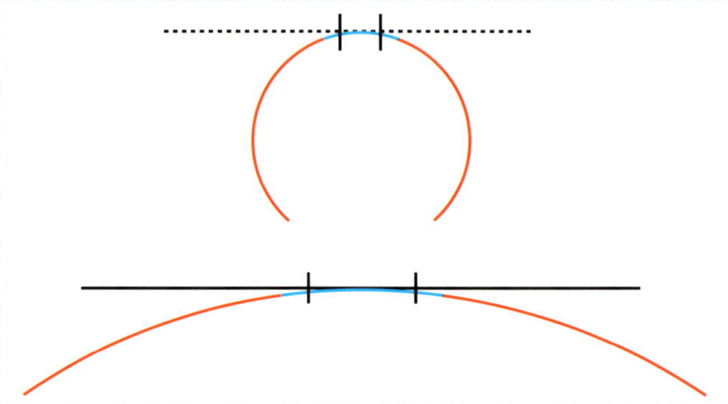

F : 커브가 완만할수록 평평한 면을 넓게 확보할 수 있다.

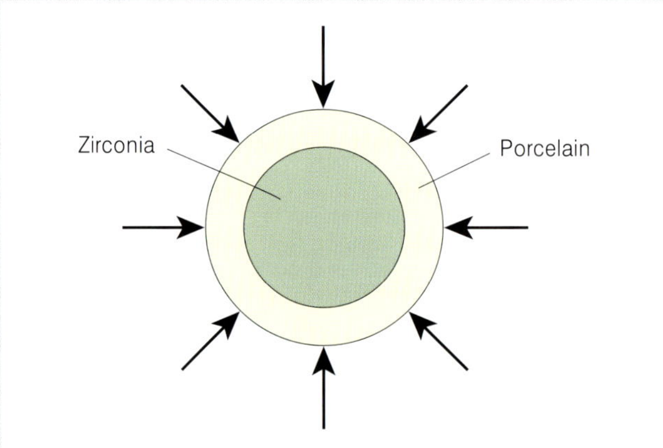

G : Zirconia coping에 porcelain을 이렇게 소부하면 이상적인 porcelain의 강도와 구조상의 결합강도를 얻을 수 있다.

① Porcelain은 압축응력에 강하지만 지지가 없는 곳(unsupported area)에서는 약하다. 따라서 zirconia coping도 절단부, 후두부처럼 프레임의 가장자리를 둥글게 처리하고 응력이 부분적으로 집중하지 않도록 교합력을 분산시킨다(F~H).

② Zirconia와 porcelain은 밀착은 하지만 소결 결합은 안 하므로('위에 올라가 있을 뿐'이다) 전단응력에 저항하기 위해 coping의 치경부 부근에 압축응력을 막아내는 공간, 즉 수평면에 가까운 각도의 supporting area를 부여한다(I).

③ Zirconia coping은 표면을 활택하게 마무리할 수 있으므로 구치부처럼 심미 영역이 아닌 곳은 zirconia frame으로 emergence area를 완성하지만, 전치부처럼 심미 영역은 zirconia와 porcelain의 경계부에 색의 차이가 생기므로 zirconia coping의 마진부를 얇게 연결하듯이 마무리하고 마진부 전체를 삼각 구조의 이론에 준해 porcelain으로 커버한다.

④ Porcelain과 zirconia의 경계부(junction)에는 micro chipping이 잘 발생하므로 치은연하에 zirconia와 porcelain의 경계부를 배치하지 않는다.

또한 zirconia와 porcelain의 결합은

- Compressive bonding(포위압축력에 의한 결합)
- Van der Woals bonding(zirconia와 porcelain의 원자 간 접근에 의한 결합)
- Mechanical bonding(투묘효과[anchor effect]에 의한 기계적 결합)

등 다양한 효과가 상승 작용해 가능하다고 생각한다. (桑田正博)

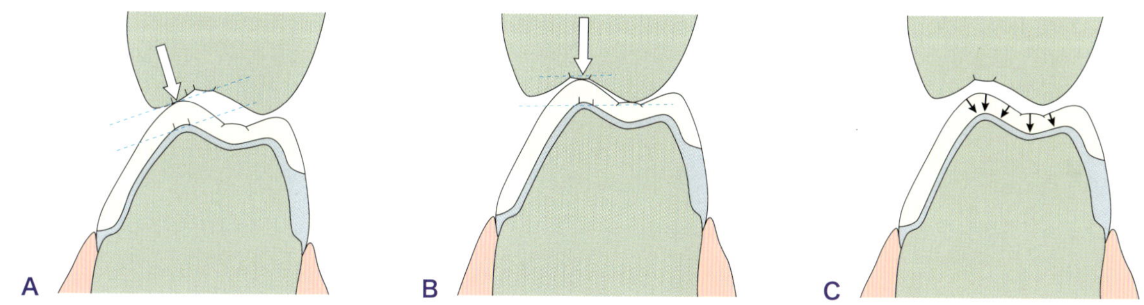

H. 다른 각도에서 가해지는 교합압을 넓게 수용할 수 있는 zirconia coping의 형태. 인접에서 설측으로 이어지는 곳은 치질의 삭제량을 조절해 zirconia의 노출량을 결정한다.

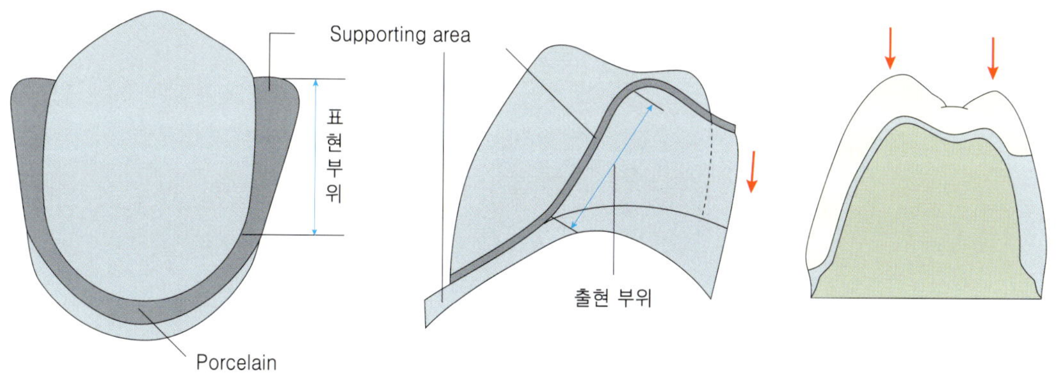

I. 균일한 두께의 porcelain으로 zirconia coping을 넓게 포위하는 형태가 되어야 한다.

Theme 3. 생물학적 치관 수복 치료를 실현하는 진료실의 열쇠

생물학적 치관 수복 장치의 토대가 되는 지대치 형성의 기준이란?

니시카와 : 지대치 형성에 관한 이야기가 나왔으니 수복 장치의 토대이면서 수복 장치의 형태를 제한한다고도 할 수 있는 지대치의 형태—생물학적으로 적절한 지대치 형성의 기준·지표에 관해 이야기를 나누었으면 합니다.

구와타 : Dr. Stein은 '지대치 형성이란 기능적인 emergence profile을 구축하는 데 필요한 수복 재료의 두께를 적절하게 확보하기 위한 인공치질의 내부 형태이다'고 정의했습니다. 1970년경 전치의 지대치 형태를 소개한 그림 10에는 치경부 부근에 'tissue retention'이라고 표시되어 있는데, 지대치 및 수복 장치의 치은과 접촉하는 부분은 치은의 재생·성장을 방해하지 않고 치은의 형태를 유지할 수 있는 형태를 부여해야 한다는 것을 의미합니다.

니시카와 : 저도 이 그림을 처음 보았을 때 감동했습니다. 치은을 압박하지 않고 염증도 없고 치은의 건강을 오랫동안 유지할 수 있는 형태라면 순측 심미도 확보할 수 있고 청소성도 개선할 수 있습니다. 이렇게 생물학적으로 보호받는 형태를 수복 장치에 부여했을 때에 치은에 출현한 모습이 적절한 emergence profile입니다.

구와타 : 적절한 emergence profile을 갖추고 치주조직을 보전할 수 있는 수복 장치를 실현하려면 그 하부 구조인 지대치의 형태도 일련의 연장선상에서 고려해야 합니다. 따라서 축면 외형 기준이 필요합니다.

기본적으로 지대치에는 치관 형태와 유사한 형태를 부여하고 생물학적으로 안전한 범위 내에 형성합니다. 이것이 절대 조건입니다.

니시카와 : 생물학적으로 안전한 범위라고 하면 현재 '치주조직의 biologic width(생물학적 폭경)를 침습하지 않는다'는 기준이 타당할까요?(그림 11)

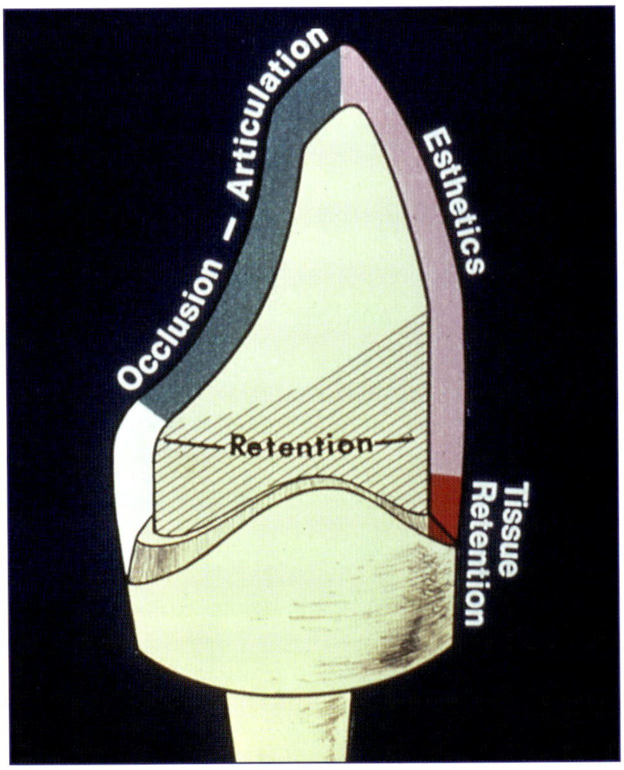

그림 10. 지대치와 치관 수복 장치에서 표면의 역할(Dr. Stein의 제자 Dr. L. Miller(타프츠)가 스케치한 그림). (Presented by Mr. Kuwata)

"Biologic width"의 개념은 1962년에 Cohen, D. W.가 제창한 개념과 1961년에 Gargiulo, A.가 제창한 개념이 있는데 둘을 비교해 보면 수치가 다르거나 조사 대상의 수가 명확하지 않고, 무엇보다 임상에서 눈으로 확인하거나 계측할 수 있는 부위가 아니므로 얼마나 신뢰할 수 있을지 의문스럽지만, 일단 '결합조직 부착–상피부착의 2mm를 침습하지 않는다'가 오늘날의 기준입니다.

구와타 : 그들의 논문을 읽었지만 확실히 biologic width라는 것은 통계학적으로 신뢰할 수 있는 수치라고 할 수 없고, 물론 참고할 만한 중요한 보고이기는 하지만, 일종의 관찰 결과라고 생각합니다. Gargiulo가 말하는 치은구의 깊이는 평균 0.69mm인데, 치은구도 협측과 설측, 인접의 깊이가 다르고 치은의 위치는 환자의 연령과 컨디션에 따라 달라지므로 획일적으로 평균치를 산출하기는 어렵습니다.

따라서 마진을 치은연하에 설정하면 거의 비슷하기는 하지만 'biologic width를 침습하지 않는다'가 아니라 '치은구 범위 내에 들어간다'는 표현이 더 적절할지도 모릅니다.

니시카와 : 생체 안전성을 생각하면 당연히 치은연상 마진이 이상적이겠지만, 치은연하에 설정하는 경우에도 가능한 한 치은구의 상방에 배치해야겠군요. 우리들이 biologic width를 실제로 보고 확인할 수 없는 이상 가시 부위인 건강한 gingival scallop의 형태와 위치와 치은구를 지표로 삼고 마진을 치은구 상방에 설정하면 생체에 대한 침습을 피할 수 있다는 말씀이시군요.

치은이 건강하면 gingival scallop의 형태는 마진을 설정하는 데 유력한 가시지표가 될 수 있다고 생각합니다.

구와타 : 지대치 형성에서든, 술자가 임의로 형태를 만들 수 있으려면 역시 생체의 형태와 기능에 준하는 기준·지표, 그리고 그것에 준하는 조작이 필요합니다.

앞에서 치관 수복 치료, 치관 수복 장치를 제작할 때 가장 중요한 critical area는 순·협·설측면에서 인접치에 이르는 영역이라고 말씀드렸는데, 니시카와 선생은 이 부분의 지대치 형성에 대해 어떻게 생각하십니까?

니시카와 : 지대치의 형태가 수복 장치의 형태를 좌우하므로 지대치 형성에 있어서도 치은이 착각화한 인접면은 critical area라고 생각합니다. 이 부분은 심미 영역이 아니므로 별로 연하 깊이까지 설정할 필요는 없습니다. 어디까지나 gingival scallop을 따라 형성합니다.

저도 임상가를 대상으로 지대치 형성을 지도하고 있지만, 많은 분들이 인접면을 두꺼운 버로 쓱쓱 삭제하는 것 같습니다. 인접면을 지나치게 많이 삭제합니다.

인접면을 많이 삭제하면 그 위에 장착될 크라운은 어떻게 될까요? Porcelain space가 증가해 색을 아름답게 표현할 수 있습니다. 그러나 많이 삭제하면 지대치가 가늘어져 구조 역학적으로 약해진 상태이므로 강한 교합력이 가해졌을 때 파절의 위험성이 있습니다.

따라서 인접면의 지대치 형성은 반드시 가는 버로 세심하게 순협설측면의 제1면과 평행하게 면을 형성하는 것이 중요합니다. 따라서 순협측면·설측면의 제2면·제3면은 인접면까지 연장하지 않도록 형성합니다

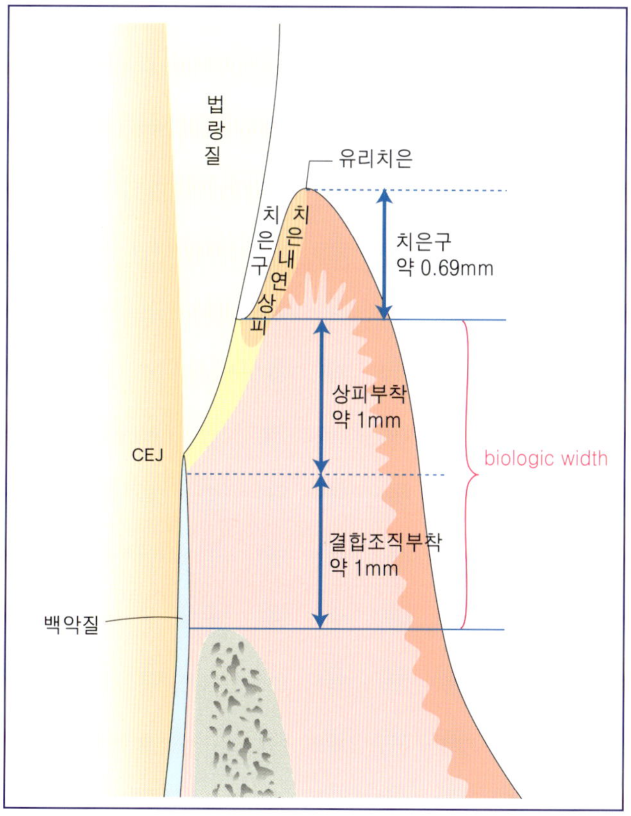

그림 11. Biologic width(생물학적 폭경. 본 그림은 Gargiulo, A.의 정의에 따른다).
건강한 치주조직 또는 치주치료를 종료한 치주조직은 결합조직부착이 약 1mm(평균 1.07mm), 상피부착이 약 1mm(평균 0.97mm)이고 이때 치은구가 약 0.69mm로 최소가 된다. 이 결합조직과 상피부착을 합해 biologic width라 부르고 이 부분의 침습은 금기이다. 치은연하에 마진을 설정할 때에도 biologic width를 침습하지 않는 치은구 범위 내로 제한한다.
또한 '생물학적 폭경'이라고 번역하듯이 'biologic width'란 생체 모든 부위의 폭경을 표현할 수 있는 용어인데, 치과에서는 치주조직에서 특정부위의 폭경을 지칭할 때 사용한다. *(Presented by Mr. Nishikawa)*

(Standards-6. 62쪽). 우각부라고 하면 역시 면각에 접촉하는 부위이므로 충분히 삭제하고 수복 장치의 형태를 표현할 때에 자유도를 높이려고 노력합니다.

마지막으로 물론 제 생각이지만, 치관 수복 치료를 할 때 가장 중요한 과정이라고 생각하는 provisional stage에서 provisional restoration(이하 provisional)에 대해서도 말씀을 나누었으면 합니다.

Provisional restoration의 진정한 의미를 묻는 시대가 도래하다

구와타 : 물론 provisional 전단계에는 diagnostic wax up(진단용 wax up)이 있고 그것은 3 dimensional blue print(삼차원 설계)의 핵심입니다.

Dr. Wagman은 '치은은 모형상에서 외형을 알 수 있지만 건강한 상태인지 아닌지는 볼 수 없습니다. 사진에서도 확인이 곤란할 때가 있습니다. 치은의 건강을 보장하지 못한 채 수복 장치를 제작하는 것은 의미가 없다'고 해 처음에는 반드시 직접 provisional을 제작해 구강 내에 장착해 경과를 보고 환자와 Dr. Wagman이 모두 납득하면 기공실에 최종 수복 장치의 제작을 의뢰했습니다.

니시카와 : 일본에서는 최근 들어 침투하기 시작한 provisional의 진정한 의미를 Dr. Wagman은 40년 전에 실천했다. 그리고 provisional를 직접 제작하셨다니 정말 대단합니다. 40년 전부터 수복 치료 시 provisional의 중요성을 인식하신 구와타 선생은 현재 일본의 provisional 수준을 어떻게 생각하십니까?

구와타 : 지금까지 최종 수복 장치를 제작하는 동안 '임시 치아'로 사용했던 'temporary restoration'과 구분하기 위해, 장착 중에 경과를 관찰하고 최종 수복 장치의 형태를 결정하기 위해 사용하는 임시 수복 장치를 'provisional restoration'이라 부르게 되었고 학회와 잡지에 활발하게 소개되면서 모든 임상가가 일제히 "provisional"이라고 부르기 시작했습니다. 다만 그것은 원래 의미(임상에서 진정한 의미)를 이해하지 못한 채 'provisional을 왜 장착하는지', 'provisional을 최종 수복 장치에 어떻게 반영하는지'도 모르고 유행에 편승한 분도 많다고 생각합니다.

Provisional은 수복치를

- Arch form(치열 전체에서 위치 관계)
- Tooth form(1치의 형태)
- Oral composition(치주조직과 두개, 근육을 종합적으로 고려한 구강 전체의 위치 관계)

조건에서 '원래 모습(형태와 기능)'으로 회복한 후 최종 수복 장치에 넘겨주는 수단임을 좀처럼 이해하지 못하고 그대로 임상에서 잘 활용하지 못하고 있는 것 같습니다…….

Provisional이란 환자의 상태를 진료실에서 기공실에 전달하는 매력적인 의사소통의 수단이지만, 치열의 치아 형태만을 논하기 위해 사용하는 것이 아니라 구강과 안모 전체에 종합적으로 조화를 이루는 형태를 함께 찾아가기 위해 사용하는 수단입니다.

니시카와 : 저도 전적으로 동감합니다. 치과기공사가 몇 번이고 provisional을 수정해 환자가 만족할 때까지 색과 형태를 다듬고 최종적으로는 final provisional과 착각할 정도로 아름답게 마무리하는 것이 provisional의 의의라고 생각하는 임상가도 있고, 그래서 만족하는 환자, 그것을 당연히 필요하다고 생각하는 환자도 많다고 생각합니다.

그러나 provisional의 진정한 목적은, 형태를 변경할 수 있으므로, 선생이 말씀하셨듯이 환자가 자신의 고유한 악기능계에 최종 수복 장치를 받아들이고 그곳에서 기능하는 형태가 완성될 때까지 치관 형태와 치주조직을 다듬어가는 것, 그것을 통해 emergence profile을 완성해가는 것이라고 생각합니다. 또한 최종 단계의 provisional의 두께를 계측하면 최종 지대치의 형성량이 결정되므로 provisional stage란 치관 수복 치료의 성패를 쥐고 있는 핵심 과정이며 이 단계에서 가장 중요한 것은 provisional을 수정해 변화하는 구강 환경을 재평가하고 앞으로 나아가는 것입니다.

구와타 : 치료에 대한 '평가'는 매우 중요합니다. 그동안 했던 작업에 대한 생물학적 평가와 검증 없이 앞으로 나아가면 예후를 예측할 수 없고 환자에게 longevity를 보장할 수 없고 같은 실수를 의식하지 못한 채 반복하게 되죠…….

니시카와 : 특히 치관 수복 치료의 성패는 provisional stage의 정확도에 달려있다고 생각하므로 '평가' 없이는 앞으로 나아갈 수 없습니다.

그림 1에도 있듯이 거의 대부분의 소수치 수복 증례는 제가 직접 진료실에서 provisional을 제작해 환자에게 장착합니다. 그리고 다음에 내원할 때 provisional을 철거하고 주위조직의 상태를 확인하면서 레진을 추가하거나 마진을 다듬어 형태를 수정합니다.

형태 수정을 반복하면서 청소성, 저작, 연하, 발음, 감각, 교합, 심미성의 요건을 재평가하면 provisional은 생체가 수용하는 형태로 변모해 갑니다. 따라서 provisional stage에는 어느 정도의 시간이 필요합니다.

제가 single unit을 치료할 때에 항상 provisional을 제작하는 것은 아니고 처음에 제작한 것에 수정을 더해 '진화'하듯이 완성해 갑니다(Standards-7. 74쪽). 그리고 생체가 충분히 수용할 수 있는 형태가 될 때까지 provisional이 진화하면 기공실에 보내 최종 수복 장치를 의뢰합니다.

기공실에 provisional의 제작을 일임하는 치과의사가 적지 않고 기공실의 기량을 심미로 판단하는 경향도 있지만, 수정과 재평가를 반복한 후에 provisional과 지대치의 형태를 최종 결정하고 인상을 정확히 채득할 때까지는 치과의사가 책임을 져야 한다고 생각합니다.

구와타 : 정말 멋진 생각입니다. 그렇습니다. 그리고 provisional의 최종 형태와 최종 인상이 왔다면 구강 내에서 오랫동안 안전하게 기능하고 심미적으로 뛰어난 최종 수복 장치를 제작하는 것은 치과기공사의 책임입니다.

니시카와 : '보다 자연스럽게, 보다 아름답게, 보다 젊게'라고 해서 특히 높은 심미를 요구하는 치과계 목소리가 높은데, 우리들은 수준 높은 요구에 부응할 책임이 있습니다. 그것은 환자의 건강을 유지한다는 대전제 하에 치료를 진행했을 때 비로소 달성할 수 있습니다(이데 선생이 말씀하셨듯이 모든 치과치료는 '건강'과 '형태'를 생체 '본연의 모습'으로 회복하는 것이다는 것을 치과의사와 치과기공사, 치과위생사는 항상 명심해야 합니다).

오랜 세월 국내외 임상·교육 분야에서 쌓아 오신 풍부한 경험담을 들을 수 있었고 특히 치과치료의 원점을 생각하게 하는 자리였습니다. 오늘 진심으로 감사드립니다.

4 골격기법 Skeletal Waxing Technique

'골격기법'이란 공간에 기준을 설정하고 삼차원의 치관 외형을 완성해가는 wax up technique이다.

'Three plane concept'에서 정의했듯이 치관 형태는 기본적으로 3개의 면으로 나눌 수 있다. 지대치(치형)상에 치관 외형을 재현할 때에도 3개의 면에 준하는 각 기준점을 지대치(치형)상의 공간에 설정하고 작업을 진행한다.

골격기법 과정을 소개하면, 왁스를 사용해 치관 형태를 재현하는 경우에는 왁스를 원추형 또는 융기형으로 축성한 후에

① 일단 공간에 기준점을 설정하고

② 이들 기준점을 연결해 골격'을 만들고(기준점에 준해 융선을 부여. A)

③ 골격 공간을 메운다

이렇게 해서 치관을 구성하는 3개의 면을 완성한다.

B, C에 상악 중절치와 하악 대구치의 기준점(Standards-1에 소개)에 준해 형성하는 골격기법의 기본융을 정리했다. 또한 골격기법에 기준으로 실제로 wax up하는 과정을 Standards-5에 소개한다. (桑田正博)

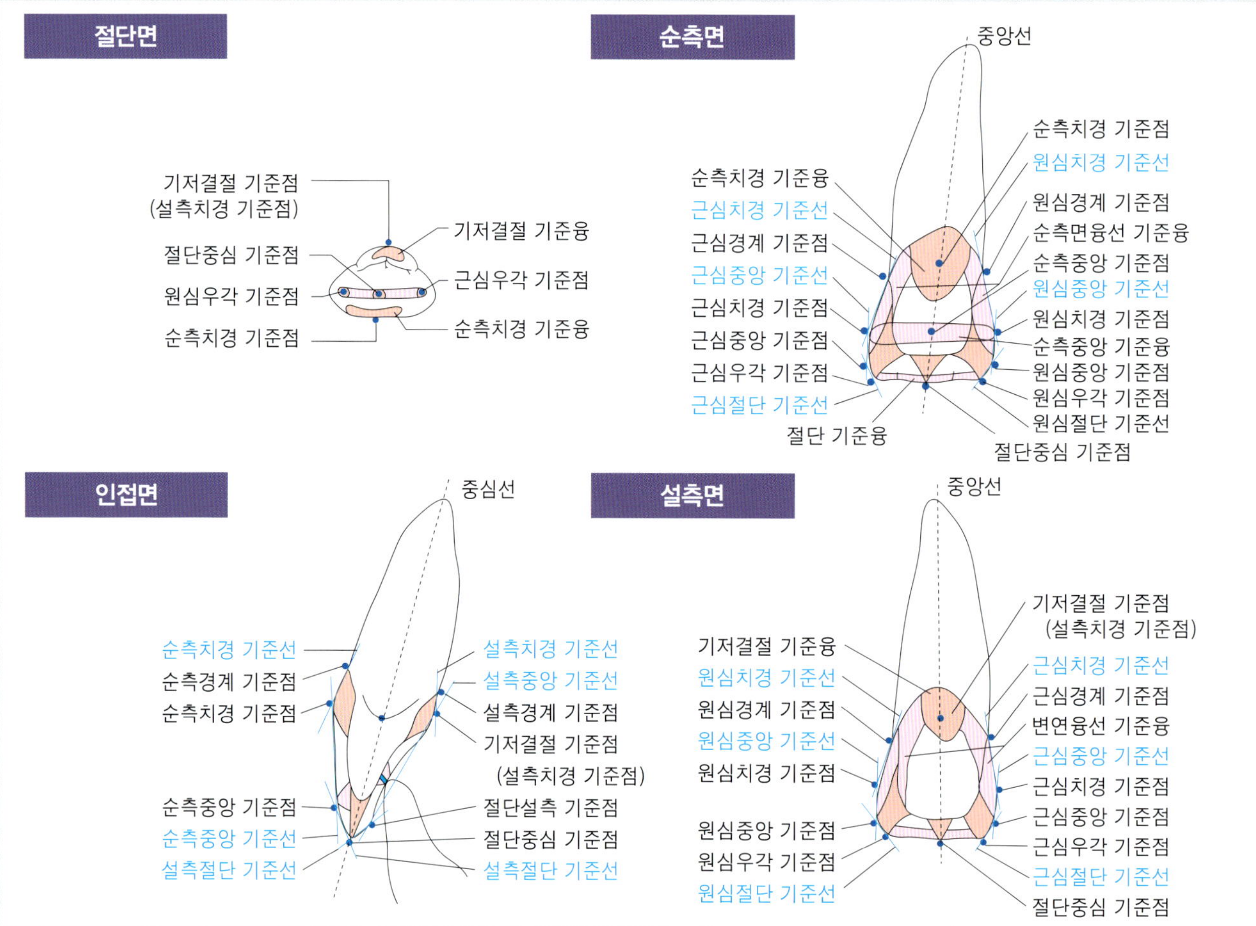

B : 상악 중절치의 크라운 외형을 구성하는 기준점·기준선·기준융.

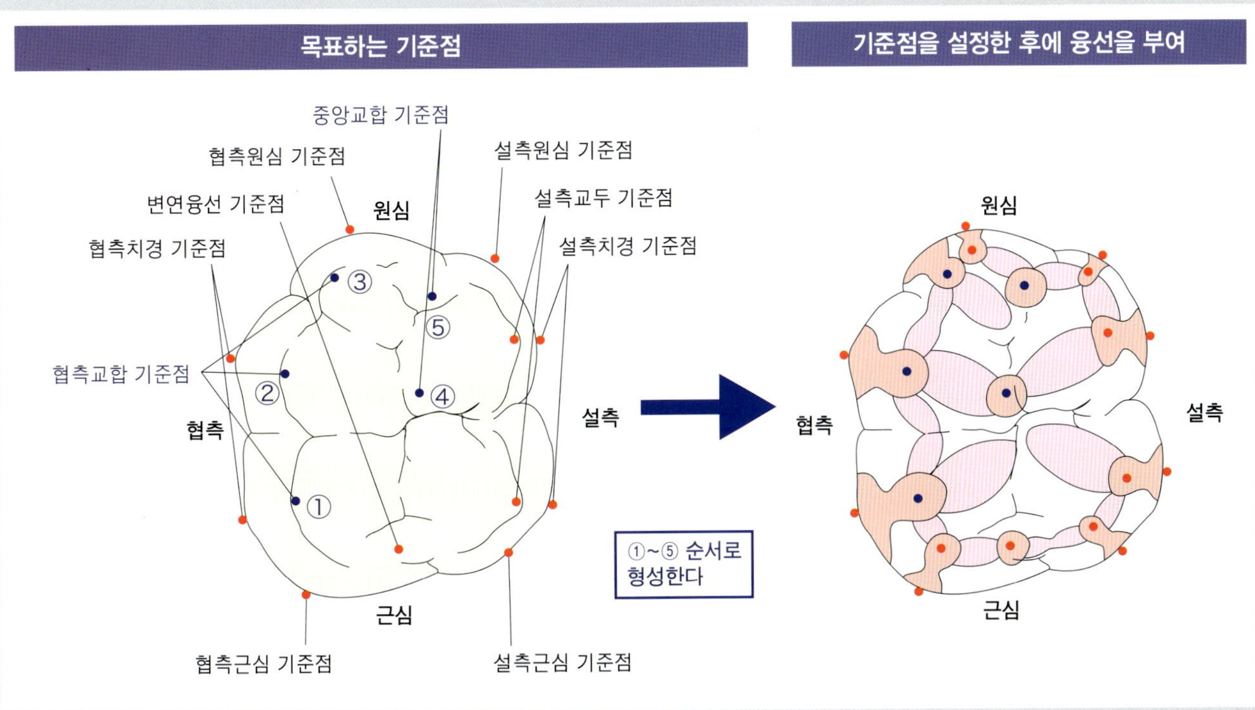

A : 하악 우측 제1대구치에서 기준점과 기준점을 연결한 기준융

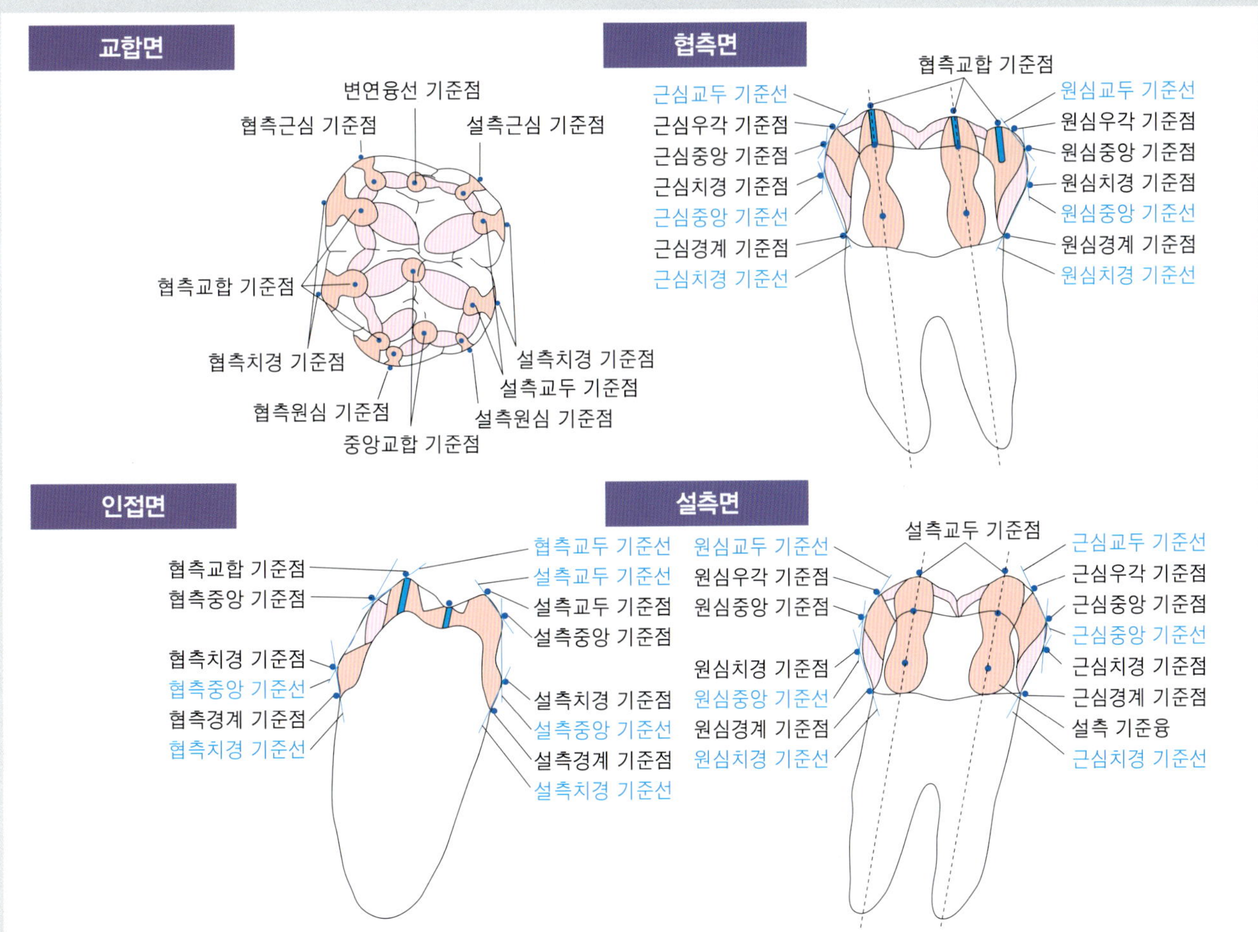

C : 하악 대구치의 크라운 외형을 구성하는 기준점·기준선·기준융.

5 골격기법 및 삼차원 형성법에 의한 기능적 Wax Up

Skeletal Waxing Technique

앞에 소개한 골격기법을 기준으로 상하악 wax up의 개요를 소개한다.

이번에 소개하는 방법은 치종에 관계없이 '각 기준점을 설정한다'→'기준점을 연결해 골격을 만든다'→'골격 사이를 채워 '면'을 만든다'이고, 구치부의 wax up은 삼차원적 하악 운동에 준해 기능적 대합관계를 체계적으로 달성하는 '삼차원적 왁스 형성법'(이하 삼차원적 형성법)을 골격기법과 병용한다.

'삼차원적 형성법'은 가는 wax rod를 상하악 coping의 필요한 교두정부를 향해 식립하고 교합기상에서 하악 운동을 시켜 삼차원적으로 상하악 치아의 관계를 파악하고 치관 형태의 기초를 마련한다. 그러면 기능교두와 와의 위치 관계를 합리적으로 설정할 수 있다. (桑田正博)

■ 전치부 wax up

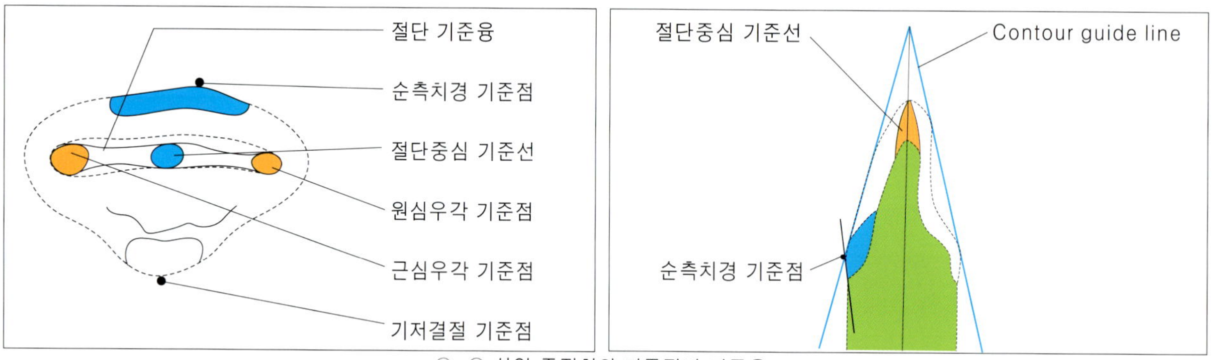

①, ② 상악 중절치의 기준점과 기준융.

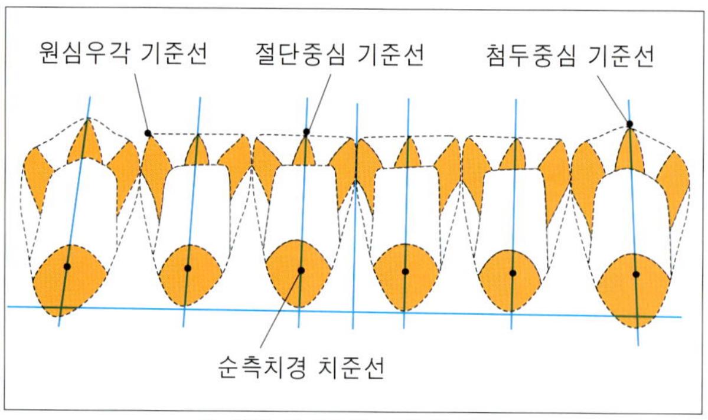

③ 하악 전치부의 기준점 설정.

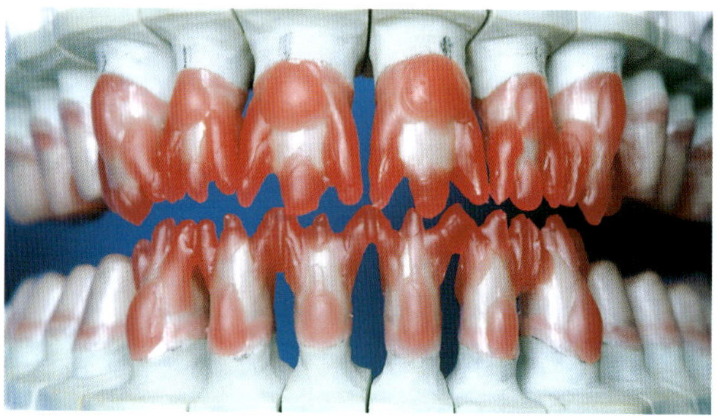
④ 상하악 전치부의 기준점 축성.

A : 전치부의 절단중심 기준점과 근원심우각 기준점의 설정. 시트 왁스로 coping을 제작하고 기준점을 원추형으로 설정한다.

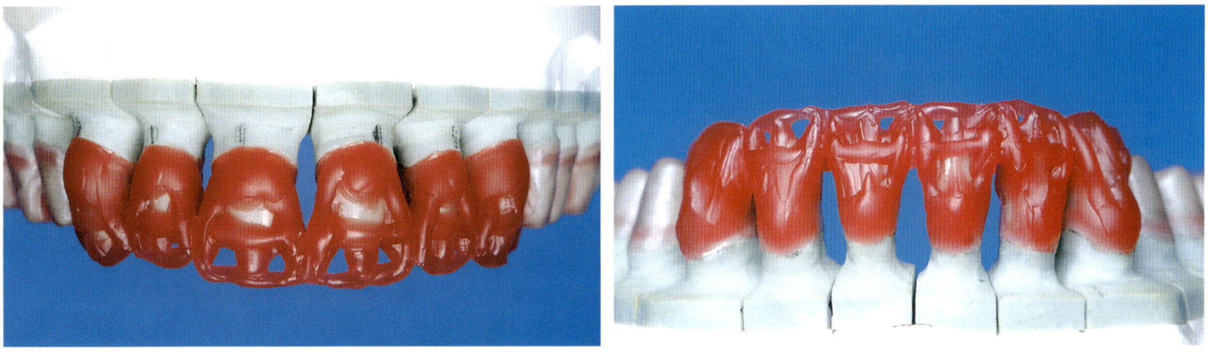

①, ② 절단중심 기준점-근원심우각 기준점 사이를 절단 기준융으로 연결한 후 순측 기준융으로 연결한다.

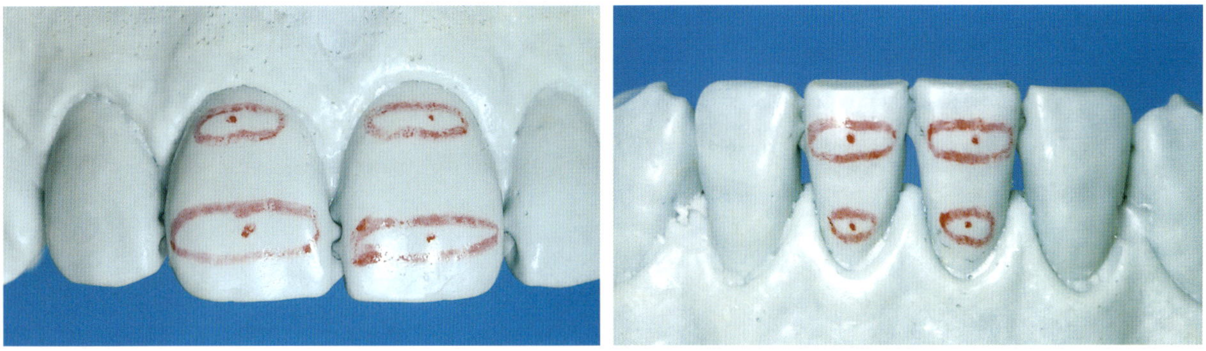

③, ④ 치관 형태에 보이는 순측치경 기준점, 순측중앙 기준점과 기준융의 관계.

B : 기준점을 연결해 생기는 '골격'(①, ②)은 자연치에 볼 수 있는 3개의 면(③, ④)에 준해 형성한다.

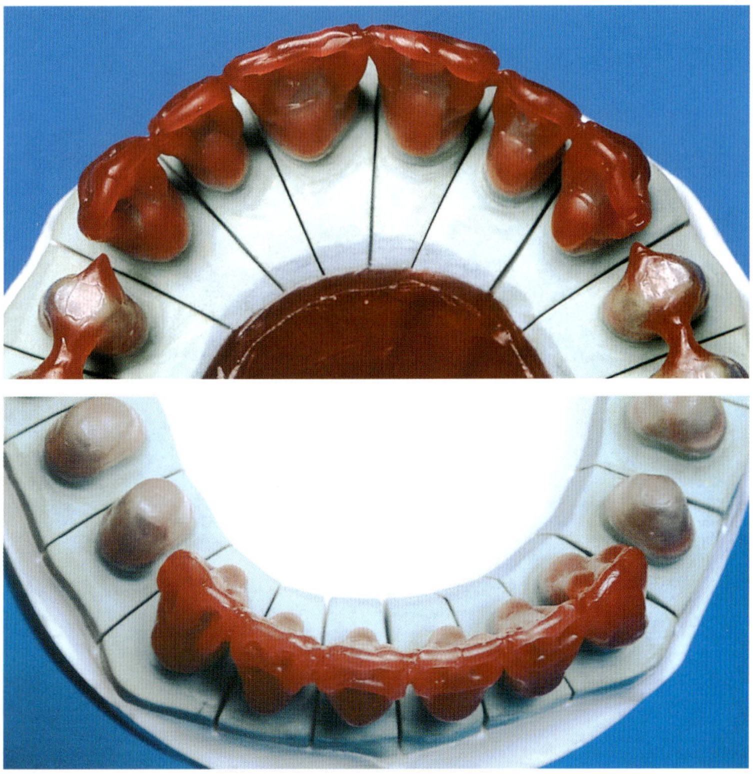

C : 주요 골격을 부여한 상하악 전치부.
이 단계에서 치아의 형태적 특징이 완성되므로 전체적인 순측·설측의 외형, 치열에서 위치 관계, 교합 관계, 상악 전치의 피개 정도, 개폐구 시 상하 입술의 접촉 정도, smile line의 관계를 확인한 후에 골격 사이를 채우는 작업에 들어간다.

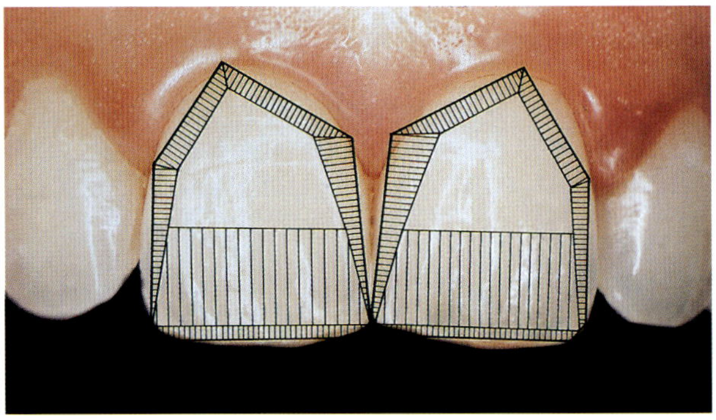

① 부위마다 각도가 다른 상악 전치의 표면 형태.

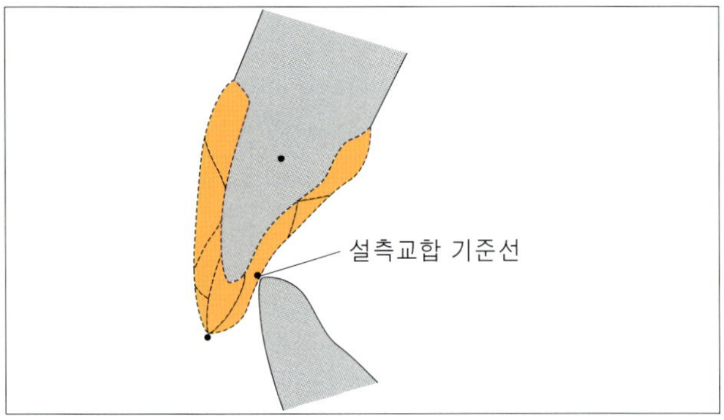

② 상악 전치 변연융선에 설측교합 기준점을 설정. 하악 전치 절단과의 교합관계를 고려해 설정한다.

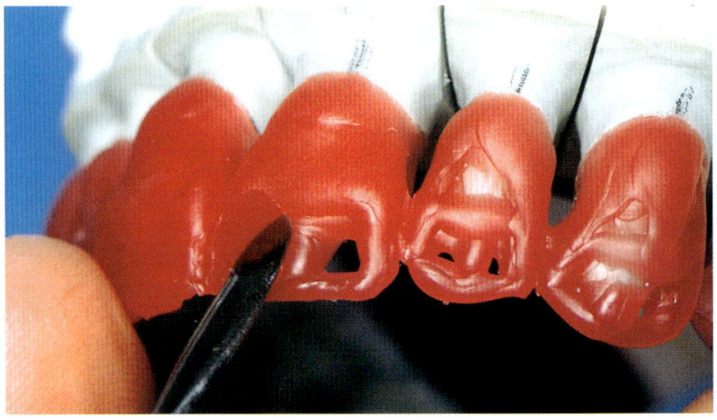

③ 상악 중절치의 순측치경 기준융과 순측중앙 기준융 그리고 절단 기준융과 중앙 기준융 사이를 2회에 걸쳐 메우고 '면'을 만든다.

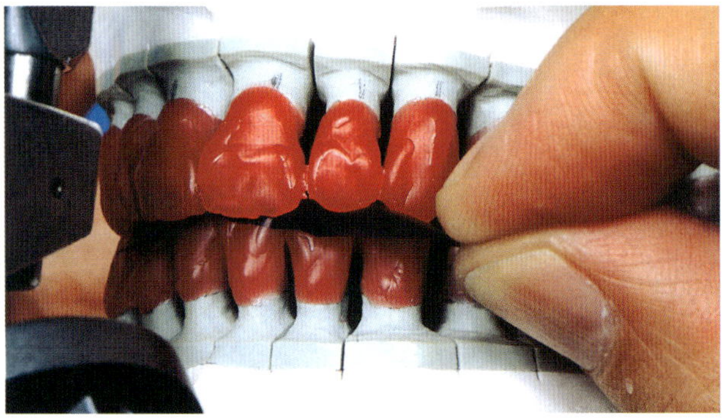

④ 골격과 기준융을 메워 순측 '면'이 구성되었다. 이때 하악 전치 절단이 상악 전치 변연융선상에 접촉하는(또는 향하는) 곳을 가능한 한 선명하게 표시한다.

D. 전치부 순측의 골격 사이를 메우는 작업.

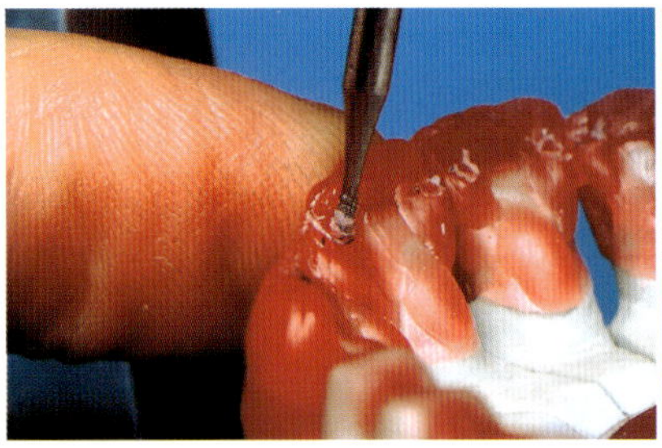

① 하악 전치 절단이 상악 전치 변연융선에 접촉하는(또는 향하는) 곳에 직경 0.8~1.0mm 피셔버 또는 라운드버로 치형에 닿지 않을 만큼 적절한 깊이로 구멍을 만든다(견치의 근심부 변연융선에 표시한 점에서 측절치, 중절치, 반대측 순으로 진행한다).

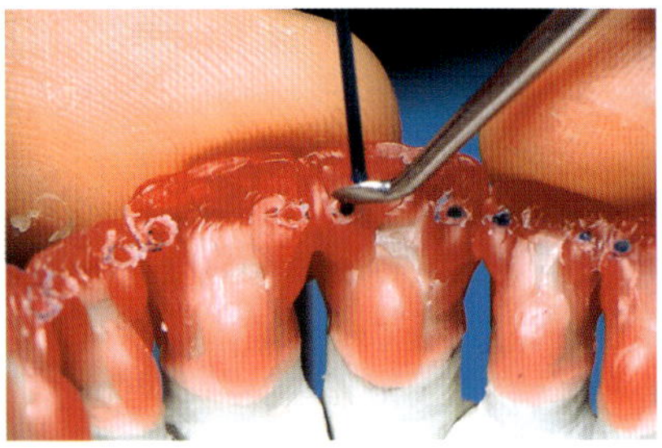

② ①에서 뚫은 구멍에 직경 0.7mm의 wax rod를 세운다. 이렇게 하면 상하악 전치의 교합접촉위치(하악위 centric position)를 확실하게 기록할 수 있다.

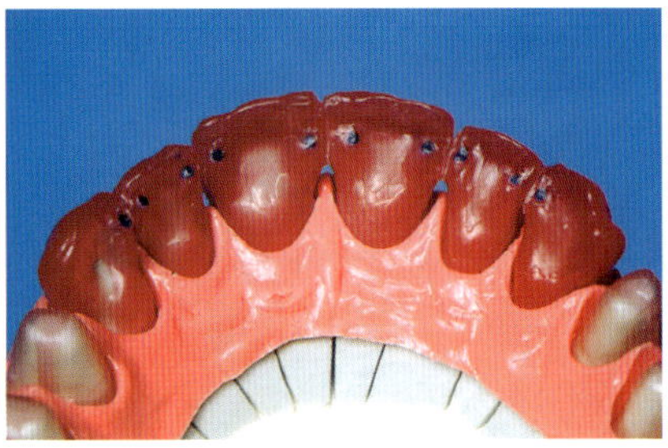

③ Wax rod를 세운 후에 각 인접의 형태를 완성한다. 소프트 검모형을 참고해 치은과 연결부를 조정한다.

E : 전치부 설면 형태의 부여.

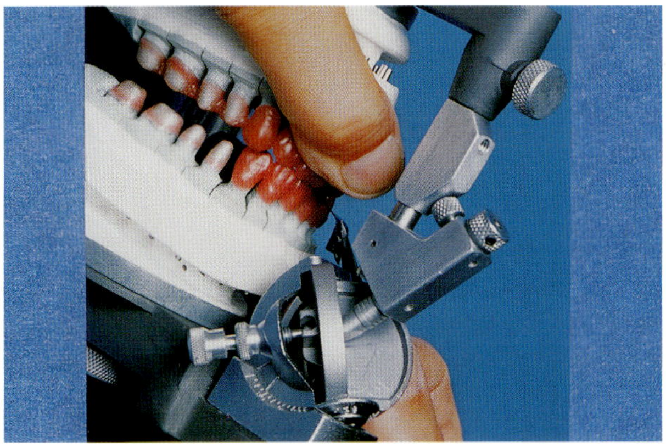

① 전방 운동 시 접촉 활주 관계를 콘텍 리본으로 확인한다.

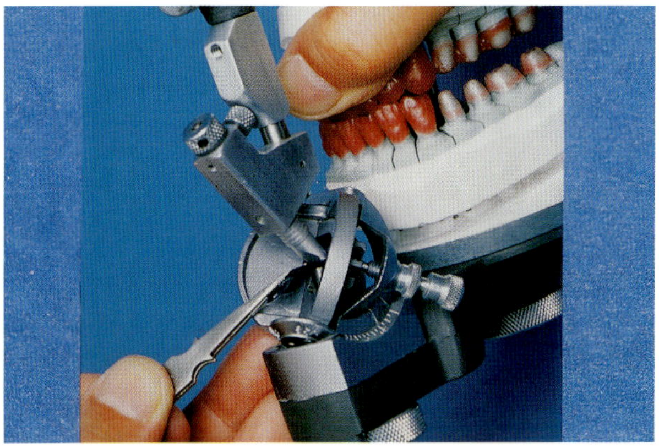

② 전방 운동의 anterior guidance를 조정한 후 전방측방 운동을 해 대합관계를 확인·조정한다. 교합기에 transfer한 provisional restoration에서 얻은 정보를 참고해 planning wax up을 진행한다.

F : Anterior guidance의 설정.

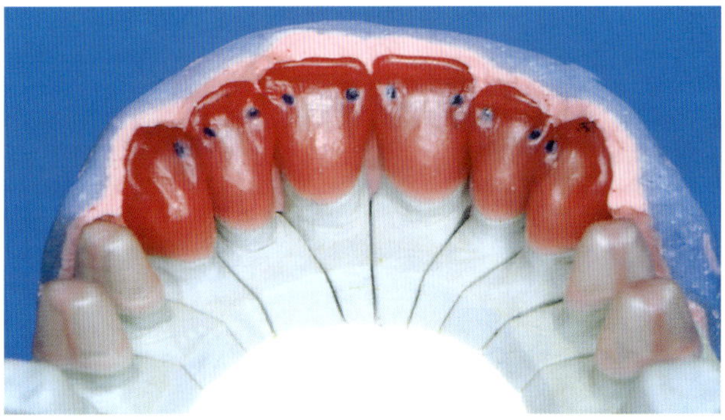

① 상하악 전치의 anterior guidance를 설정한 후 최종 치관 형태를 완성해 간다. 이 시점에서 상악 전치부, 하악 전치부에 대해 순측에서 절단 및 치경부에 걸쳐 실리콘 코어를 채득한다.

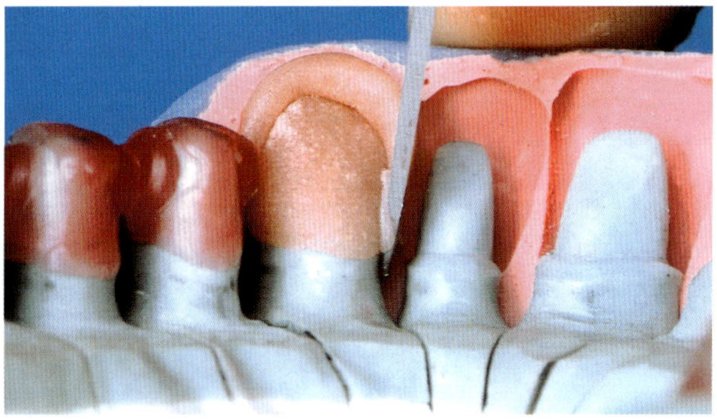

② 즉시중합 레진으로 견치 coping을 제작하고 레진을 추가한 후 실리콘 코어에 압접하면 순측면 형태를 얻을 수 있다.

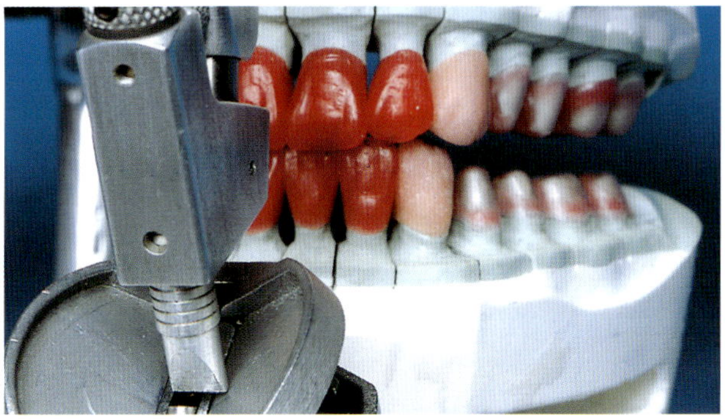

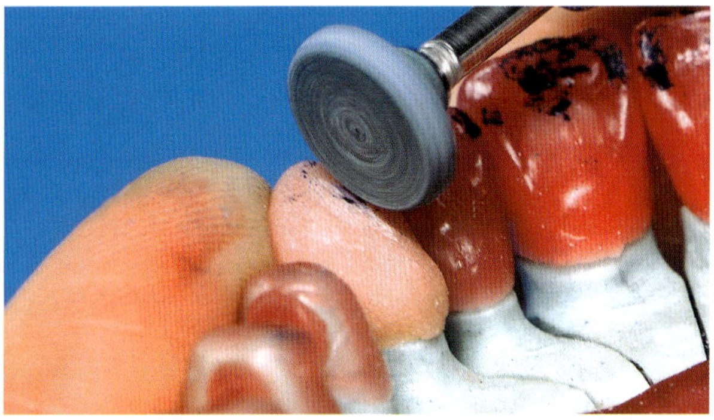

③, ④ 레진 견치의 완성. 반대측도 똑같이 제작하고 4개 완성한다. 상악 레진 견치의 내사면은 anterior guidance table 위에 표시된 anterior guidance의 기록에 준해서 조정한다.

G : 레진 견치의 제작. 실리콘 코어를 사용해 wax up에서 얻은 상하악 4견치의 형태를 레진으로 교체한다. 이렇게 하면 vertical stop을 얻을 수 있고 측방 운동 시에도 강도를 보장할 수 있고 상하악 크라운의 anterior guidance를 안정적으로 얻을 수 있다.

■ 구치부 wax up

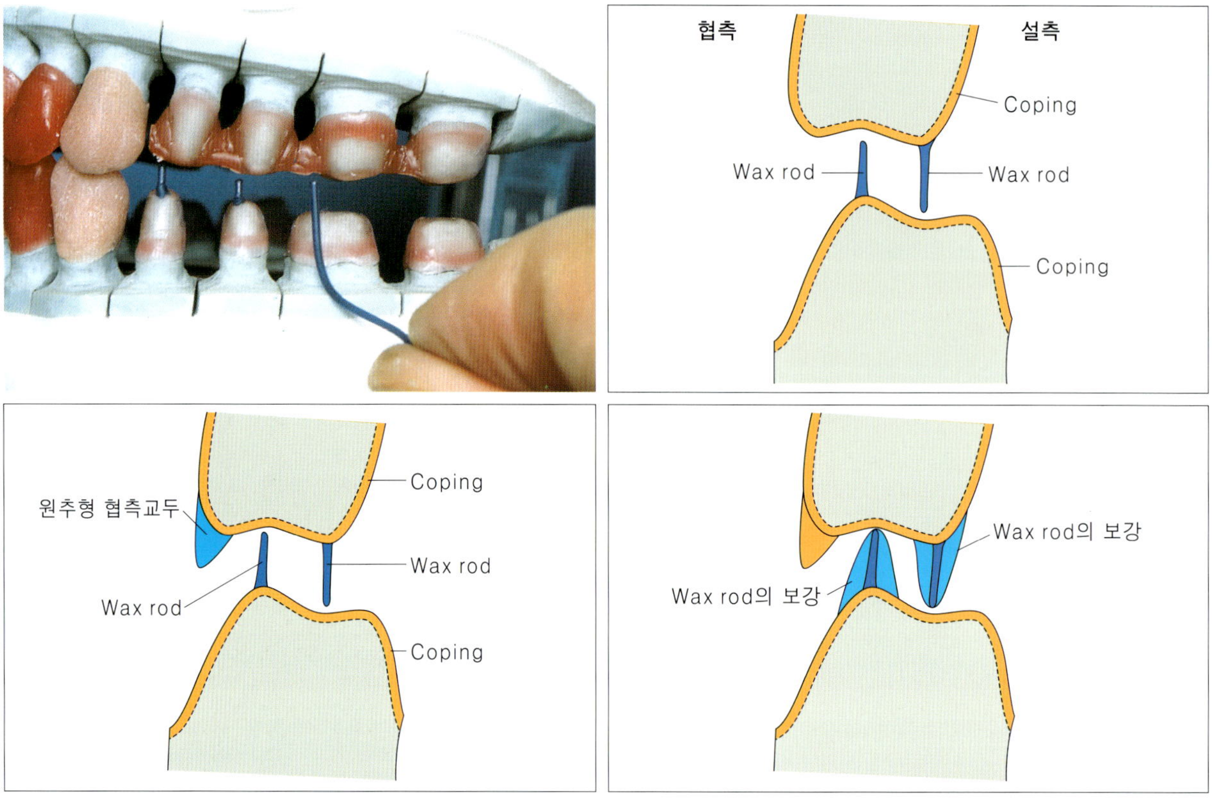

H : 교두에 wax rod를 세우는 순서. 시트 왁스에 제작한 코핑 위에 교두와 와의 관계를 부여하고 골격을 형성한다. 먼저 교두정을 결정하고 이것을 교합 기준점으로 정한다. 교두정은 직경 0.7mm의 가는 wax rod로 제작하는데, 이후에는 인레이 왁스를 사용해 원추형으로 축성해 보강한다.

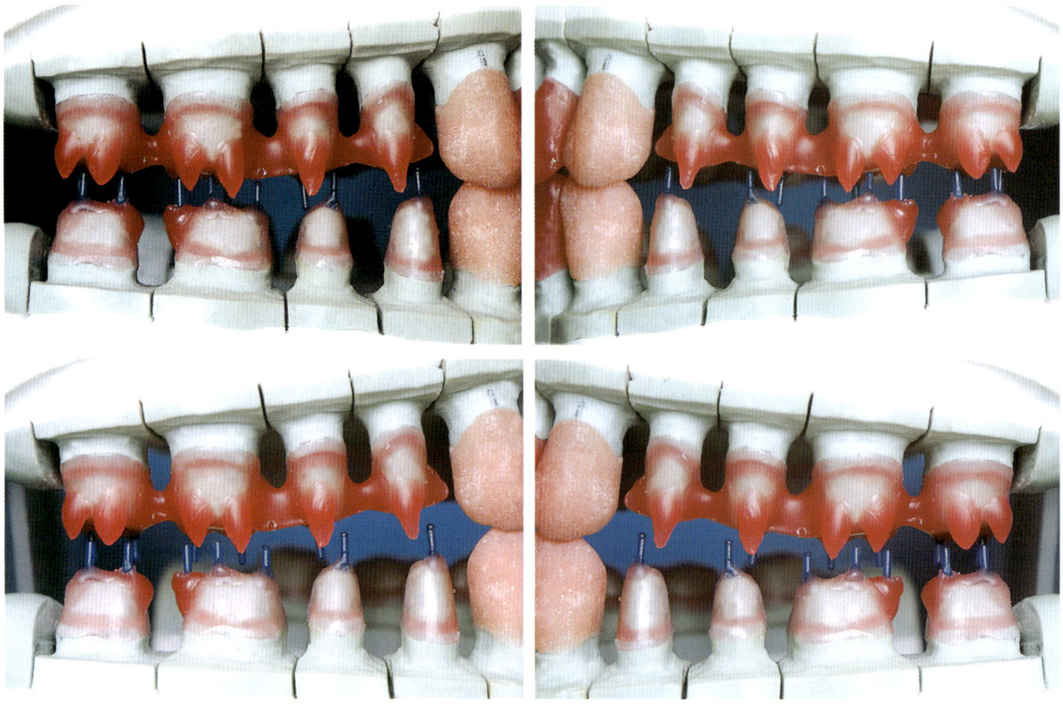

①, ② 센트릭에서 상악 협측교두와 상하악 wax rod의 위치 관계.

③, ④ 동일. 측방 운동 시 위치 관계.

I : 상악 구치의 협측교두는 왁스를 사용해 콘 형태로 축성하고 하악은 wax rod를 각 교두에 식립한 상태. 상하 구치의 협측교두는 왁스를 사용해 콘 형태로 축성하고 교합기상에 운동시켜 centric 상태(①, ②)와 측방 운동(③, ④) 시 crown contour(기능적 교합면 형태)의 목표를 정한다.

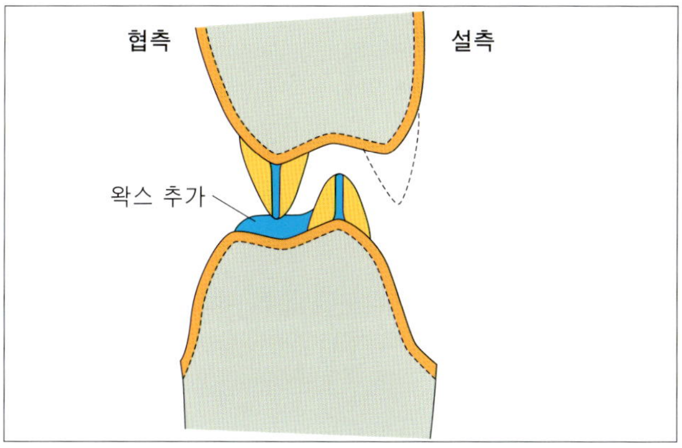

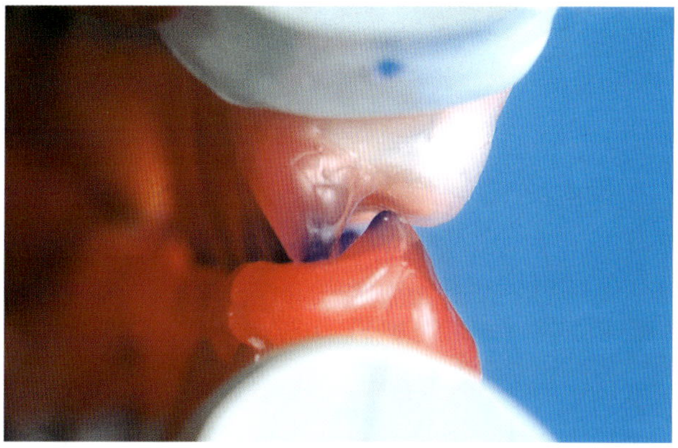

①, ② 교합압이 치아의 장축을 향하도록 교두와 와의 관계. '힘' 을 적절하게 조절한다.

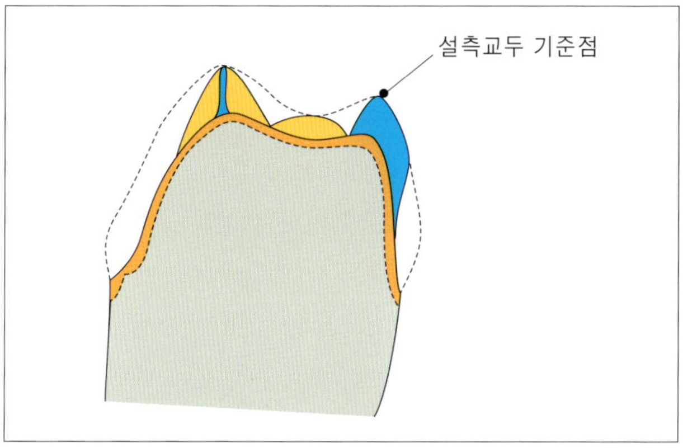

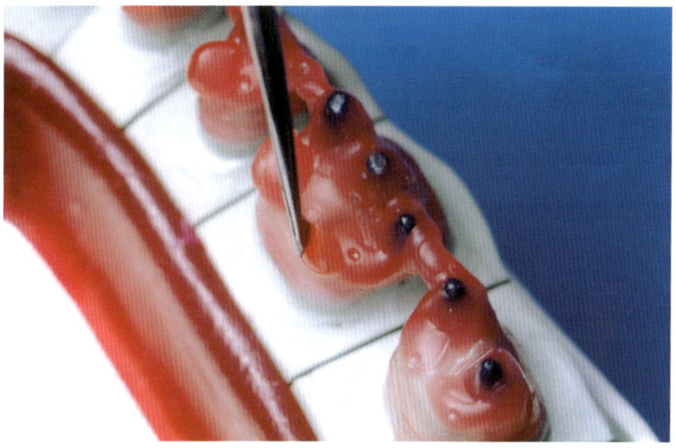

③, ④ Wax rod로 계획한 상악 구치의 설측교두정(occlusal peak)을 하악 구치의 중앙와 부근에 표시하고 대구치의 설측교두를 콘 형태로 형성한다.

J : 대구치 설측교두의 형성.

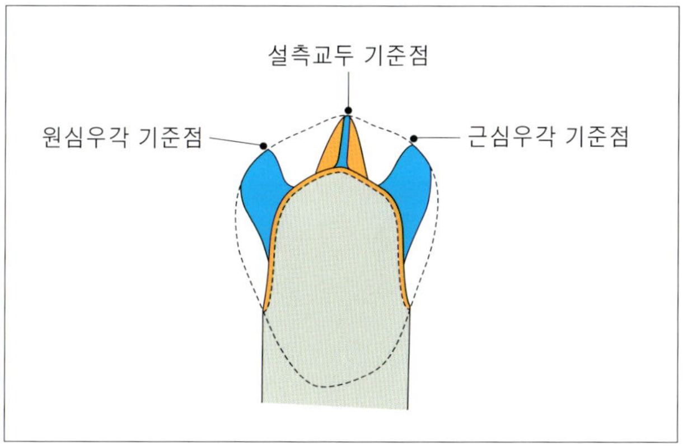

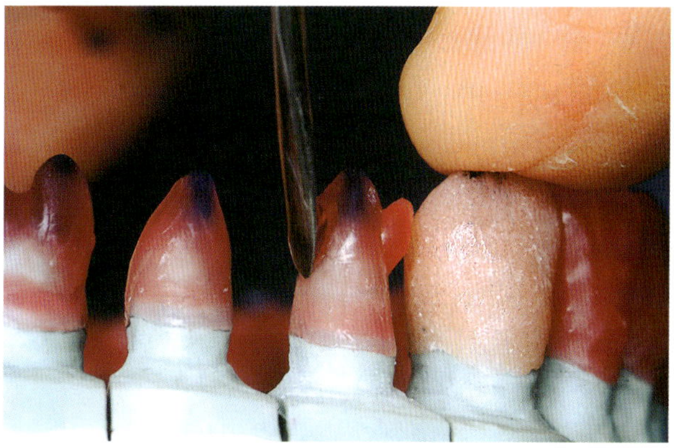

K : 소구치 근원심우각 기준점의 설정.

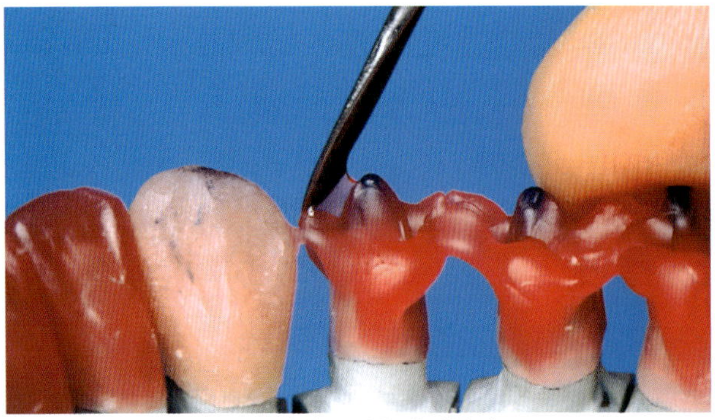

① 근심절연 골격을 축성한다.

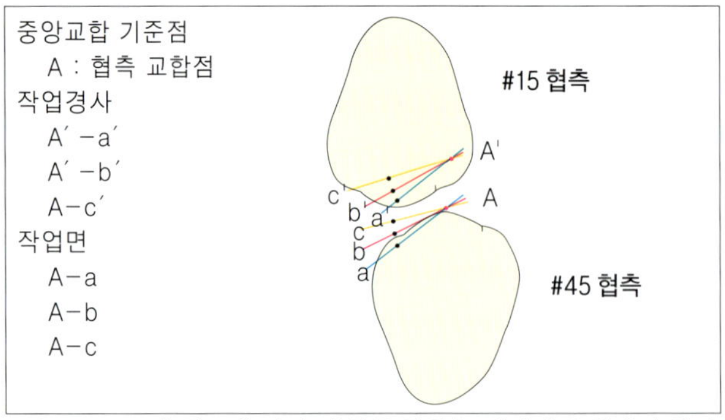

② a, b, c의 각도에 따라 대합치 작업측 내사면의 관계가 달라진다.

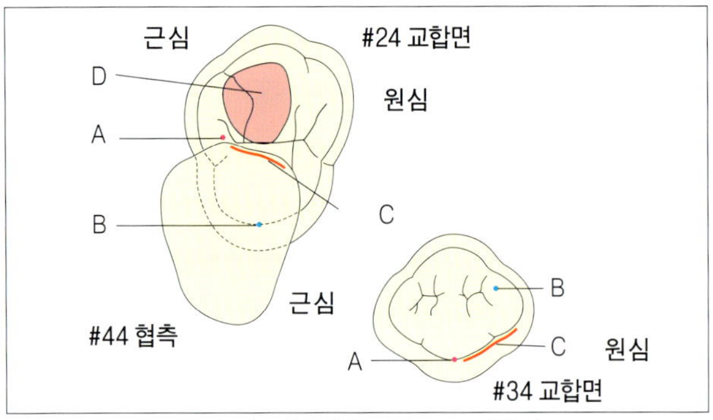

③ 작업면(붉은 선)을 선으로 표시한다.

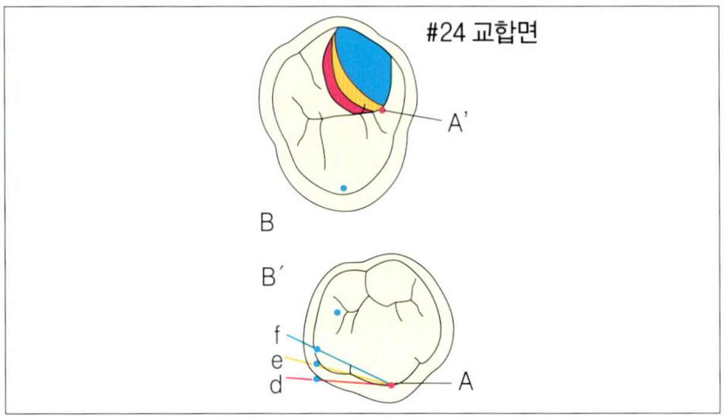

④ d, e, f 각도의 차이는 기능운동 시 접근 접촉과 관련이 있다.

L : 소구치의 기준융을 부여한다.

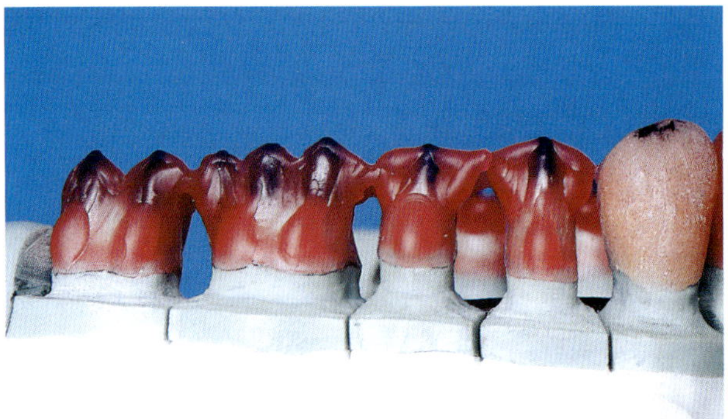

① 기본 골격이 완성되었다.

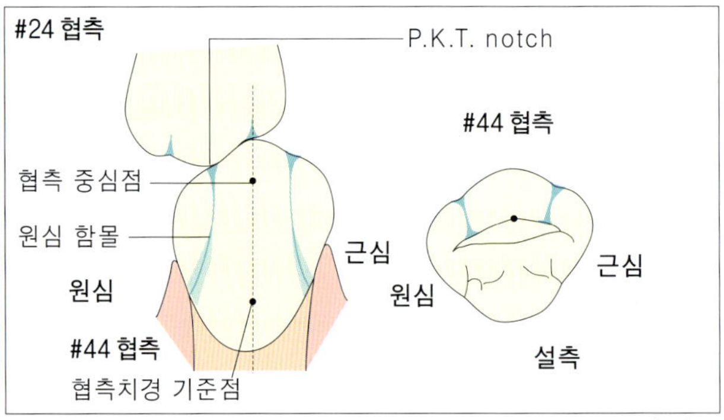

② 교두정과 치근 중앙의 관계, transitional line angle과 치근 측면의 연결.

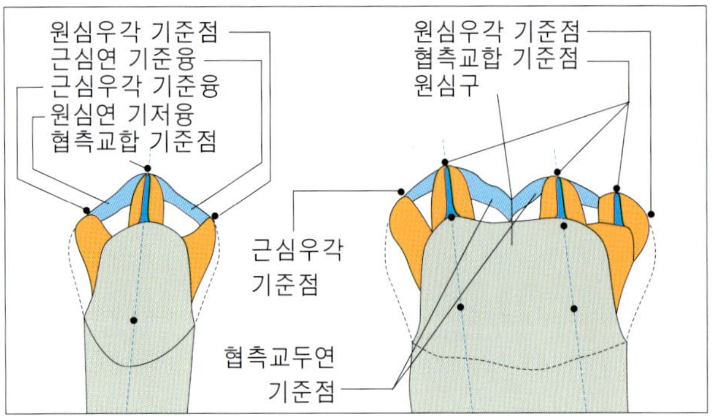

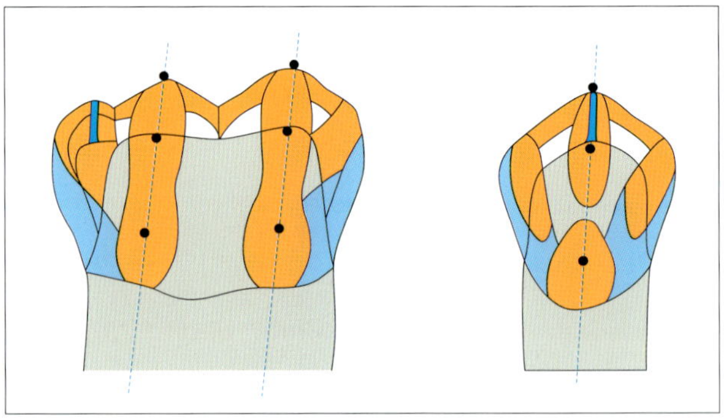

③, ④ 점으로 표시한 peak(기준점)를 항상 의식하며 골격을 부여한다(오렌지 영역 : 골격이 완성된 곳, 파란 영역 : 앞으로 골격을 부여할 곳).

M : 소구치에서 대구치로 이어지는 형태.

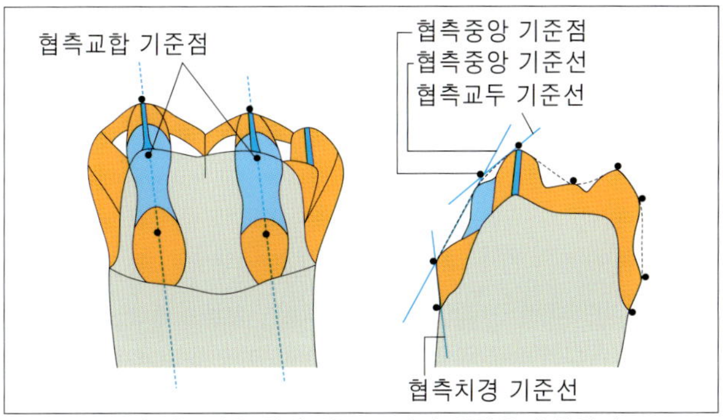

① 중앙 기준점을 향해 앞으로 파란 영역을 축성한다.

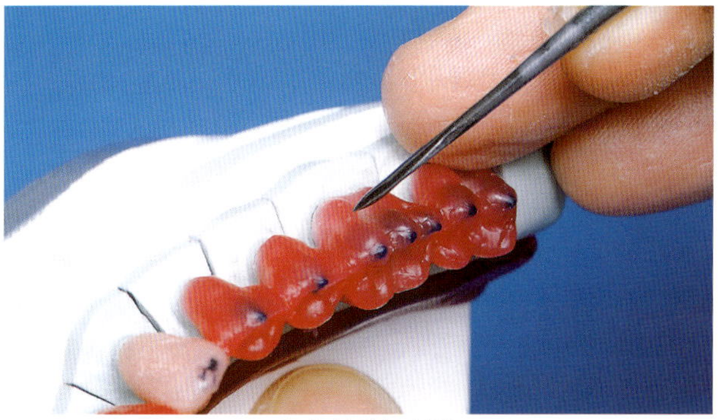

② 축성하는 영역.

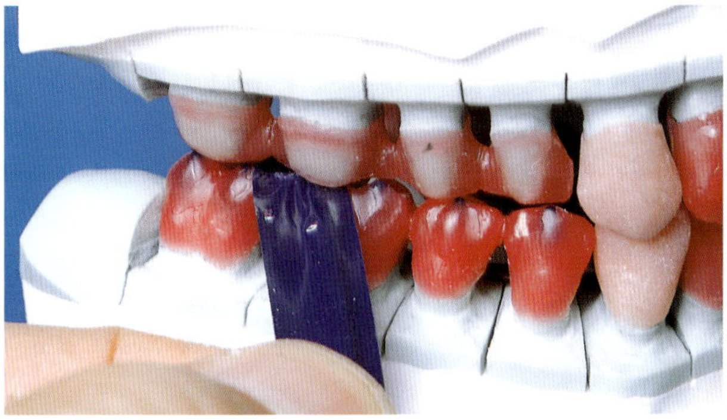

③ Centric에서 상악 설측의 교두정을 기록.

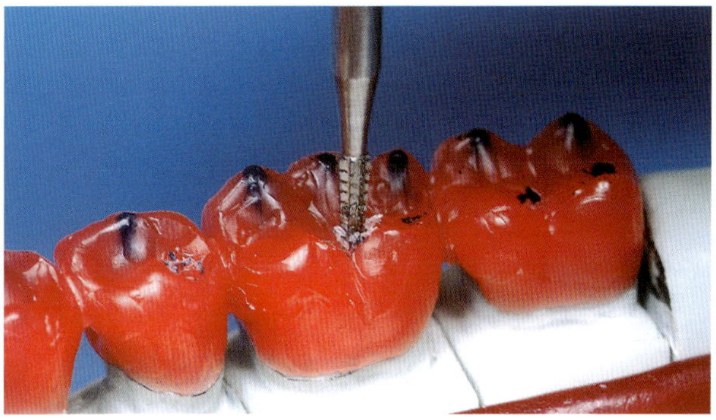

④ 기록한 부분에 직경 0.8~1.0mm의 버로 구멍을 뚫는다.

N : Three plane concept에 준하는 골격기법의 wax up.

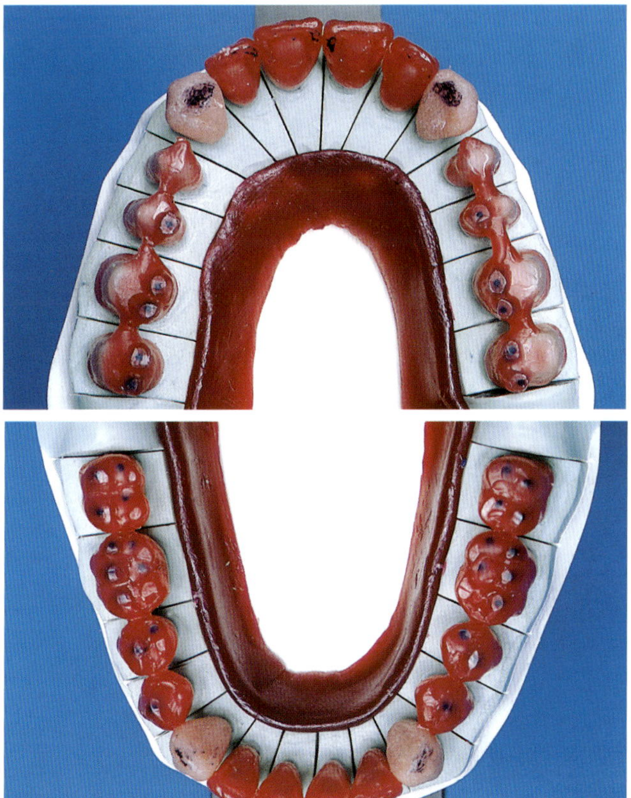

O : 상하악 planning wax up과 레진 견치. 상악 구치부에서는 설측교두만 남긴 상태. 교합 기준점과 치관의 개략적인 형태를 얻을 수 있다.

6 지대치 형성의 Point Crown Preparation

보통 수복 치료에서는 기공실에서 최종 수복 장치를 제작하는데, 구강 내에서 수복 장치가 오랫동안 기능할 수 있는 토대와 환경을 만드는 것은 당연히 진료실의 책임이다. 그중에서도 지대치 형성은 그 후에 제작하는 수복 장치의 형태를 규정한다.

즉 지대치의 형태가 수복 장치의 형태를 규정하고 수복 장치의 형태는 기능, 생물학적 문제, 구조역학적 문제, 심미적 문제를 규정한다. 따라서 치과의사는 이러한 내용을 충분히 고려해 지대치를 형성해야 하며 치과기공사는 지대치 형태만 보고도 수복 장치의 형태를 이미지할 수 있어야 한다.

이번에는 생물학적 치관 수복 장치의 토대가 되는 구치부와 전치부의 지대치 형성-수복 장치 형태에 직결되는 지대치 형태의 정돈법-을 소개한다. 전치부·구치부의 지대치는

- Undercut이 없다
- 치아 외형과 유사하다
- 충분한 유지, 저항 형태를 갖는다

이런 형태로 형성하는 것이 기본이다.

■ 구치부 지대치 형성

구치부의 지대치 형성은 기능측·비기능측 모두 축면은 3면 형성, 인접면은 1면 형성, 교합면은 2면 + 구 형성이 된다. 모든 면은 자연스럽게 연결하고 응력의 집중을 피한다.

① 협설측 축면의 형성(A, B, C)

협설측 축면은 기능측·비기능측 모두 3면 형성을 기본으로 한다. 면은 자연스럽게 연결한다.

제1면……치은측 부근의 제1면은 기능측·비기능측 모두 치아의 장축 방향과 taper형 버의 중심축이 평행해지도록 형성한다.

제2면……기능측·비기능측 모두 치아의 중앙부에 치아의 해부학적 풍융을 따라 형성한다. Contour guide line과 평행하다.

제3면……기능측에서는 교합면 부근 1/3에 크라운의 저항 형태를 확보하기 위해 인공적으로 내측경사를 부여한다. 비기능측에서는 치아의 해부학적 풍융을 따라 형성한다.

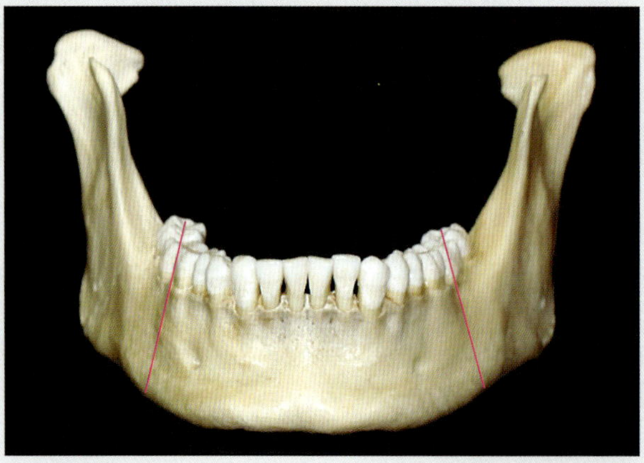

(사진 제공 井出吉信)

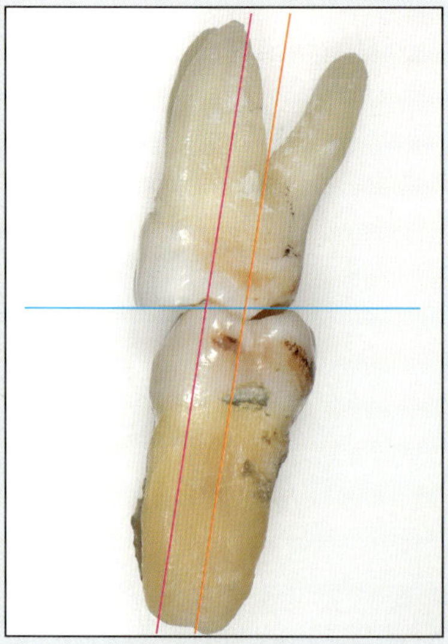

A, B : 구치부의 치아 장축 방향과 제1면.

구치부에서 치아의 장축 방향은 수평면보다 안쪽으로 경사져 있다. 하악골체의 방향도 똑같이 안쪽으로 경사져 있다. 이렇게 상악의 기능측 교두는 하악의 중심와를, 하악의 기능측 교두는 상악의 중심와를 향하고 교합력에 가장 크게 저항한다. 내측으로 경사진 장축의 방향이 구치부의 제1면과 거의 평행해지도록 의식하는 것이 중요하다.

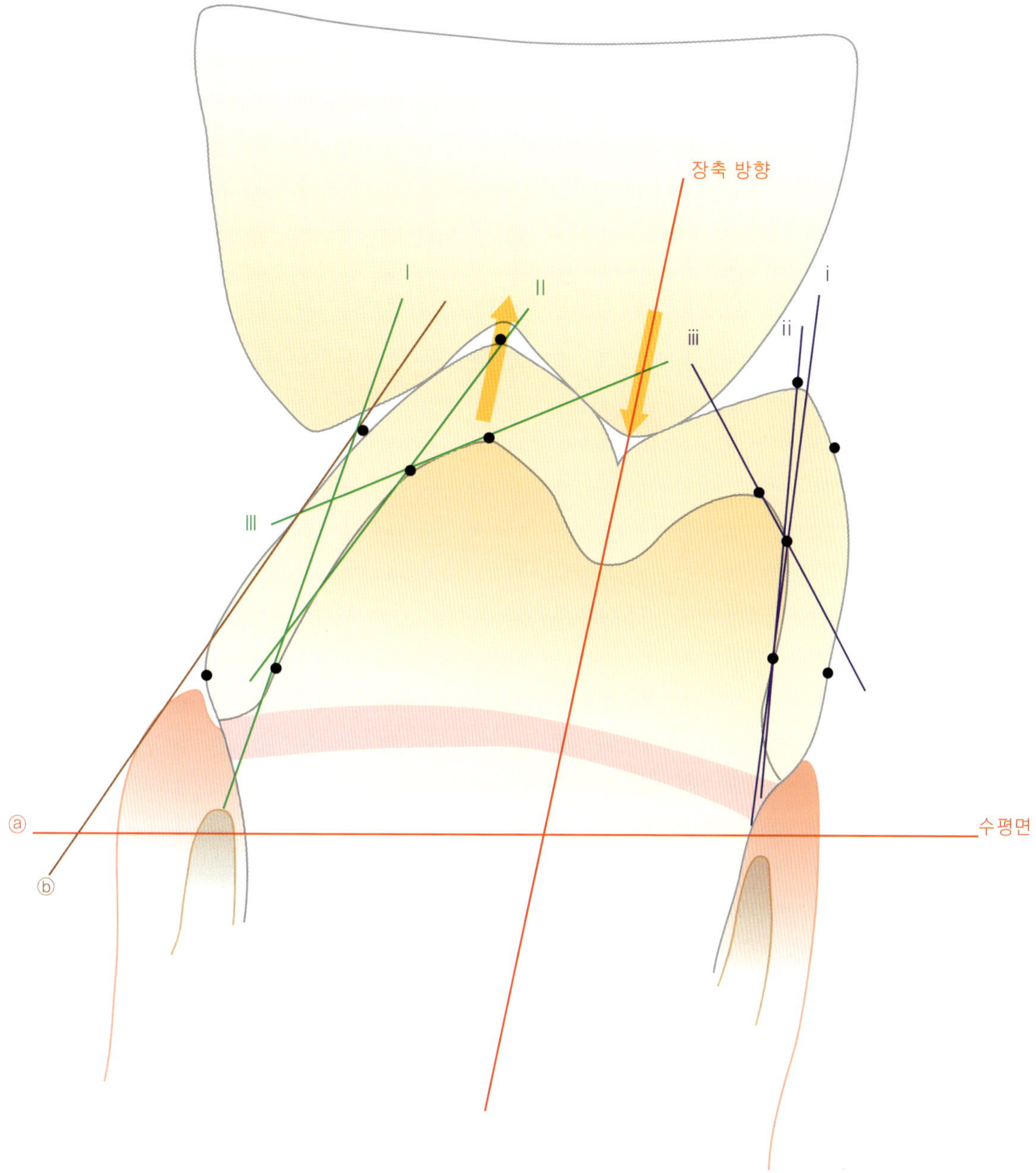

기본사항

a : 수평면. 치아의 장축 방향은 수평면보다 안쪽으로 경사져 있다.

b : Contour guide line과 협측 제2면은 거의 평행하다.

협측면

협측 제1면(Ⅰ) : 버의 센터가 치아의 장축 방향과 평행해지고 설측 제1면과 합해 6° 이내의 taper를 이룬다.

협측 제2면(Ⅱ) : 치아의 해부학적 외형과 비슷하게 형성한다. 치관측 부근의 치은과 각도가 거의 평행하다(contour guide line).

협측 제3면(Ⅲ) : 크라운의 저항성을 달성하기 위해 인공적으로 내사면을 부여한다.

설측면

설측 제1면(ⅰ) : 버의 센터가 치아의 장축 방향과 평행해지고 협측 제1면과 합해 6° 이내의 taper를 이룬다.

설측 제2면(ⅱ) : 치아의 해부학적 외형과 유사하다.

설측 제3면(ⅲ) : 치아의 해부학적 외형과 유사하다(치종에 따라 부여하지 않기도 한다).

C : 구치(하악 제1대구치)의 협설측 축면의 지대치 형성 기준.

협설측 축면 제1면 형성

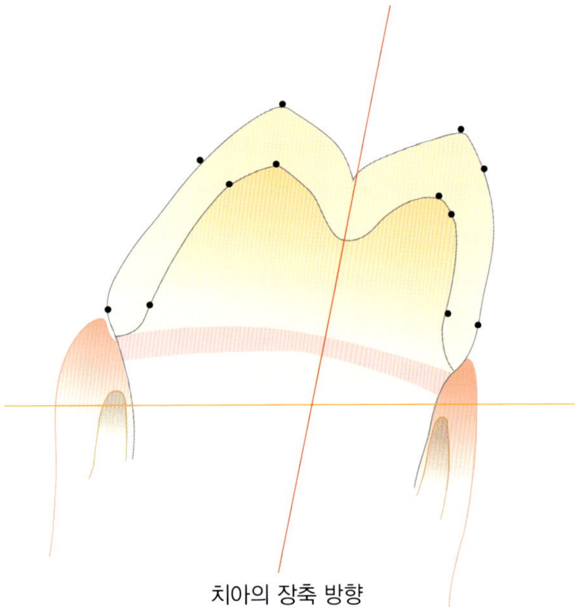

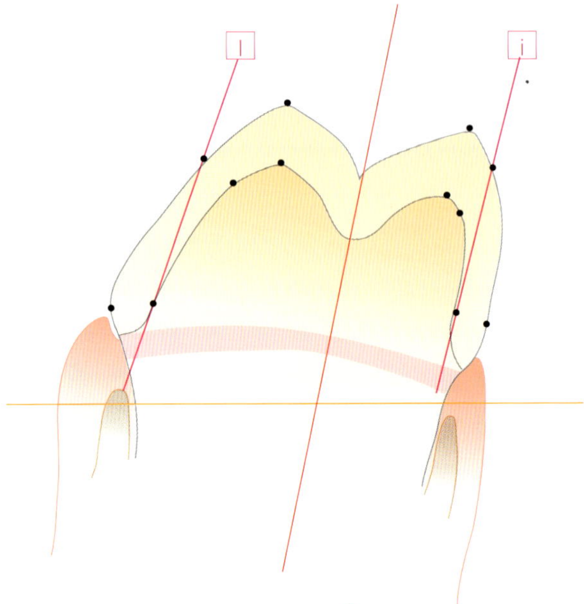

l
치아의 장축 방향과 버가 평행하다. 설측 제1면과 합해 6° 이내의 taper를 이룬다.

i
치아의 장축 방향과 버가 평행하다. 설측 제1면과 합해 6° 이내의 taper를 이룬다.

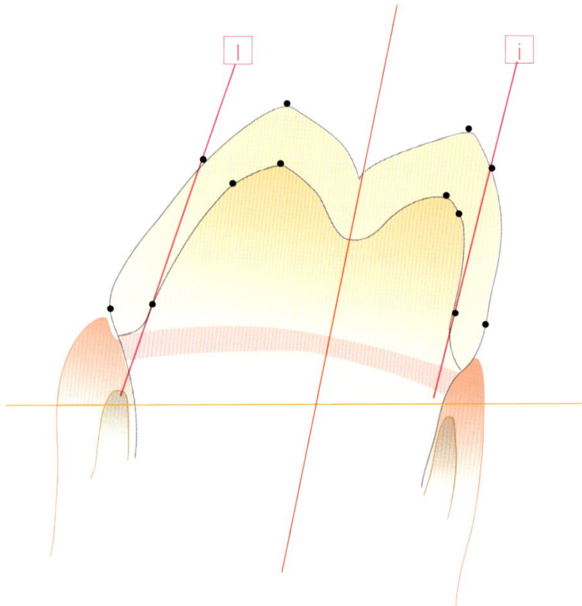

D : 구치(하악 제1대구치) 협설측 축면의 지대치 형성 순서. *(계속)*

협설측 축면 제2면 형성

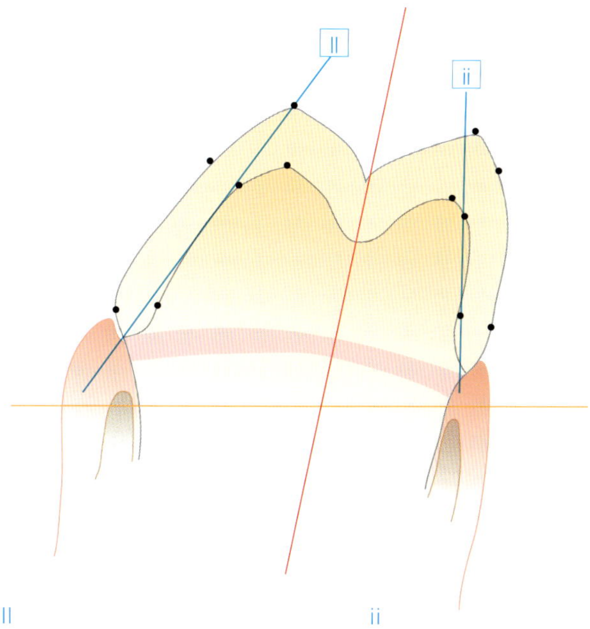

II
치아의 해부학적 외형과 풍융을 따른다. 치관측 부근의 치은과 각도가 거의 평행하다 (=contour guide line).

ii
치아의 해부학적 외형과 풍융을 따른다.

협설측 축면 제3면 형성

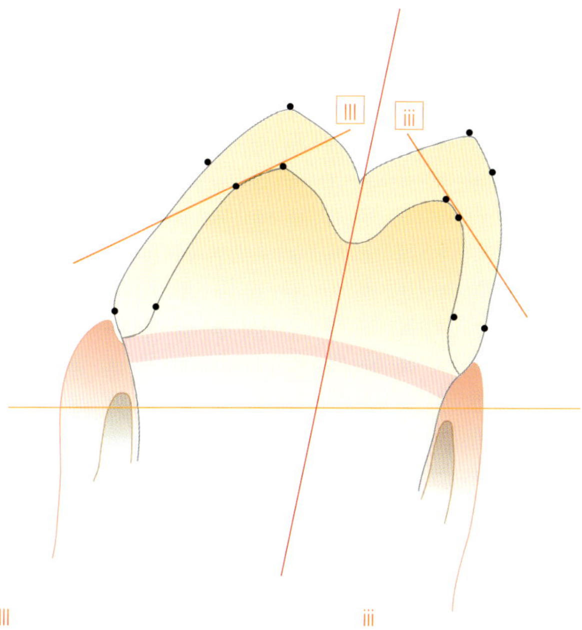

III
크라운의 저항성을 확보하기 위해 인공적으로 내사면을 부여한다.

iii
치아의 해부학적 외형과 풍융을 따른다 (치종에 따라 부여하지 않는다)

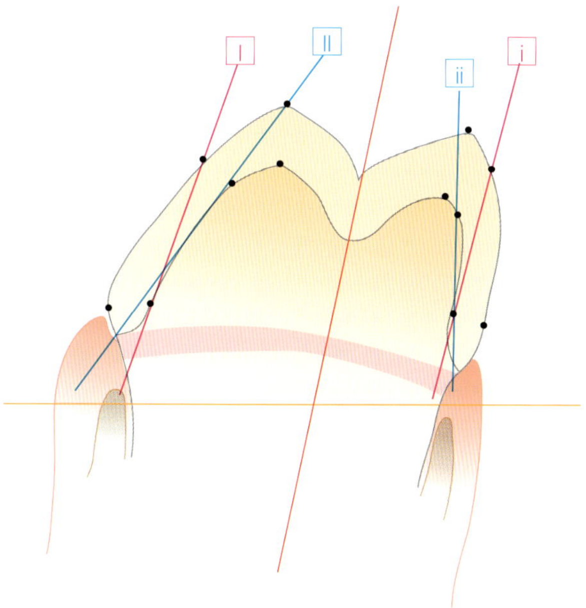

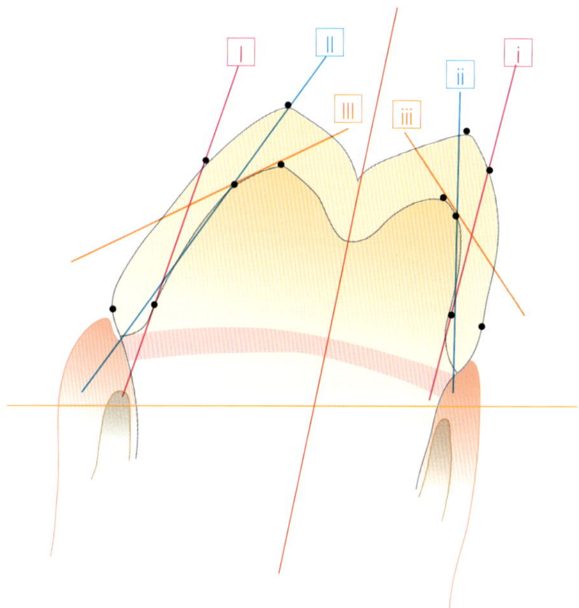

D : *(계속)* 구치(하악 제1대구치) 협설측 축면의 지대치 형성 순서.

② **교합면의 형성(E, H)**

구치의 교합면은 교두와 와의 위치가 명확하고 교두간섭을 일으키지 않고 안정적인 centric stop을 확보할 수 있는 형태가 되어야 한다. 따라서 지대치 형성 시 작업 point는

- 교합면의 충분한 삭제가 필요하고 수복 장치의 종류에 따라 reduction양을 결정한다.
- 융선과 유사한 2면 형성을 한다.
- 교합면 제2면을 수평에 가깝게 삭제해 편심위에서 교두간섭을 방지한다. 중심와에서는 치수에서 떨어져 있어 특히 깊은 구(NY groove)를 형성하고 안정적인 3점 접촉을 만든다. 또한 하악 소구치에서는 비기능측 교두의 삭제량이 부족할 수 있으므로 진단내용을 확인한 후 삭제한다.

③ **인접면의 형성(F, H)**

인접면은 1면 형성하고 이 면은 협설측 축면 제1면과 평행하다. 따라서 협설측 축면의 제2면·제3면은 인접면까지 연장하지 않는다.

구치의 인접면은 협·설축면, 제1면과 평행을 이루고 최대의 유지력을 발휘한다.

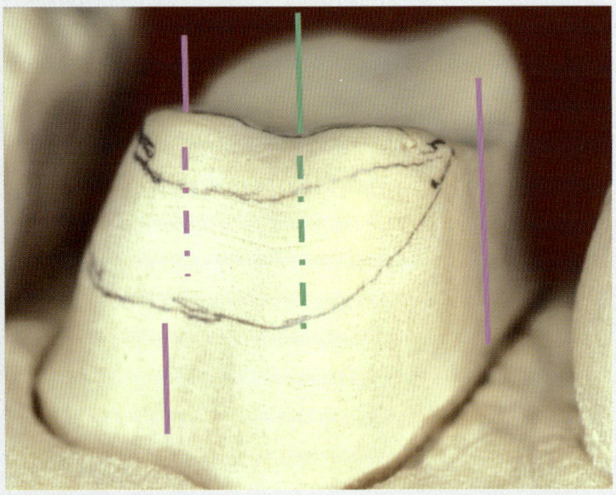

F : 구치부 인접면의 지대치 형성. 인접면은 1면 형성이고 협설측 축면 제1면과 평행하다. 제2면, 제3면은 우각부를 넘는 범위까지이다. 마진의 위치는 기능적 조건이 허용하면 치은연상에 설정하는 것이 이상적이다. 불규칙하지 않고 연속성을 가지면서 자연스럽게 연결하듯이 형성한다.

④ **Finishing line의 형성(G, H)**

가능하다면 마진은 치은연상에 설정하는 것이 이상적이다. 연속성을 가지고 자연스럽게 선을 그린다.

치은구 범위 내에서 gingival scallop의 형태를 따라 형성하고 biologic width를 침습하지 않도록 하는 것이 중요하다.

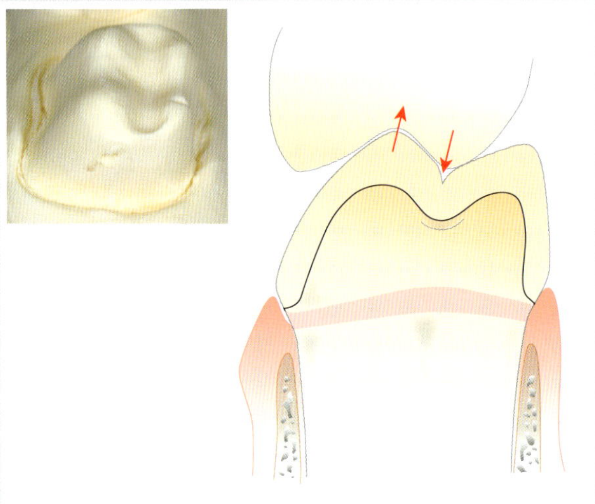

E : 구치부 교합면의 지대치 형성. '충분한 삭제', '융선과 유사한 2면 형성', '중심와에 NY groove 형성'을 통해 보다 안정적인 centric stop을 완성한다.

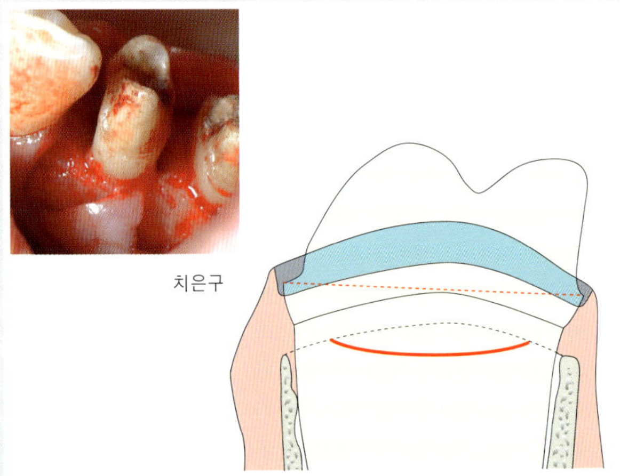

G : Finishing line의 형성. 마진의 위치는 치은연상에 설정하는 것이 이상적이고 gingival scallop의 형태를 따라 형성한다. Biologic width를 침습하지 않고 gingival scallop 형태를 따라 형성한다. 만약 우측 그림처럼 인접면부에 점선으로 형성하면 biologic width를 침습한 부위에서는, 생체가 그에 부응하듯이, 좌측 그림처럼 col 형태의 골결손이 발생하기도 한다. Finishing line은 치은구보다 상부에 설정하는데, 치은연하에 배치하면 건강한 gingival scallop의 외형을 지점으로 그곳을 따라 형성하고 biologic width을 침습하지 않도록 하는 것이 원칙이다.

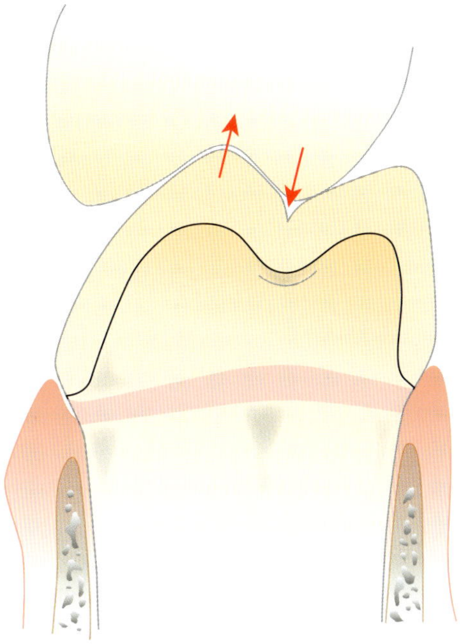

＊ 협설측 축면

- 치아의 장축 방향은 안쪽으로 경사져 있다.
- 축면 제1면을 수직으로 형성하기 좋게, 예를 들어 기능측 축면 제2면은 삭제량이 부족해지기 쉽고 결과적으로 교두정은 바깥쪽에 위치한다. 그로 인해 교합면의 폭이 큰 크라운을 제작한다. 또한 비기능측에서는 제1면의 삭제가 감소하고 치경부 부근이 over contour되어 플라그가 잘 쌓인다.
- 제2면은 contour guide line의 방향을 따른다.
- 축면 제2면, 제3면과 교합면의 2면으로 교두의 위치가 결정된다.
- 교두는 대합치의 와를 향하고 대합치의 교두는 지대치의 중심와(NY groove)를 향한다.
- 마진부 부근은 round end로 완성하고 모든 면을 자연스럽게 연결하면 평평한 면은 힘을 수용하고 둥근 면은 응력의 분산을 담당해 구조역학적으로 안정된다.

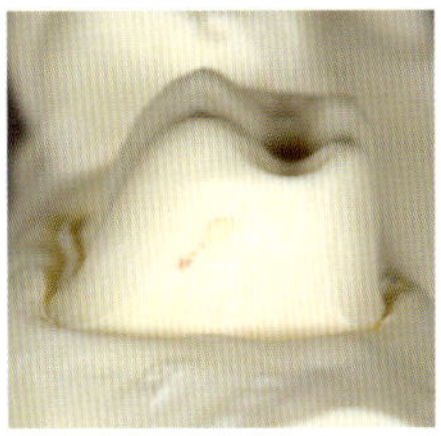

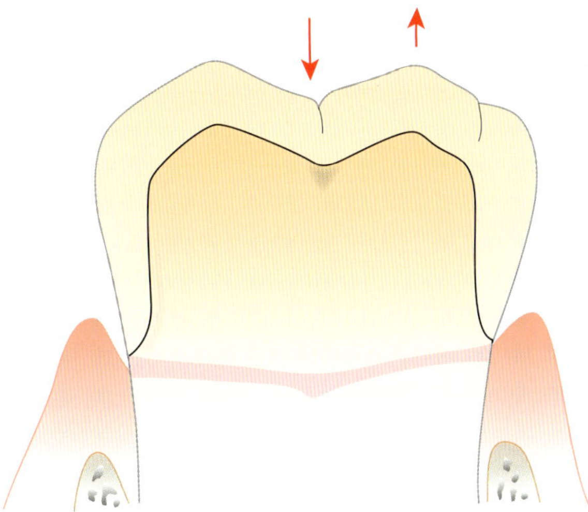

＊ 교합면·인접면

- 인접면은 1면 형성이다. 근원심적 교두의 위치를 명확하게 한다.
- 교두는 와를 향하고 대합치의 교두는 지대치의 와를 향한다.
- 교두정에서 변연부로 이어지는 사면과 협·설면구로 이어지는 사면을 의식한다. 그러면 변연융선의 기능적인 형태를 회복할 수 있다.
- 구조역학적인 취약성을 막기 위해 인접면부에서 마진부를 많이 삭제하지 않도록 한다.

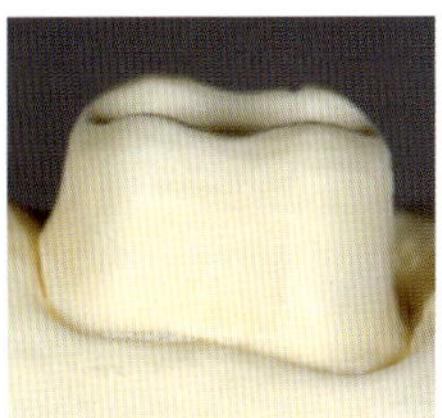

H : 구치부 지대치 형성의 concept.

■ 전치부 지대치 형성

전치부 지대치 형성은 심미성을 고려해 형성한다. 순·설측 축면은 세 면 형성, 인접면은 두 면 형성한다. 모든 면을 자연스럽게 연결하고 응력을 집중시킨다.

① 순설측 축면의 형성(H, I)

순설측 축면은 순측면·설측면 모두 세 면 형성한다.

* 순측 축면의 형성

순측 축면 제1면……치경부 부근의 면이고 치아의 장축 방향과 버의 회전중심을 일치시킨다.

순측 축면 제2면……치아의 중앙부이고 치아의 해부학적 풍융을 따라 형성한다. Contour line angle을 따라 면을 형성한다.

순측 축면 제3면……하악 전치의 순측면과 거의 평행한 절단측 인공적인 내사면. 이 면으로 수복 장치의 심미성을 확보한다.

*설측 축면의 형성

설측 축면 제1면……치경부 부근의 면이고 치아의 장축 방향과 일치한다. 순측 축면 제1면과 평행하게 형성해 유지형태를 최대한 확보한다.

설측 축면 제2면……설면의 해부학적 형태와 유사한 형태가 된다.

설측 축면 제3면……안쪽으로 기울어진 절단부의 해부학적 형태를 따라 내사면을 만든다.

② 인접면의 형성(I)

전치부의 인접면은 두 면 형성한다.

인접면 제1면……순설측 제1면과 평행하게 형성한다. 협·설면과 대항하는 네 개의 제1면으로 최대의 유지력을 얻는다.

인접면 제2면……치관측 1/3에 약 10°의 taper를 부여한다. 이를 통해 특히 심미성을 요구하는 인접면에서 절단측에 대응한다.

③ Finishing line의 형성(J)

Finishing line은 치은 scallop의 외형을 기준으로 정하고 치은구 저부에서 위에 배치한다.

마진의 형태는 심미성을 고려해 대량으로 삭제해 round end shoulder 형성 또는 round end taper 형성한다. (西川義昌)

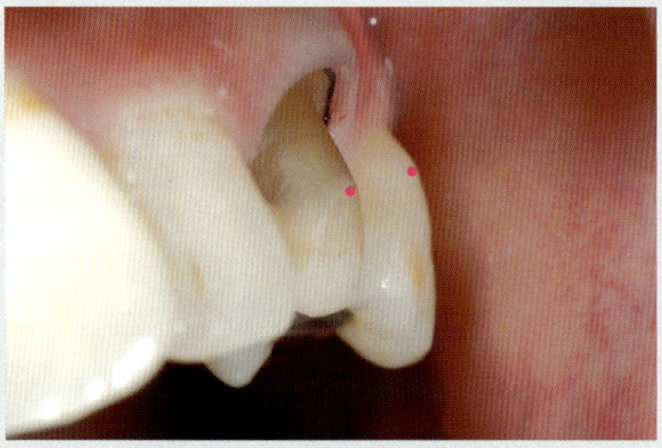

재치료 치아의 형성. 제1면의 길이가 너무 길어 인접치의 cervical peak와 맞지 않는다. 따라서 축면 제2면의 삭제량이 감소한다.

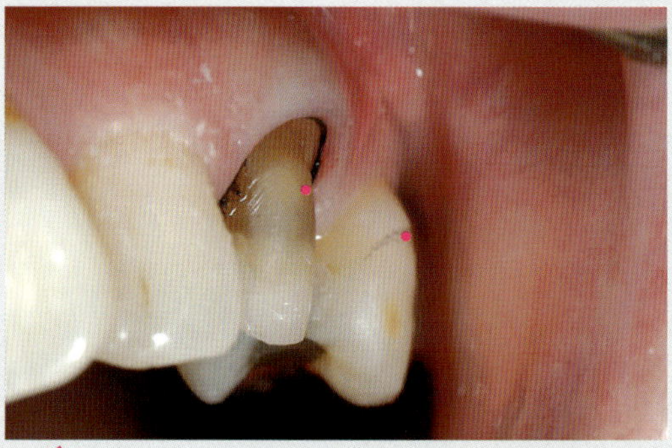

제2면을 수정한 상태. 인접치의 contour guide line과 축면 제2면이 조화를 이루고 충분히 삭제해 기능적인 크라운을 장착할 수 있는 축면형성이 가능해졌다.

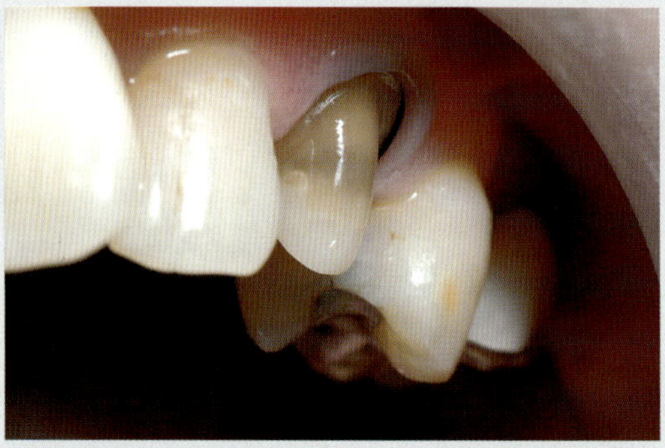

제3면을 형성하고 심미성을 고려했다.

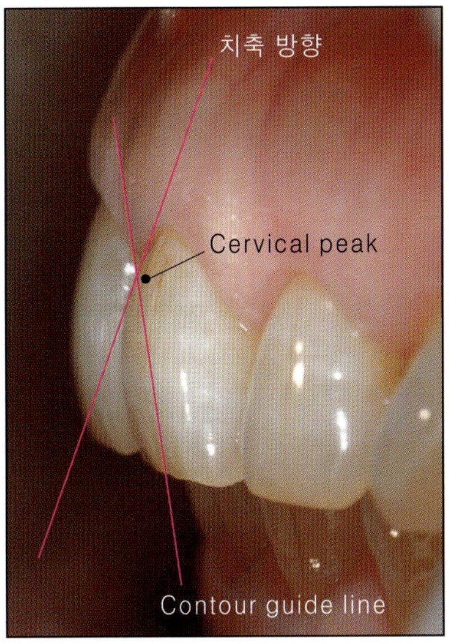

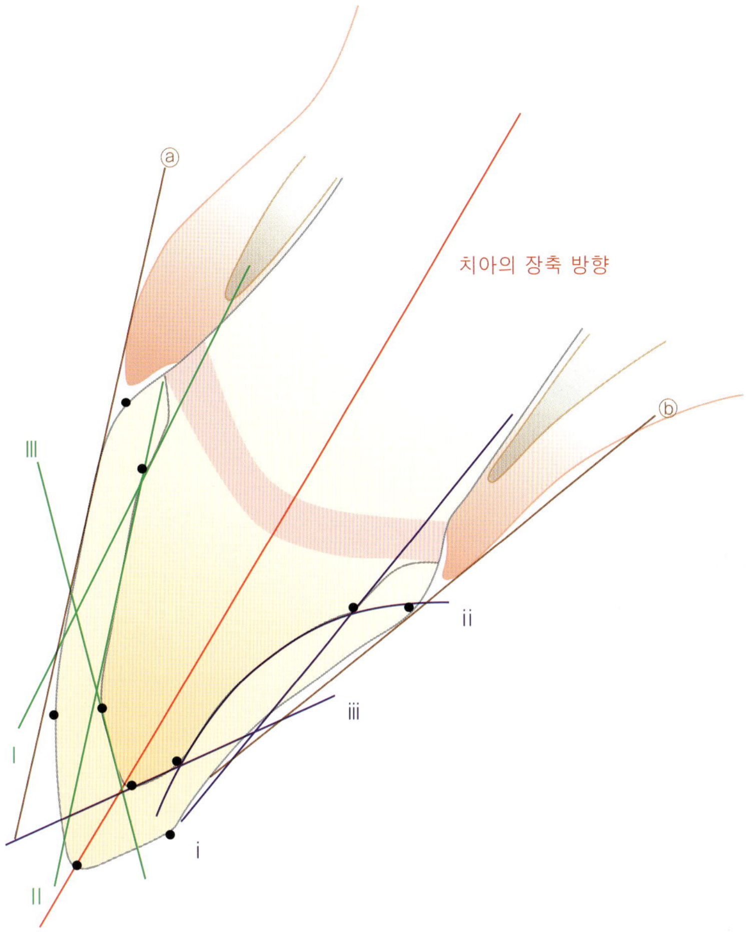

기본사항

a : 순측 치경부 부근의 치은은 상악 중절치의 cervical peak에서 치관측 부근의 순면과 거의 평행하다(contour guide line).

b : 설측 치은과 설면은 호를 이루고 설측 contour guide line이 된다.

c : 순측 치조부 외형은 치아의 장축 방향과 거의 평행하다.

순측면

순측 제1면(I) : 버의 센터가 치아의 장축 방향과 평행하고 설측 제1면(i)과 합해 6° 이내의 taper를 이룬다. I, i과 인접면 제1면에서 최대 유지력을 발휘한다.

순측 제2면(II) : 치아의 해부학적 외형과 유사하다. II는 치관측 부근의 치은과 거의 각도가 같다(contour guide line).

순측 제3면(III) : 특히 심미성을 고려해 내사면을 부여한다. 하악 전치부의 순측 방향과 거의 평행하게 한다.

설측면

설측 제1면(i) : I과 함께 버의 센터가 치아의 장축 방향과 평행해지고 I-i 합해 6° 이내의 taper가 된다. I, i과 인접면 제1면에서 최대 유지력을 얻는다.

설측 제2면(ii) : 치아의 해부학적 외형과 유사하다. ii는 설측 치경부 부근의 치은과 호를 이룬다(contour guide line).

설측 제3면(iii) : 절단부 내측의 해부학적 형태와 유사한 내사면이 된다.

I : 전치(상악 중절치)의 순설측 축면의 지대치 형성 기준.

순설측 축면 제1면 형성

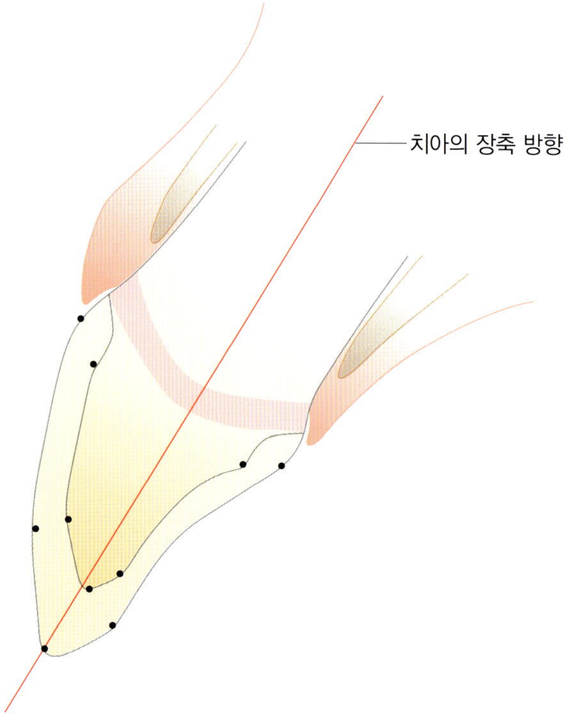

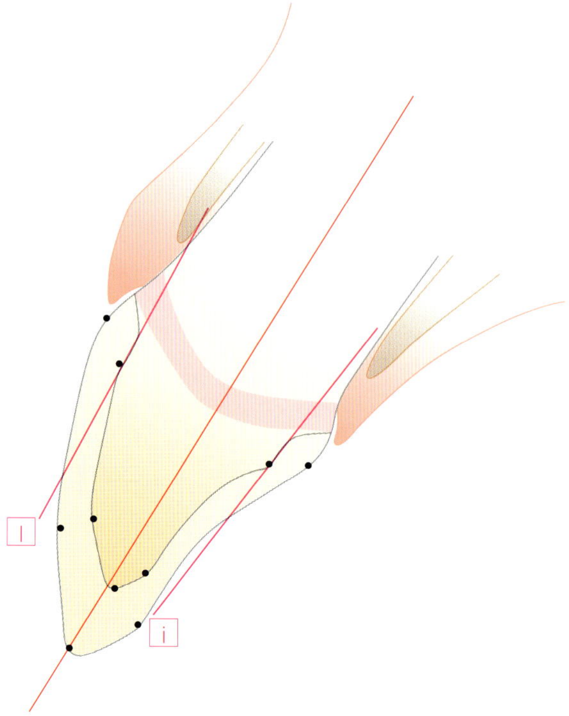

I
치아의 장축 방향과
버가 평행.
i와 합해 6° 이내의
taper를 이룬다.

i
치아의 장축 방향과
버가 평행.
I와 합해 6° 이내의
taper를 이룬다.

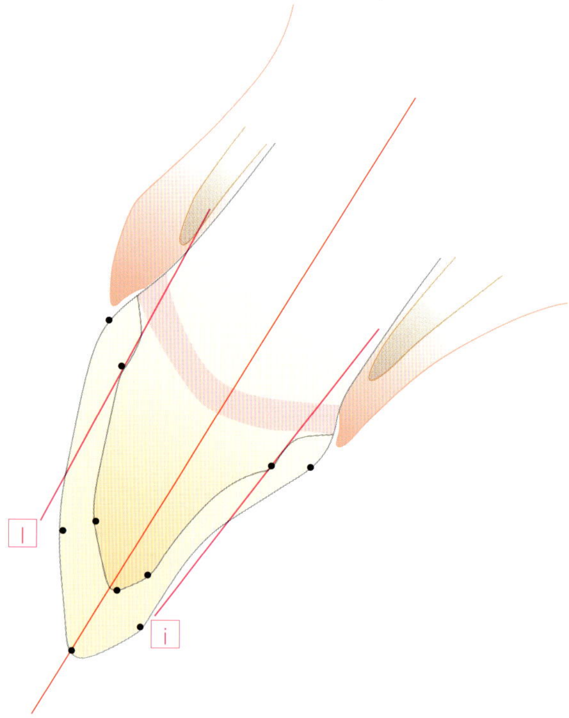

J : 전치(상악 중절치)의 순설측 축면을 지대치 형성하는 순서. *(계속)*

순설측 축면 제2면 형성

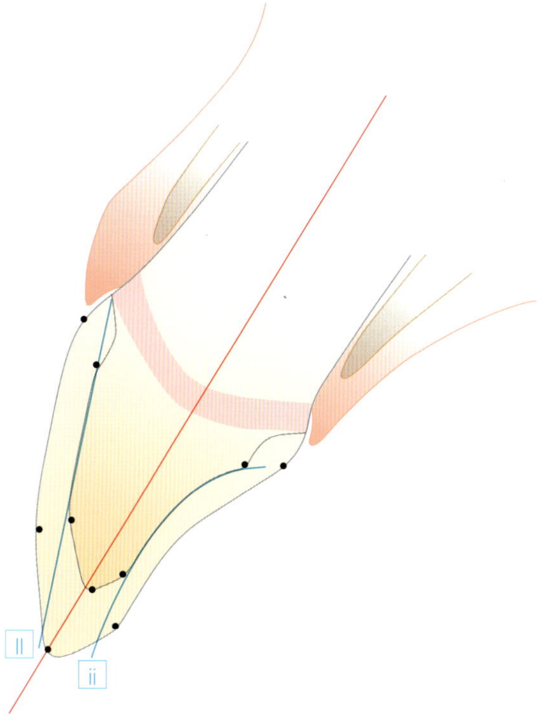

II
치아의 해부학적 풍융을 따른다. 치관측 부근의 치은과 거의 각도가 동일하다 (contour guide line).

ii
치아의 해부학적 풍융을 따른다. 설측 치경부 부근의 치은과 호를 이루고 조화한다 (contour guide line).

순설측 축면 제3면 형성

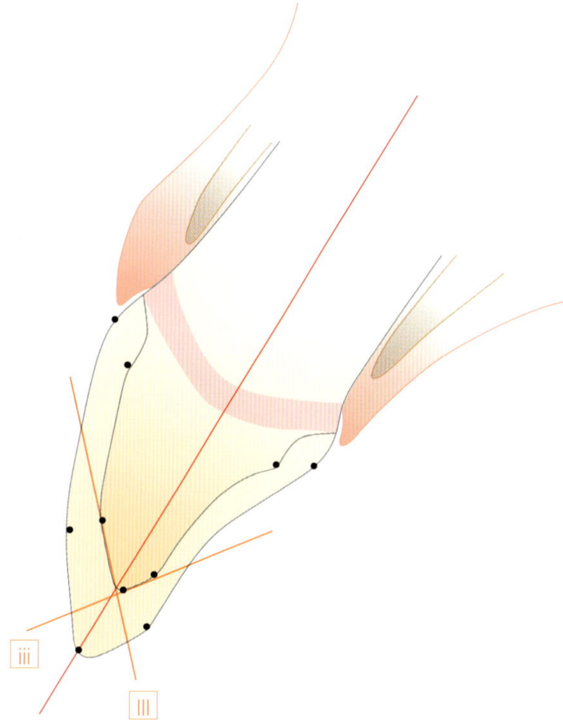

III
심미성을 고려해 인공적인 내사면을 부여한다. 하악 전치부의 순측방향과 거의 평행하게 한다.

iii
절단부 내측의 해부학적 형태와 유사하다.

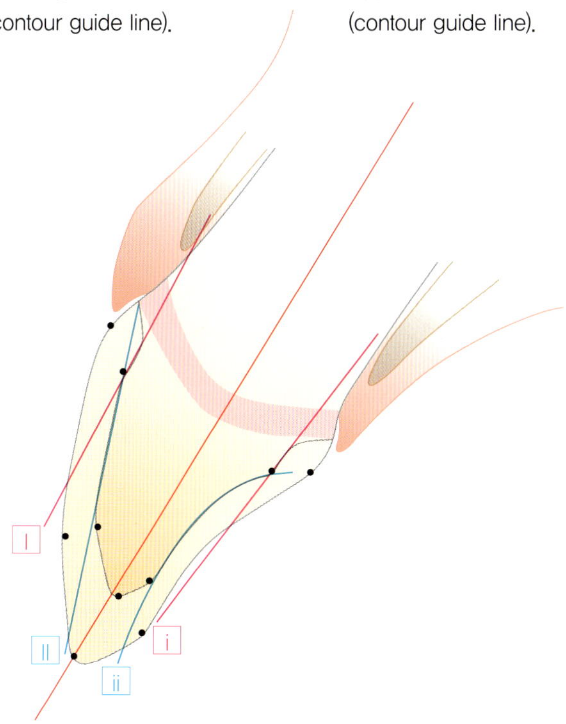

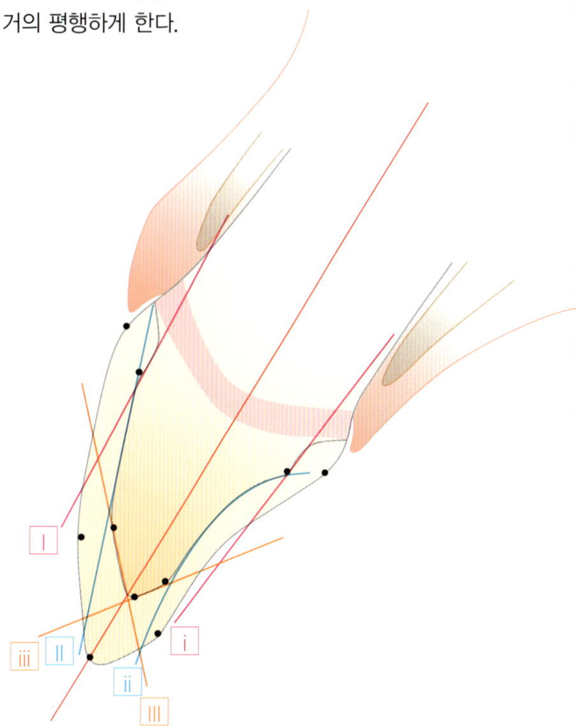

J : *(계속)* 전치(상악 중절치)의 순설측 축면을 지대치 형성하는 순서.

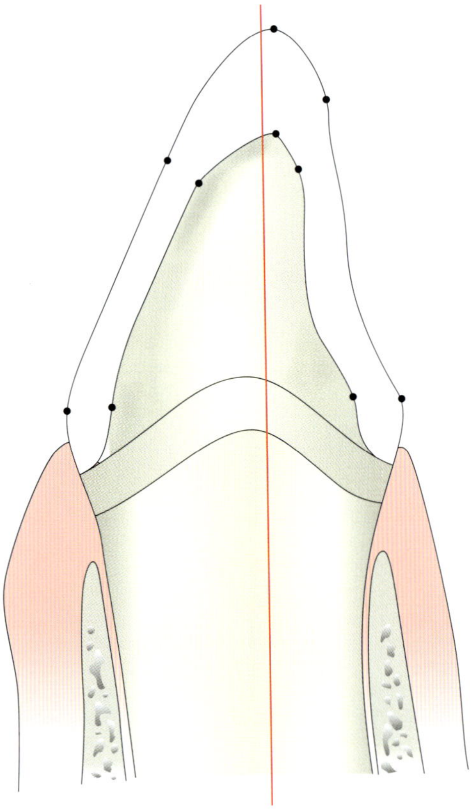

• 전치부 순설측면은 peak를 기준점으로 세 면 형성한다.
• Finishing line은 치은 scallop의 외형을 기준으로 정하고 치은연 저부에서 위에 배치한다.
• 모든 면각은 자연스럽게 형성한다.
• 치아의 장축 방향은 contour guide line이 되는 치관 중앙부의 면과 각도를 이룬다. 순측 축면 제1면과 제2면의 방향을 착각하지 않도록 한다.

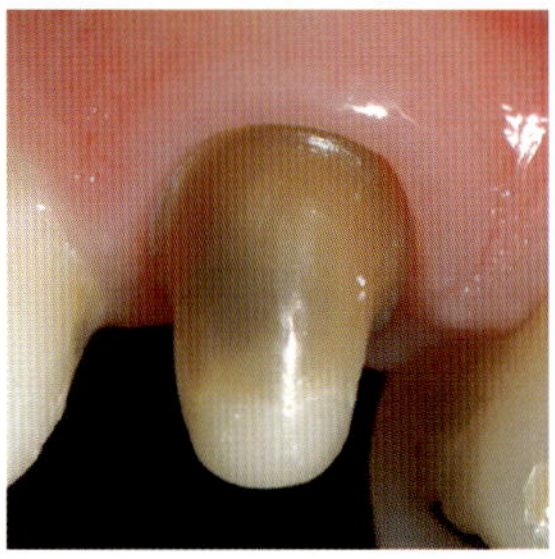

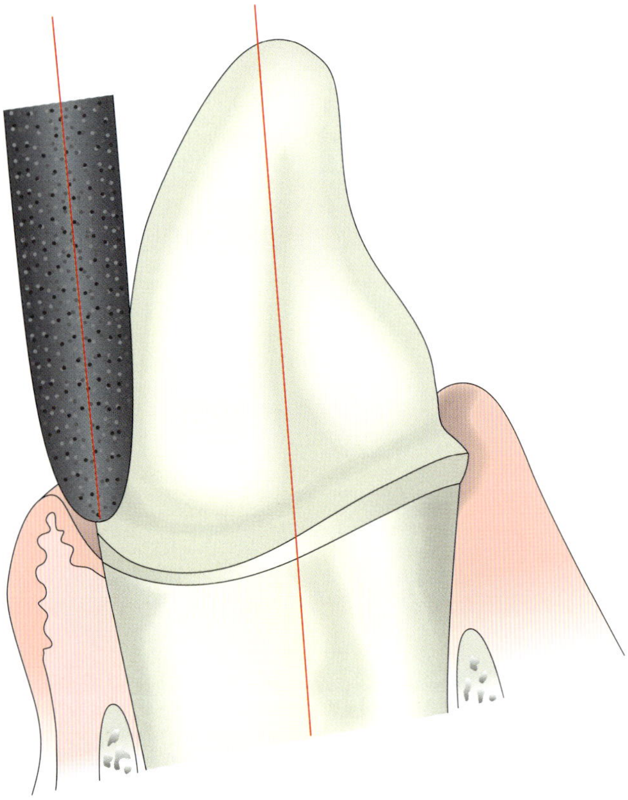

• 전치부 축면 제1면은 치아의 장축 방향과 평행하게 형성한다.
• 치은의 scallop을 따라 형성한다.
• 버 선단의 형태가 절삭 각도·절삭폭이 되므로 버의 선택이 중요하다(필자는 all ceramic crown의 지대치를 형성할 때 round end taper의 반원형을 사용한다).
• Biologic width를 침습하지 않는 finishing line이 되어야 한다.

K : 전치부 지대치 형성의 concept. *(계속)*

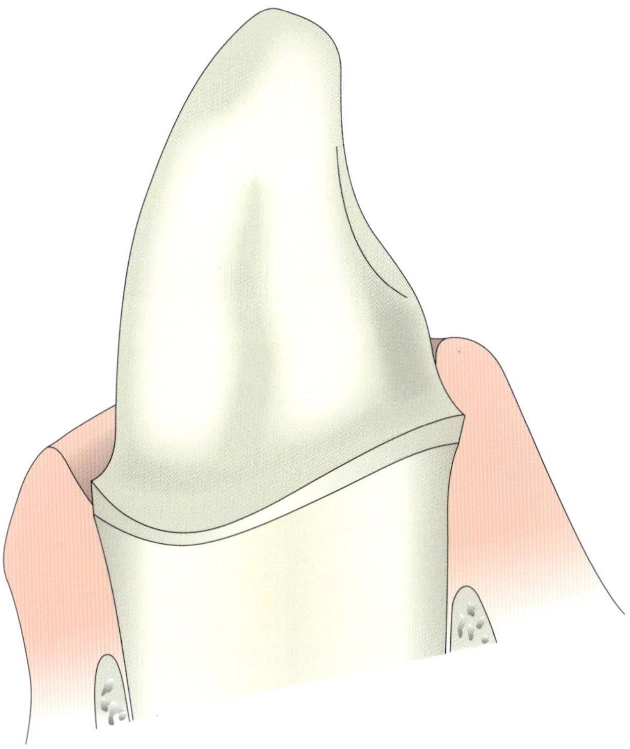

• 우각부에서는 충분히 삭제하면 크라운이 출현하는 부위를 심미적, 직선적으로 부여할 수 있다.
• 특히 설측은 함몰형태이므로 충분한 삭제가 필요하다.
• Round end taper 형태는 순설측면보다 인접부를 더 좁게 하고 구조역학적 저항성을 확보한다.

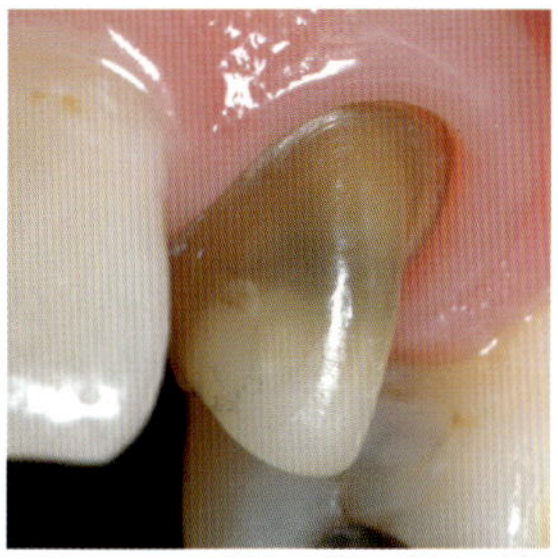

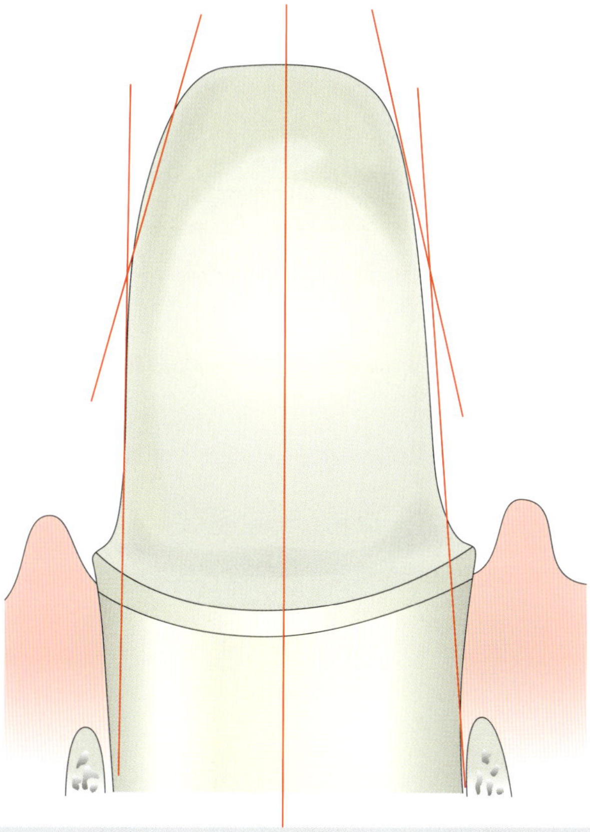

• 전치부 인접면은 두 면 형성. 좌우 모두 중앙에서 치관측을 향해 약 10°의 taper를 부여한다.
• 인접면의 round end taper 형태는 협설측보다 폭을 좁게 하고 역학적 강도에 대처한다.
• 모든 면각을 둥글리고 응력의 집중을 피한다.

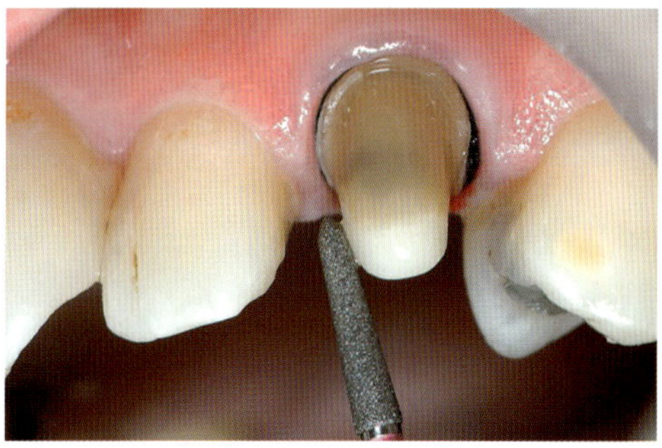

K : *(계속)* 전치부 지대치 형성의 concept.

7 Provisional Restoration으로 Subgingival Contour 결정

Biological subgingival contour of anterior crown restoration proceeded by provisional restoration

■ Provisional restoration의 형태를 수정·재평가해 생체와 균형을 이루는 최적의 형태를 달성한다

Provisional restoration을 장착하면 인상할 때까지 손을 대지 않는 일은 거의 없고 반드시 진료실에서 형태 수정을 거쳐야 한다.

형태를 수정해 저작, 연하, 발음, 호흡, 감각, 자세유지, 심미 등의 기능적 요건을 개선하거나 청소성을 높여 세균에 대응하고 염증의 쇠퇴, recession의 방지 등 주위조직에 대한 생물학적 요건을 개선한다. 또한 provisional restoration의 두께를 계측하면 형성량을 알 수 있으므로 수복 장치의 저항성에 대한 배려와 지대치의 구조역학적 배려에도 효과가 있다. '수복 장치 본연의 모습'을 재현하고 지대치의 구조역학적 저항성을 고려한 형성에도 도움이 된다.

Provisional restoration으로 안정적인 중심교합위에서 교합면 접촉점을 회복하고 교두간섭이 없는 편심위에서 가이드 방향을 주어 환자의 고유한 악기능계에 조화하는 교합을 파악하는 것은 악교합계를 치료하는 치과치료에서 매우 중요한 처치이다.

이렇게 provisional restoration을 형태 수정하고 재평가를 반복해 최종적으로 얻은 형태는 그 상태에서 안전한 수복 장치로 교체할 수 있고 중요한 정보를 가진다. 소위 provisional restoration은 '진화'하는 존재이며 진료실에서 형태 수정과 재평가는 치관 수복 치료의 근간을 이룬다고 해도 과언이 아니다.

Provisional restoration이 진화해서 추구하는 가장 중요한 형태는 '적절한 치은연하의 crown contour(=subgingival contour)'이다.

왜냐하면 subgingival contour가 부적절하거나 emergence profile이 부적절하면 치은에 염증을 일으킬 가능성이 있고 심미적으로 생물학적으로 생체가 허용하지 않기 때문이다(A-①).

Subgingival contour를 부여하기 전에 provisional restoration 단계에서 치주조직의 반응을 분명하게 평가하고 청소성을 높여 염증을 제거해야 하며, 전치부는 심미적인 관점에서 염증을 유발하지 않고 변연치은의 형태를 정상적으로 유지할 수 있고 심미적인 gingival scallop의 형태를 회복하고 emergence profile도 적절하게 회복해야 한다.

더 중요한 것은 provisional restoration을 제작하기 전에 finishing line의 위치를 치은연상에 머무르게 하는 것이다. 재치료하기 위해 finishing line을 치은연하에 설정한 경우에는 그 위치를 변경하지 않는다. 가능하다면 치은연하의 치근 표면을 오염시키지 않는 구조를 확보하는 것이 치주조직의 개선·보전에 중요하다.

치근 표면에 있는 치석과 괴사 시멘트를 제거하고 근면을 활택하게 정리해 바람직한 치주환경을 확보한 시점에서 마진을 적절한 위치에 설정한다.

Subgingival contour가 적절하다면 치은은 건강한 상태를 유지하고 심미적인 형태를 확보할 수 있다.

따라서 provisional restoration에서는 치주조직의 반응을 보면서 subgingival contour를 완성해 가는 remargining(마진의 수정)이 반드시 필요하다.

이번에는 provisional restoration의 remargining을 소개하고(B) 후반부에서는 provisional restoration이 '진화'를 거쳐 #11을 재치료한 예를 소개한다.

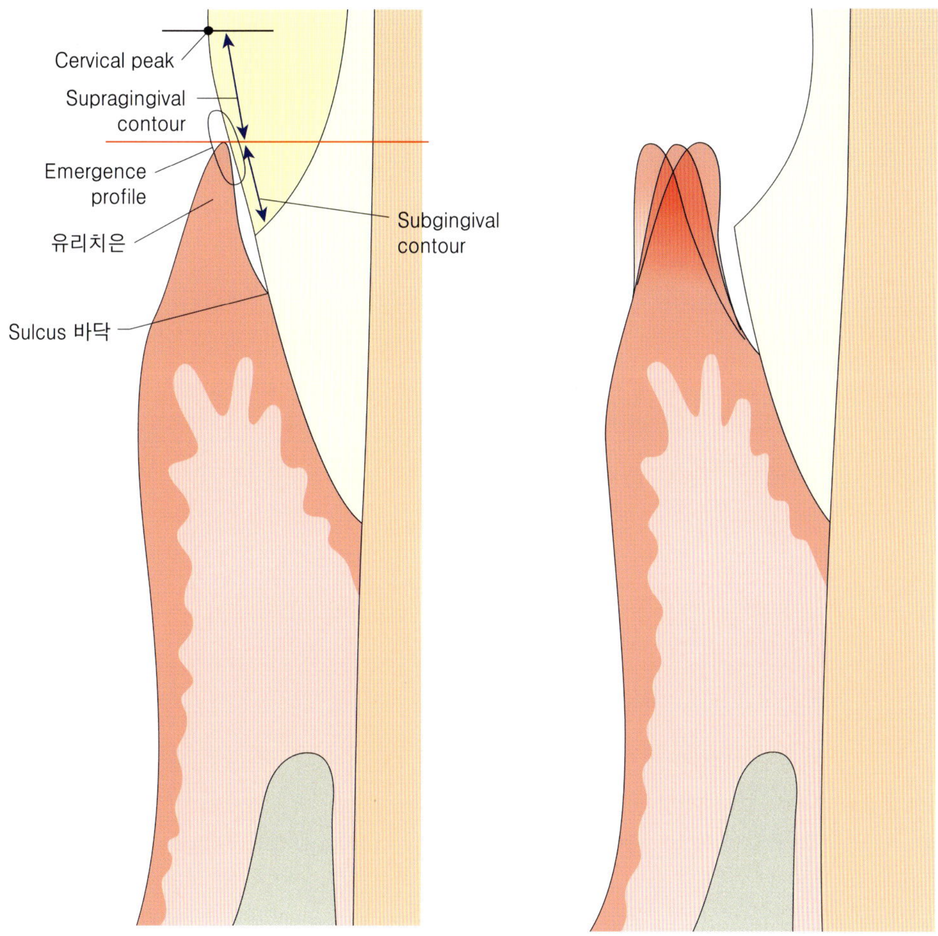

① 수복 장치의 마진을 치은연하에 설정했을 때 치은 주변의 각부 명칭.

② 지대치 형성을 하고 마진을 치은연하에 설정하면 유리치은의 유지를 상실하고 적절한 위치를 상실한다.

A : 치은연하에 마진을 설정한 provisional restoration 주변의 명칭.

단관수복 증례의 경우 필자는 진료실에서 provisional restoration을 직접 제작하고 환자가 내원할 때마다 평가·수정하면서 provisional restoration과 치주조직을 재평가한 후에 기공실에 최종 수복 장치를 의뢰한다.

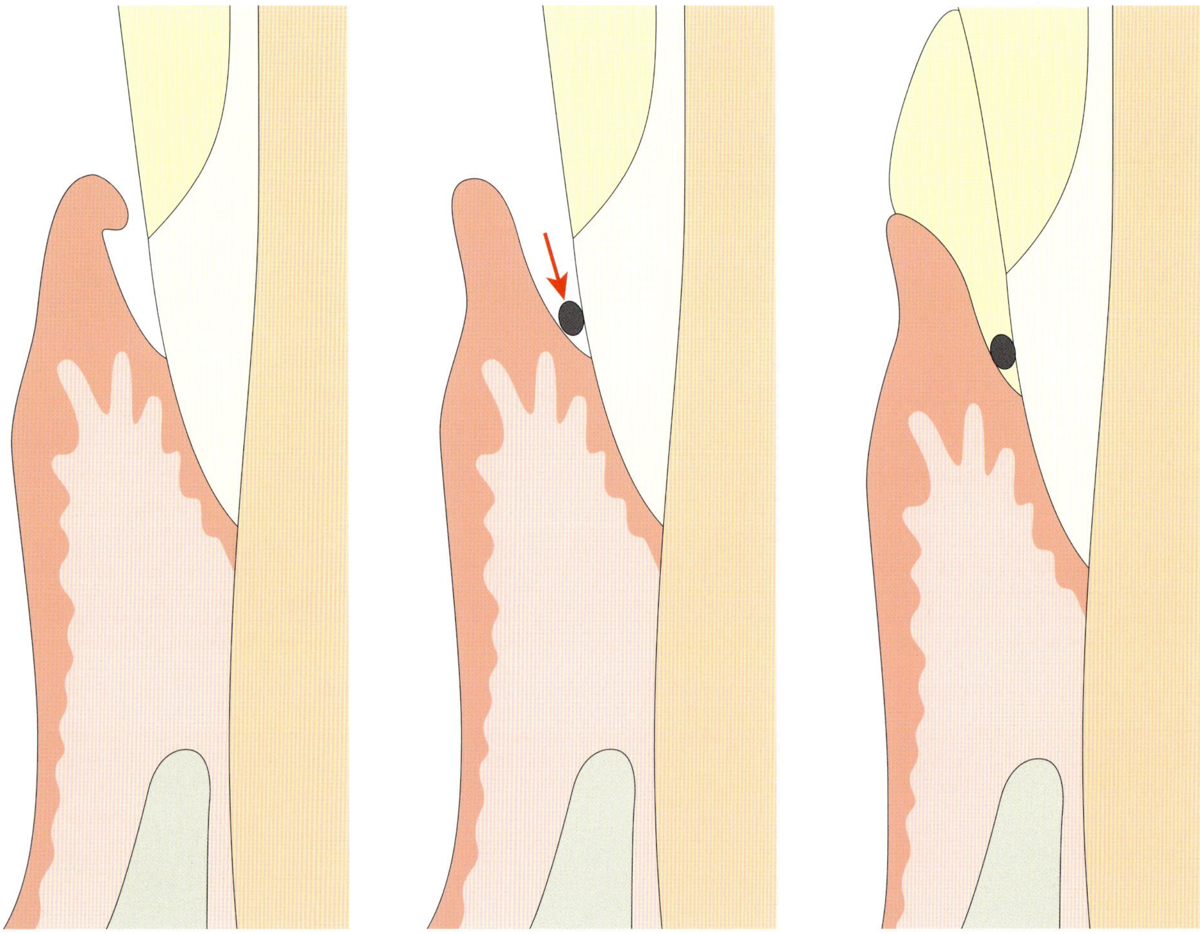

① 만약 provisional restoration에 부여한 subgingival contour가 부족하거나 과장되거나 emergence profile이 부적절한 경우에는 치은에 염증이 발생할 위험이 있다. 이 그림에서는 under contour이므로 치은이 안쪽으로 넘어가고 치은내연 상피에 염증을 일으킬 위험성이 있다.

② 치은구에 압배사(화살표)를 삽입하고 유리치은을 외·근첨측으로 이동시킨다.

③ 마진부에 레진을 첨가하고 이 상태를 임플란트(이식)시킨다. 여기에서 중요한 것은 레진을 접착하는 전처치에 신경을 쓴다.

치과의사가 수복 장치와 치주조직의 이행부인 sub-gingival contour의 형태를 provisional restoration 단계에 결정하지 않으면 생체 기능에 순응하는 최종 수복 장치를 제작할 수 없다고 생각한다. (西川義昌)

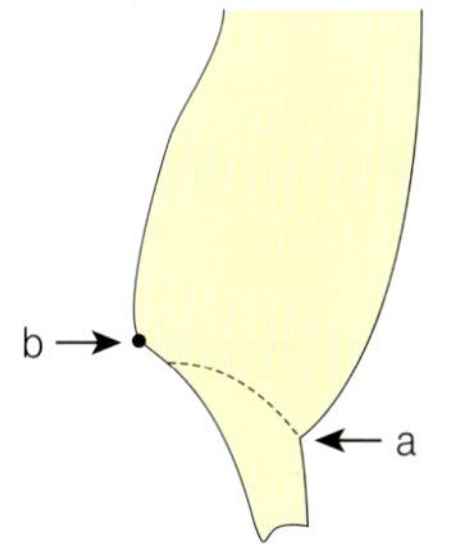

④ Provisional restoration 마진부를 재적합하고 다시 꺼낸 상태.
지대치의 finishing line에 해당하는 곳(a)과 유리치은단에 해당하는 곳(b)을 표시한다. 이중표시된 a측은 근면과 자연스럽게 연결하고 점선처럼 a선과 b선을 연결해 삭제한다.

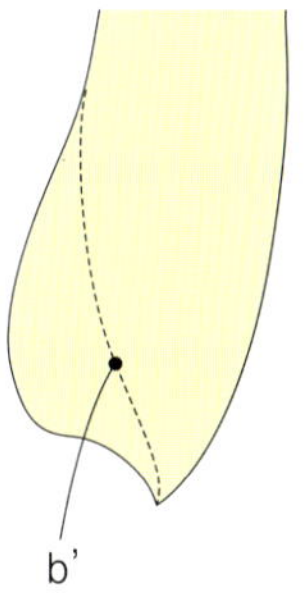

⑤ b선의 위치는 이 시점에서는 over contour될 가능성이 높다. 인접치의 gingival scallop의 위치·형태, emergence profile을 참고하면서 b′를 임시 결정해 점선처럼 삭제하고 cervical peak까지 자연스럽게 연결한다. 이렇게 해서 제작한 provisional restoration은 심미적인 emergence profile 형태에 가깝다.

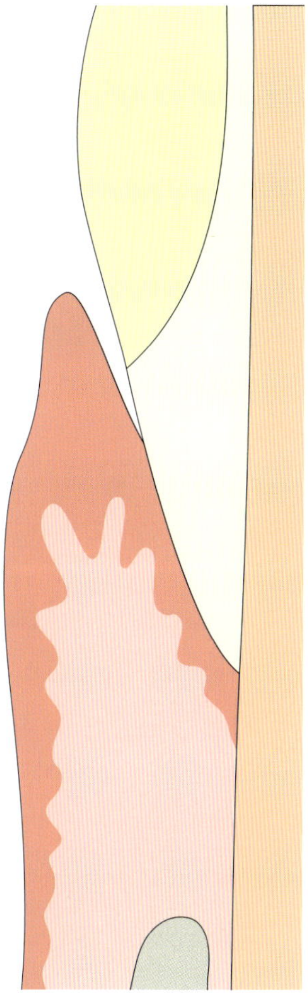

⑥ 임시 결정한 b′점으로 위치를 이동하고 구강 내에 장착하면 under contour처럼 보일 수 있지만, 이것은 미리 압배사를 삽입해 유리치은의 위치를 변경했기 때문이다.

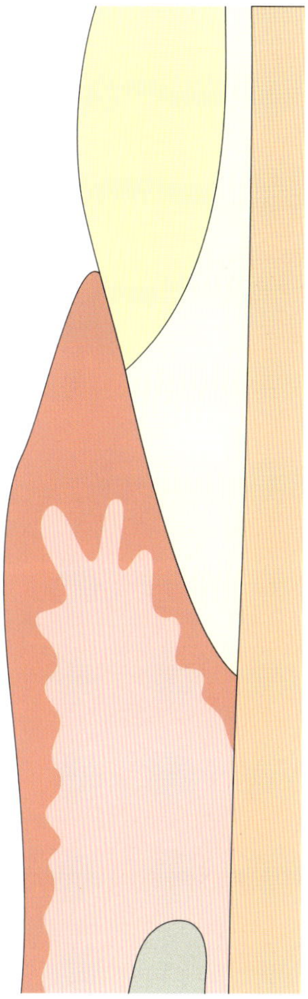

⑦ Subgingival contour가 remargining된 provisional restoration을 설치하고 다음 내원할 때에 치은내연 상피를 관찰, 재평가하고 염증이 없고 심미적으로 최적의 위치에 있는지 확인한다. 만약 만족스럽지 않거나 margin line을 변경했을 때는 remargining한다.

■ #11 재수복 증례에서 provisional restoration과 지대치의 추이(진화)

증례 개요 : 환자는 37세 여성. 다른 의원에서 장착한 크라운이 이탈해 불편을 호소하며 2007년 5월 내원. 평소에 크라운이 자주 탈락해 다시 제작하기를 원했다.

초진 당시에 환자는 치과에 대한 불신이 강하고 촬영을 허락하지 않아 술전 구강 내 사진이 없다. Plaque control이 불량하고 치은에 염증이 있었다. '탈락하지 않는 크라운을 빨리 제작해 달라'고 재촉해 초진 당일 필자가 provisional restoration을 제작해 치료에 들어갔다.

세균 검사 결과 우식균과 뮤탄스균은 no risk이지만, 타액량이 소량이므로 철저하게 plaque control하고 치료를 진행했다.

치료를 진행할수록 환자도 심미회복에 대한 욕구가 높아져 미백치료를 하고 최종 수복 장치는 all ceramic crown을 선택했다.

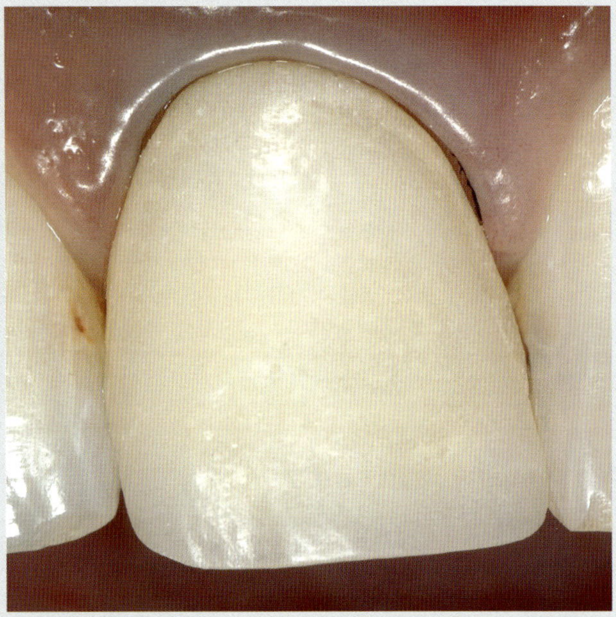

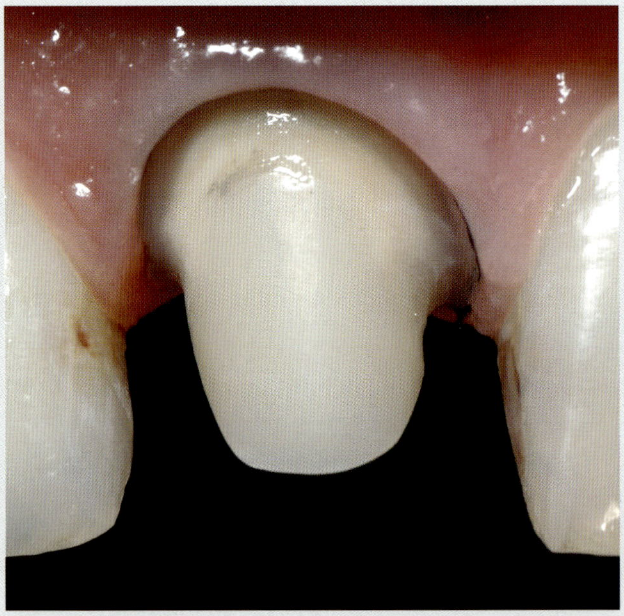

①, ② Provisional restoration으로 치료를 시작하고 1개월 경과. Provisional restoration도 이탈하지 않고 치은도 회복되어 구강 내에 레진 코어를 식립했다.

지대치는 최종 형태에 가까워졌지만 provisional restoration의 마진이 맞지 않아 remargining하기로 했다.

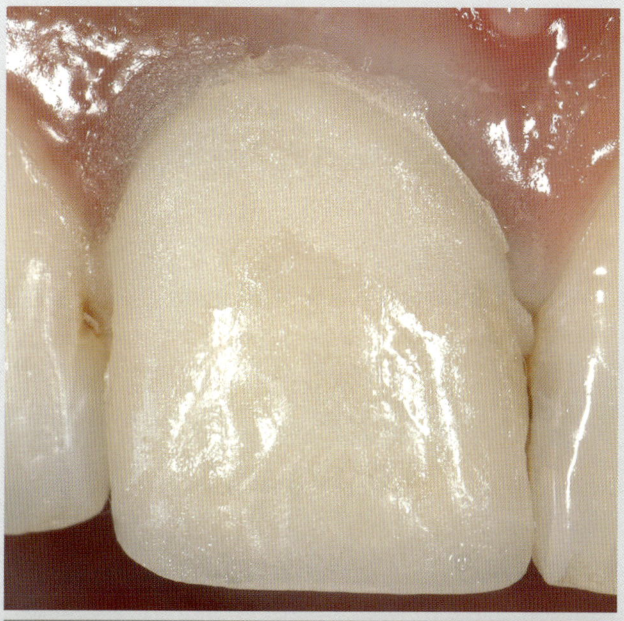

③~⑤ 즉시중합레진을 첨가해 provisional restoration을 remargi-ning한다. Provisional stage에서 지대치 형성을 수정할 때마다 마진을 다시 맞춘다. 사용하는 레진에 따라 전처리도 변경한다. 구강 내에 장착된 면은 반드시 깨끗한 면을 노출시킨 후에 remargining한다.

Provisional restoration의 저부에는 연필로 치은연과 마진 선을 표시한다. 두 선 사이에 있는 공간이 subgingival area이다. 일단 subgingival area를 수정하지 말고 주위 형태를 정돈한다. 보통은 연하 0.5~1.0mm에 설정하므로 마진부에서 1mm 떨어진 곳을 표시해도 좋다(구체적인 double lining 방법은 뒤에 소개하는 증례에서 해설한다).

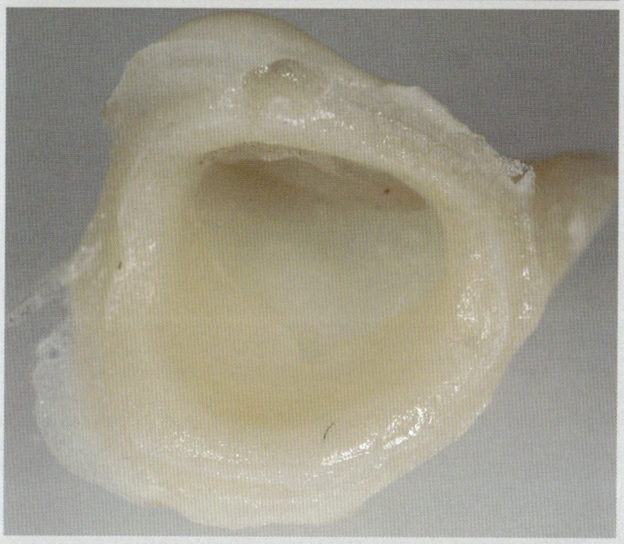

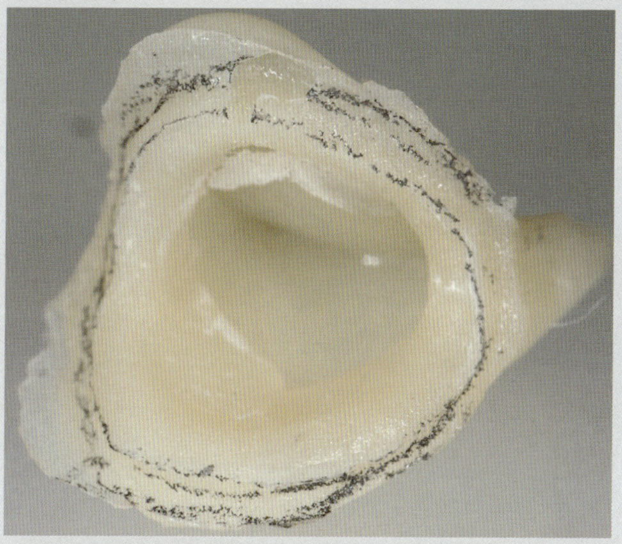

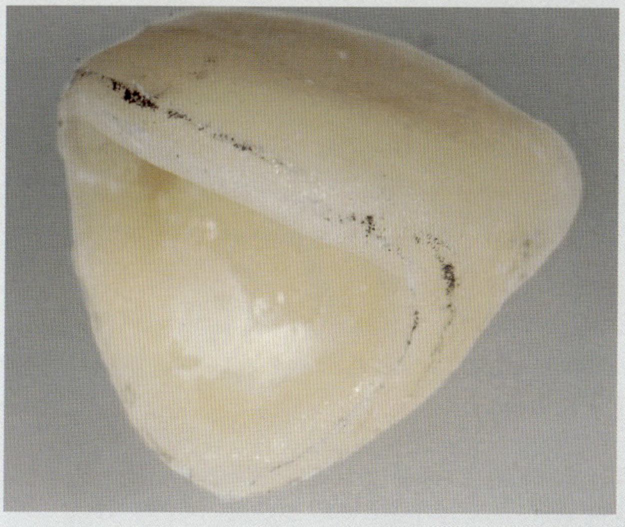

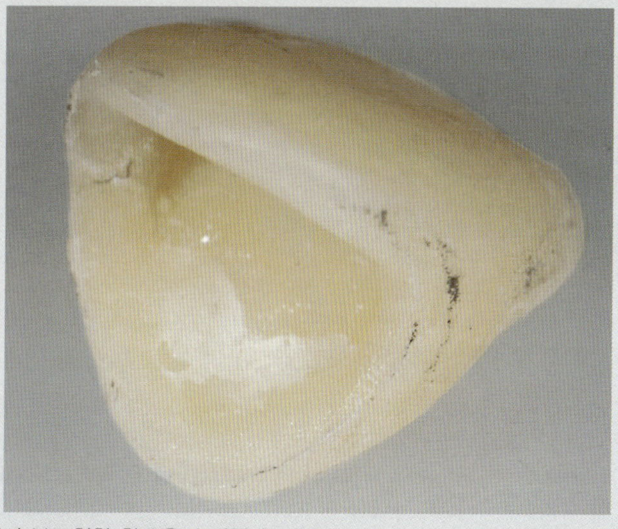

⑥, ⑦ Subgingival area를 수정한다. 이번에는 ⑥의 subgingival area에서 불규칙한 함몰을 수정했다. 인접치 gingival scallop의 위치와 형태를 참고해 위치를 변경하고 cervical peak까지의 contour는 인접치의 emergence profile을 참고했다. 특히 우각부의 emergence profile은 직선적인 형태를 추구했다.

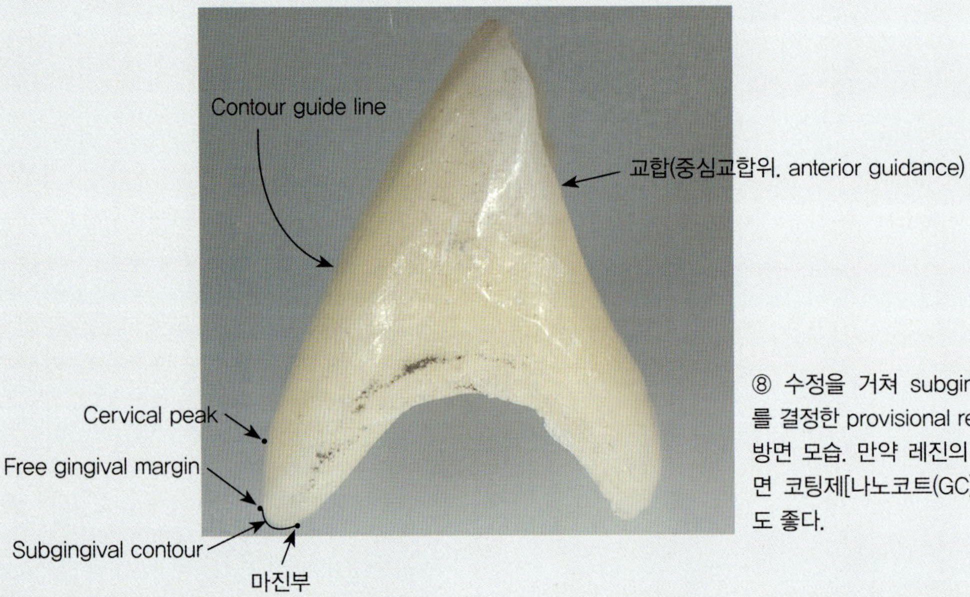

⑧ 수정을 거쳐 subgingival contour를 결정한 provisional restoration의 측방면 모습. 만약 레진의 표면이 거칠다면 코팅제[나노코트(GC) 등]를 사용해도 좋다.

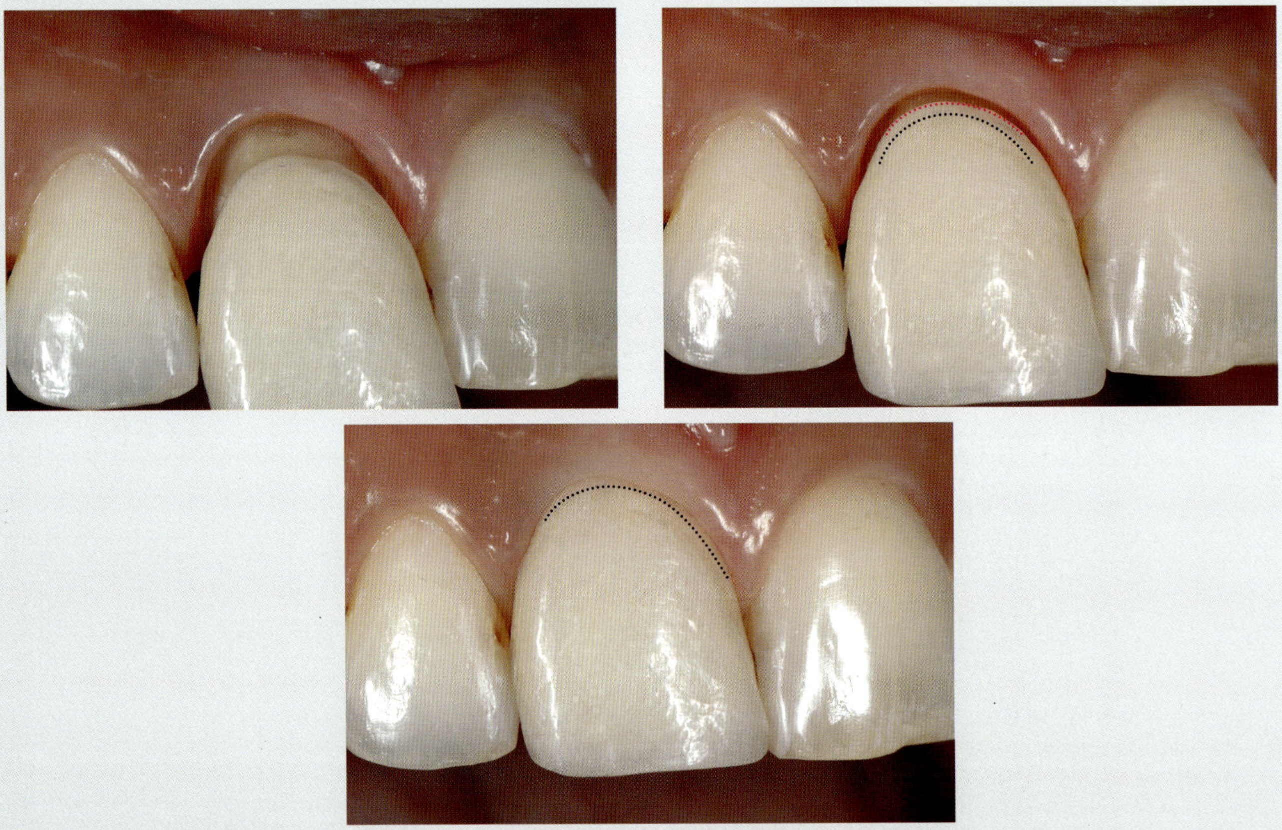

⑨~⑪ 다음에 내원할 때에 remargining된 provisional restoration을 철거해 재평가한다. 치은내연 상피는 염증도 없고 gingival scallop의 형태도 심미적이다. 우각부의 emergence profile은 직선적이고 우각부의 청소성도 향상되었다.

이 상태가 될 때까지 provisional restoration을 반복해서 수정했다. Provisional restoration은 시간이 흐르면 색이 변하지만, 이 provisional restoration은 형태 수정, 재평가를 반복해 결정한 다양한 정보를 담고 있다. 만약 색을 조정하고 싶다면(characterization) 표면을 한층 삭제하고 flowable resin을 사용한다(characterization은 이후 다른 증례에서도 해설한다).

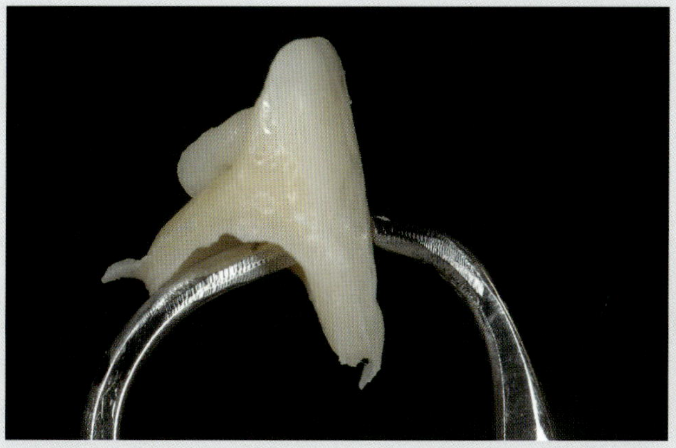

⑫ Measuring device로 provisional restoration의 두께를 측정하면 지대치와 수복 장치의 심미적·구조역학적 배분이 가능해진다.

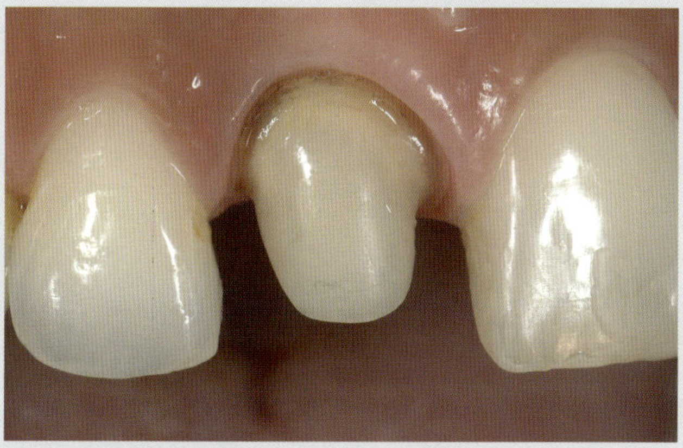

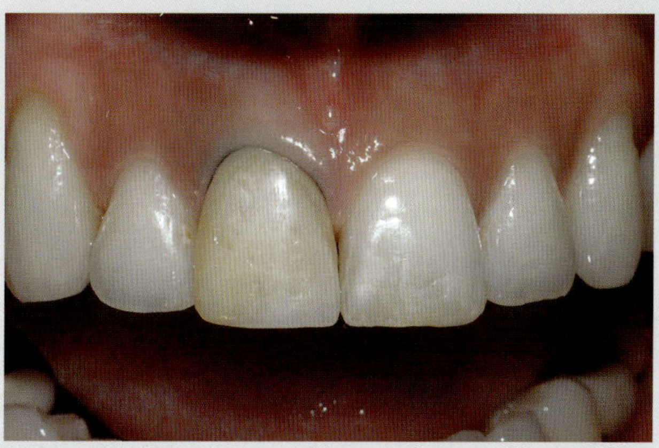

⑬, ⑭ 최종 단계의 지대치와 provisional restoration. 최종 형태가 거의 완성되었으므로 압배사를 삽입하고 다시 마진을 맞추었다. 초진 상태의 provisional restoration을 변경해 색이 맞지 않는다. 환자의 의견을 듣고 개성을 표현한다.

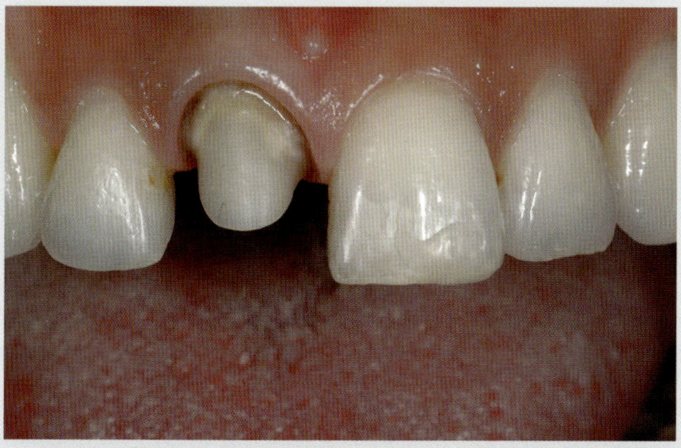

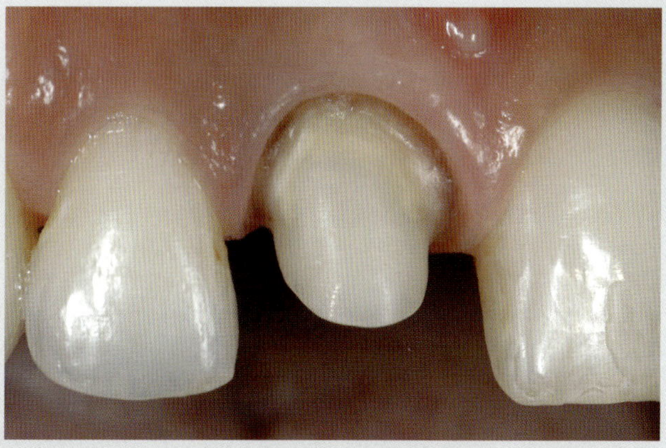

⑮, ⑯ 지대치의 최종 형태(순측면). 인접면의 지대치 형성은 심미성을 고려해 두 면 형성하기로 했다. 설면부의 형성도 병행하고 치관장을 더 단축하면 역학적 문제가 발생하리라 생각한다.

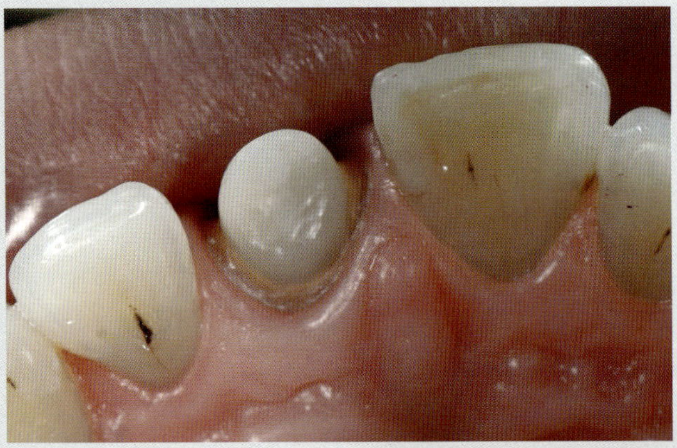

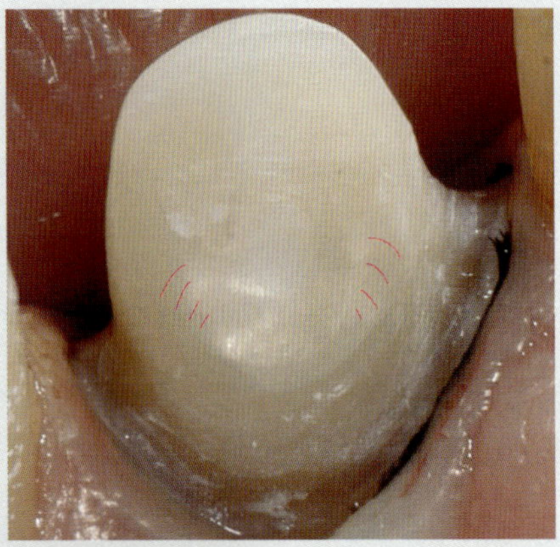

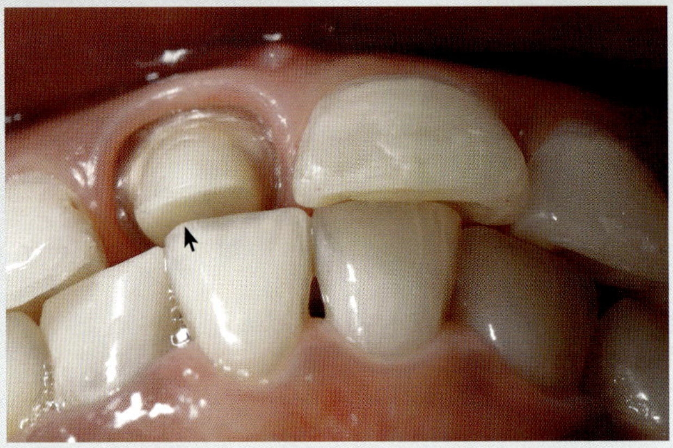

⑰~⑲ 지대치의 최종 형태(설측면 모습과 교합 상태).

설측면(⑰, ⑱)은 우각부에서 제1면, 제2면이 이루는 면각을 비스듬하게 형성하면(⑱의 실선부) 크라운의 자연스러운 함몰 형태를 회복할 수 있다. 이 형태는 우각부 치은 방향으로 이어지고 직선적인 emergence profile 형태를 얻을 수 있다. 그래서 치은을 압박하지 않고 청소성은 향상된다. 또한 인접치처럼 설면이 삽 모양이므로 all ceramic restoration에 필요한 형성량을 부여하면 지대치에 구조역학적인 문제가 발생하므로(⑲의 화살표) 강하게 씹는 원심부는 더 이상 삭제하지 않기로 했다.

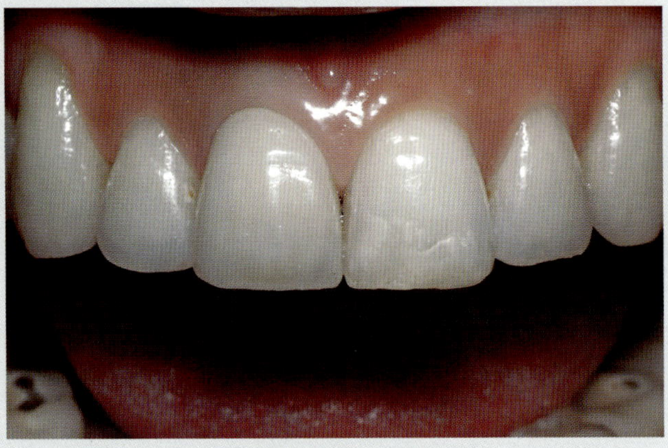

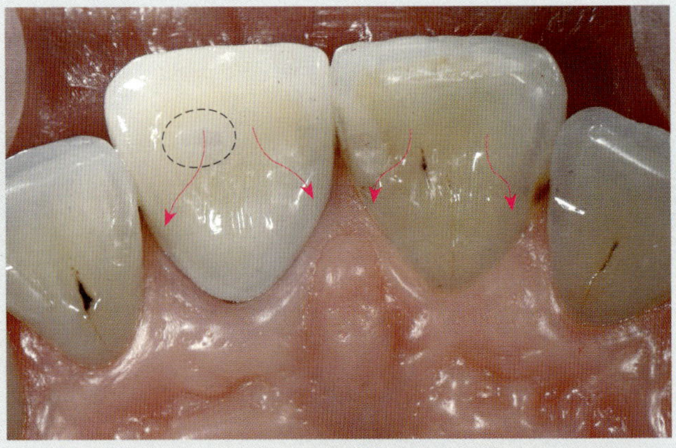

⑳, ㉑ 최종 수복 장치를 장착[内海賢二(KEN Dental Laboratory)이 제작]. 설측에서 관찰했을 때 원심 중앙부의 zirconia coping이 비쳐 보이지만(㉑의 원), 설측은 심미 영역이 아니므로 문제가 없다. 설측면을 형성해 크라운 인접면이 직선적으로 출현하고(㉑ 화살표) 자연스러운 transitional line angle이 탄생했다.

■ Double lining의 구체적인 실천법

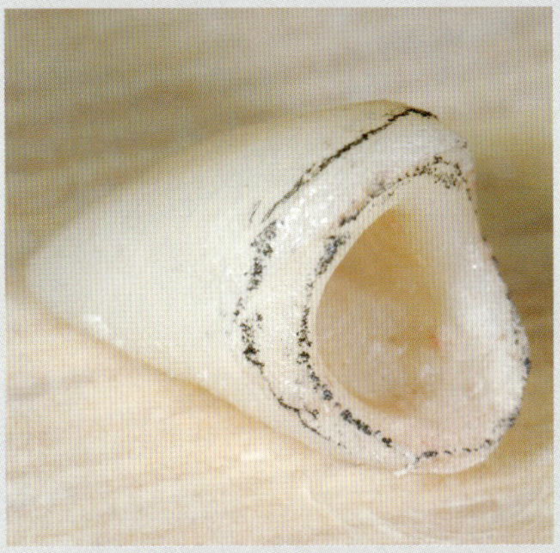

① 마진부와 유리치은단을 lining한다(④와 대응).

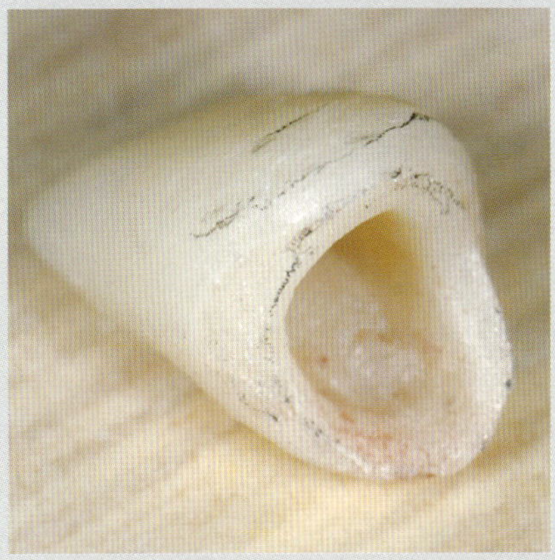

② 유리단부의 위치를 변경하고 마진부와 자연스럽게 연결한다.

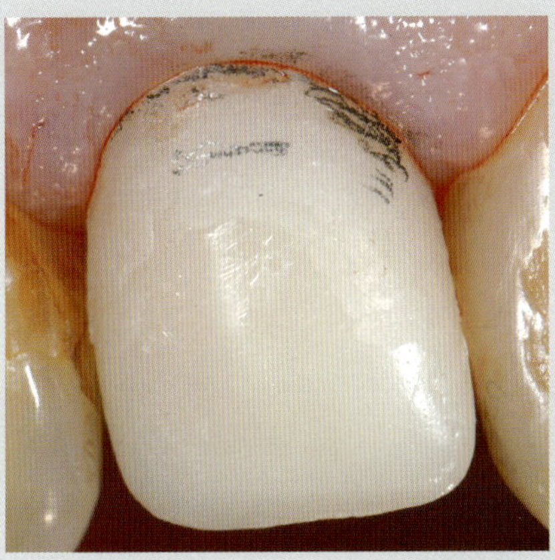

③ 구강 내 시적. 치은연상에 보이는 선이 치은유리단부의 선이다. 우각부의 emergence profile을 직선적으로 만들기 위해 수정할 곳을 표시한다.

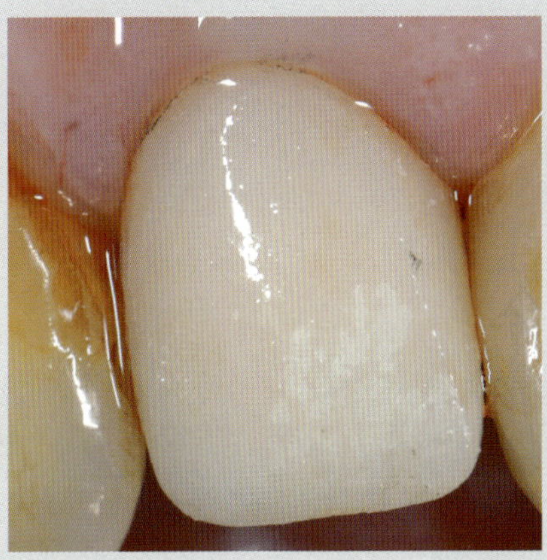

④ 형태를 수정하고 구강 내에 provisional restoration을 장착했다. 인접면부의 출현이 과장되게 보인다.

■ Provisional restoration의 개성 표현 *(계속)*

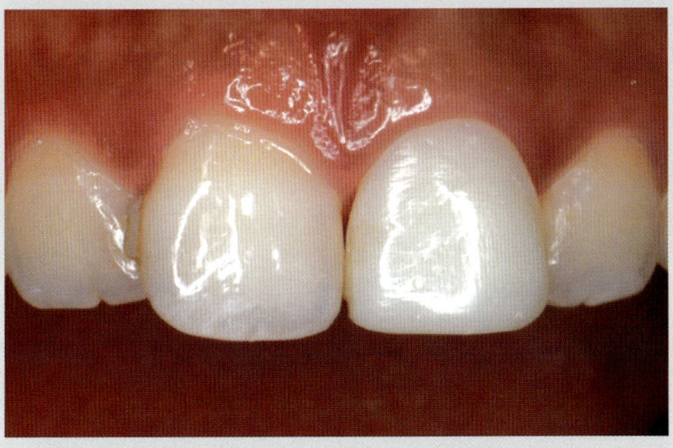

① 구강 내에 제작한 #21의 provisional restoration. 환자는 심미적인 불만을 호소했다.

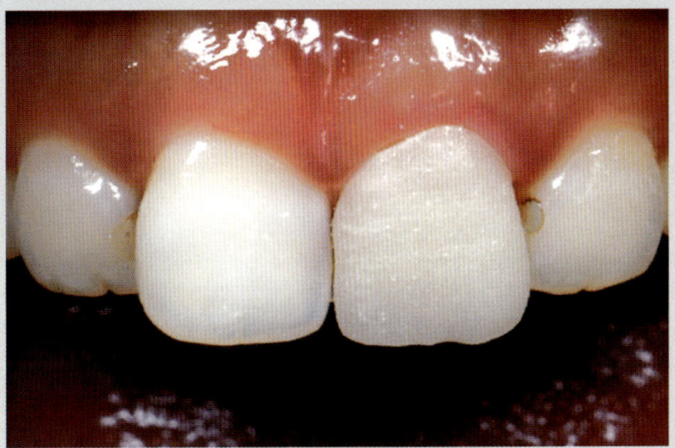

② Provisional restoration의 표면을 한층 삭제하고 접착 전처치를 한다.

■ *(계속)* Provisional restoration의 개성표현

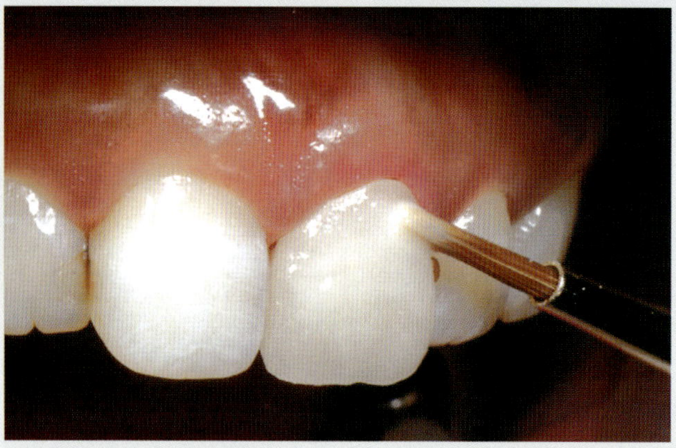

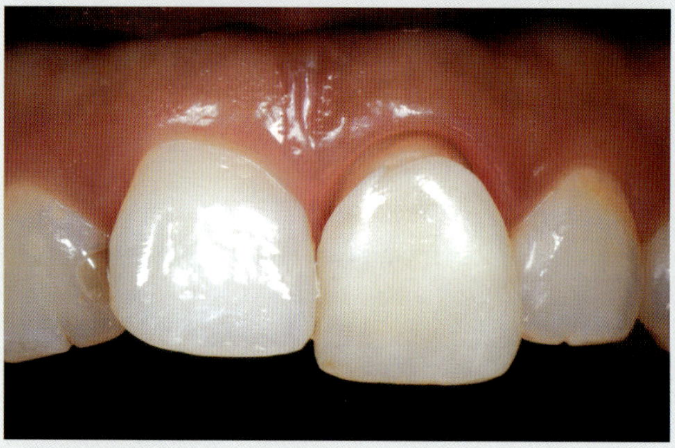

③, ④ Flowable resin으로 개성을 표현했다.

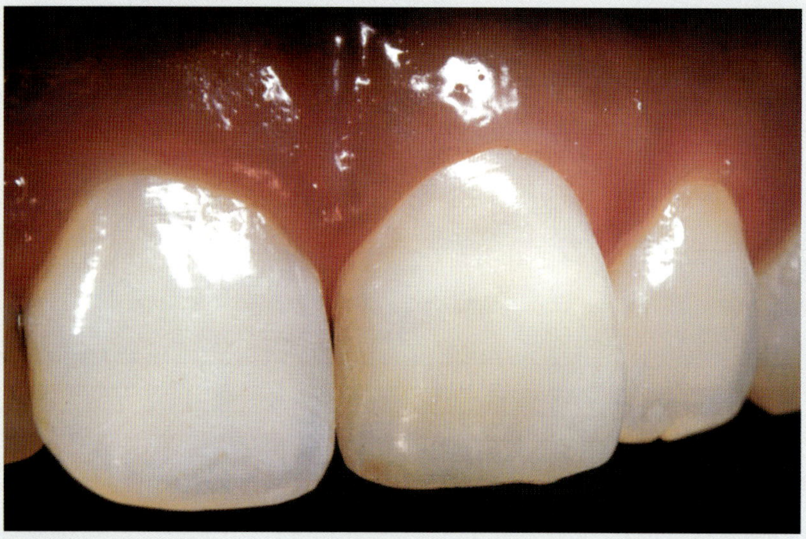

⑤ 개성을 표현한 provisional restoration. 명도를 조절하고 형태를 수정하고 표면을 활택하게 재현했다.

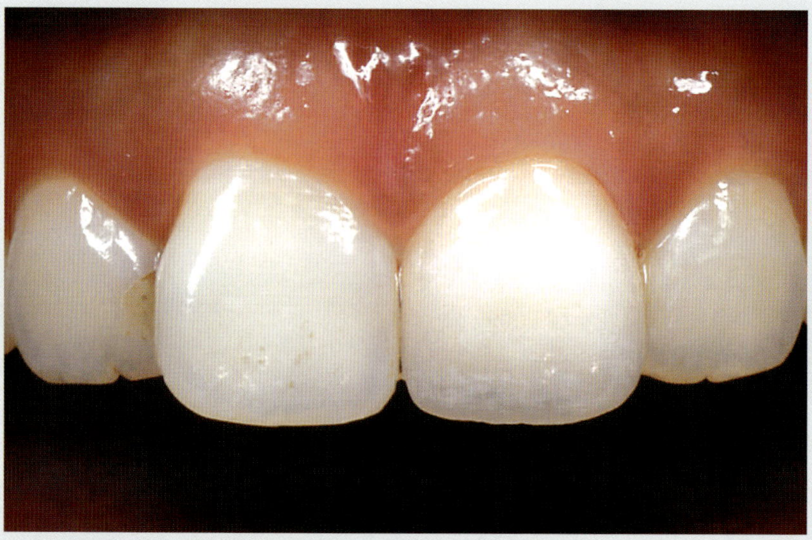

⑥ All ceramic crown을 장착. Provisional restoration에서 완성한 치은 형태를 변경하지 않는 위치에 크라운을 장착했다.

Part 2 Basic Bio Imaging

인체의 치주조직과 치관 형태

1. 치주조직의 해부와 생리
2. 상악 치아의 평균적 형태
3. 하악 치아의 평균적 형태
4. 단독치 치관·치근 형태의 해부
   - ① 상악 중절치
   - ② 상악 제1소구치
   - ③ 상악 제1대구치
5. 치간유두부의 해부

1• 치주조직의 해부와 생리

齊藤　淳 Atsushi Saito
上松博子 Hiroko Agematsu
井出吉信 Yoshinobu Ide

치과기공사, 치과의사, 치과위생사가 업무를 진행할 때 치주조직은 중요한 대상이다. 치아는 인체에서 유일하게 상피를 관통하는 구조물이고 치주조직은 안과 밖을 구분하는 경계면에 해당된다. 외부에서 오는 침습을 방어하는 최전선이자 weak point인 이 영역에 대해 충분히 이해하고 접근하지 않으면 환자에게 좋은 결과를 보장할 수 없다.

이번에는 치주조직의 기본구조를 확인하고 생체에 조화로운 치관 수복에서 중요한 개념, 치주치료와 관계를 해설한다.

치주조직의 구조

치주조직은 치은, 치근막, 백악질, 치조골로 구성된다(그림 1). 치은은 내부조직을 방어하는 역할을 담당한다. 치근막, 백악질, 치조골은 부착기관이라고도 한다.

1. 치은

치은은 조직학적으로 상피조직과 결합조직으로 구성되고 해부학적으로 '변연치은(유리치은)''부착치은''치간부 치은'으로 분류할 수 있다(그림 1, 2).

① **변연치은**……약 1mm 폭에서 치은구의 연조직 벽을 형성한다.

② **부착치은**……변연치은에 연속되고 치아와 치조골의 골막에 부착해 있다. 부착치은의 폭은 치은치조점막경계(mucogingival junction, MGJ)에서 치은구(또는 치주낭) 저부까지 거리로 표시하고 임상적으로 중요한 의미를 갖는다(그림 2). 일반적으로 전치부에서 폭이 넓고 구치부에서는 좁아진다.

③ **치간부 치은**……치아의 접촉점 직하 치간 인접부의 영역을 차지한다. 협설측 치간유두의 위치 관계에 따라 피라미드 또는 계곡 모양의 함요부인 콜(col) 형태를 가진다. 콜 부분은 플라그가 잘 쌓이고 상피는 비각화성이고 얇으므로 염증이 잘 생긴다.

2. 치근막

치근막은 치근을 에워싸는 결합조직이고 치아와 치조골을 결합한다. 치근막에서 가장 중요한 구성 성분은 콜라겐 섬유의 다발로 이루어진 주섬유이고 말단 부분의 한쪽은 골에 들어가고 다른 한쪽은 백악질에 박혀 있으며 샤피섬유라고 부른다.

주섬유는 그 주행에 따라 치조정 섬유군, 수평 섬유군, 근분지부 섬유군, 사주 섬유군, 근단 섬유군으로 분류한다. 사주 섬유군이 가장 많이 차지하므로 치아에 대해 수직 방향으로 가해지는 힘에는 강하지만, 수평 방향에의 힘에는 비교적 약하다. 치근막의 폭은 200~250㎛이고 150~400㎛까지 변화한다. 일반적으로 절치부의 치근막은 구치부보다 폭이 넓다.

치근막에는 섬유아세포, 백악아세포, 골아세포, 미분화간엽세포, 면역계세포 외에도 혈관, 림프관, 신경, Malassez 상피잔사 등을 볼 수 있다.

치근막의 기능은 물리적 기능, 형성기능, 골개조기능, 영양, 감각기능 등이 있다.

3. 백악질

백악질은 치근의 상아질을 덮고 있는 경조직이고 치아를 치조골과 연결시키는 기점이 된다. 백악질은 무세포성 백악질과 세포성 백악질로 분류된다. 무세포성 백악질은 치근 상아질 표면을 덮고 세포성 백악질은 근첨측 1/2~1/3부분과 근분지부에서 볼 수 있다. 두께는 치경부에서 20~50㎛, 근첨부에서는 150~200㎛이다.

백악질은 생리적인 리모델링(재생)이 없고 기본적으로 첨

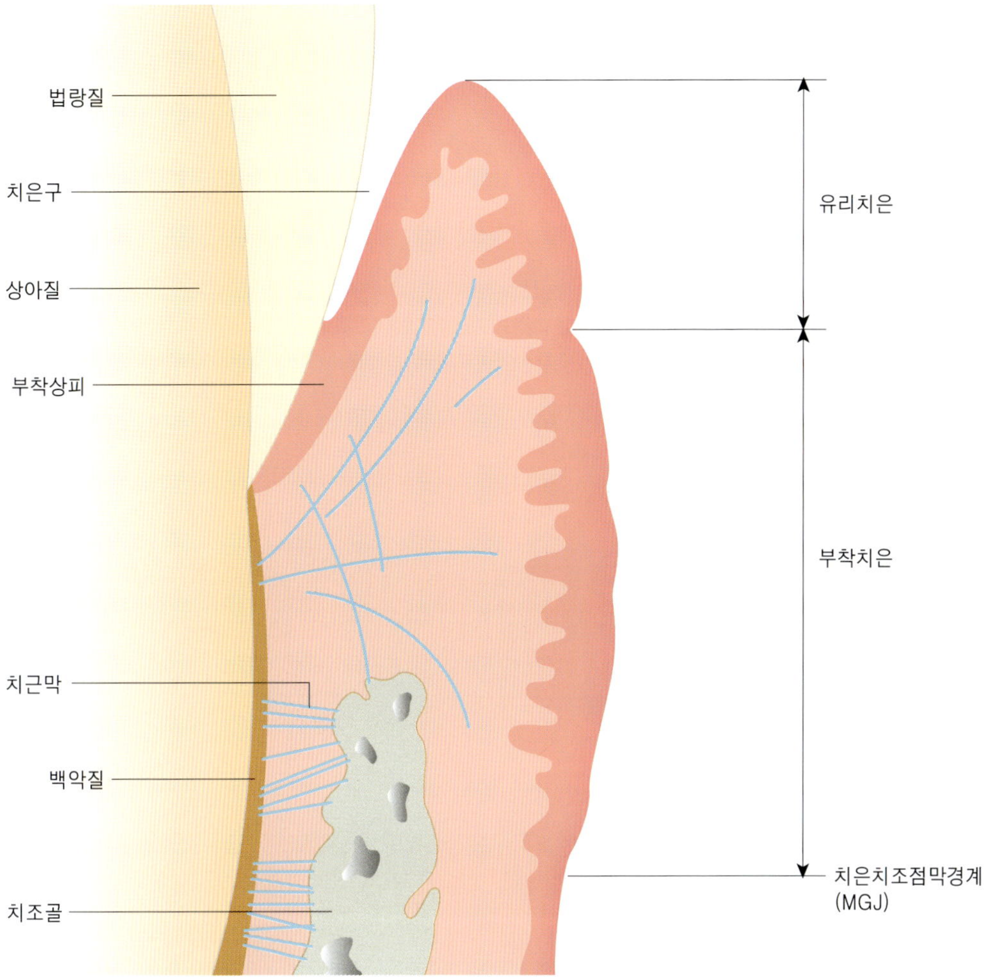

그림 1. 치아와 주변조직의 단면도. 치주조직은 치은, 치근막, 백악질, 치조골로 이루어진다.

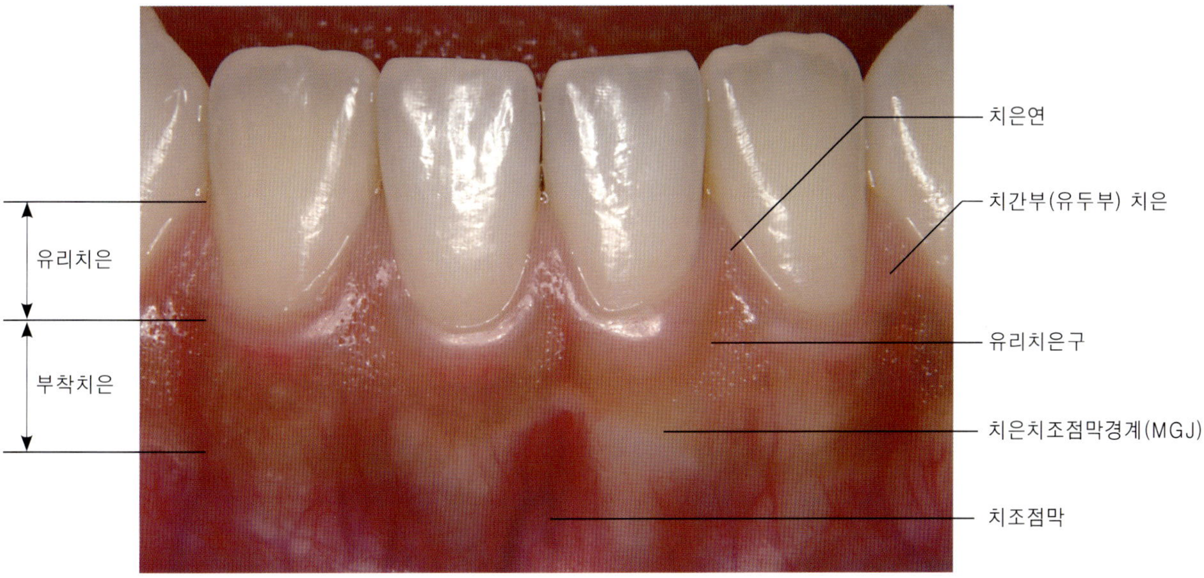

그림 2. 정상 치은상.

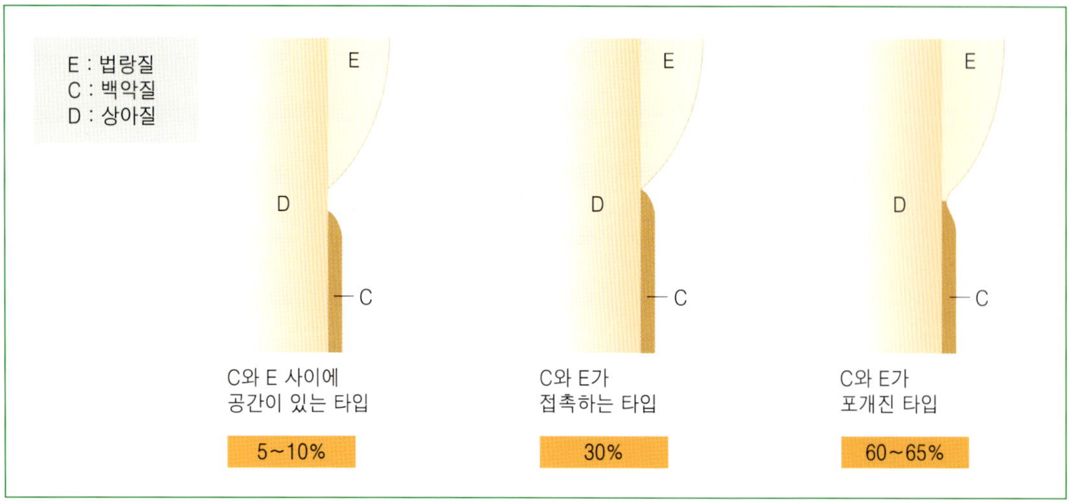

그림 3. CEJ의 정상 모습.

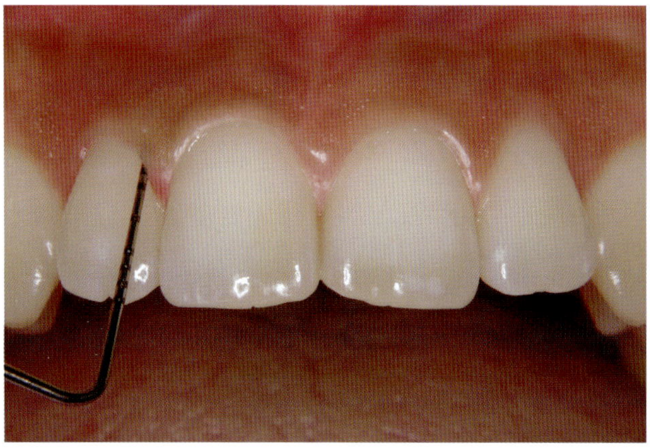

그림 4. 치주탐침으로 계측. 어디까지나 probing depth이고 진짜 치은구(치주낭)의 깊이를 측정할 수 없다.

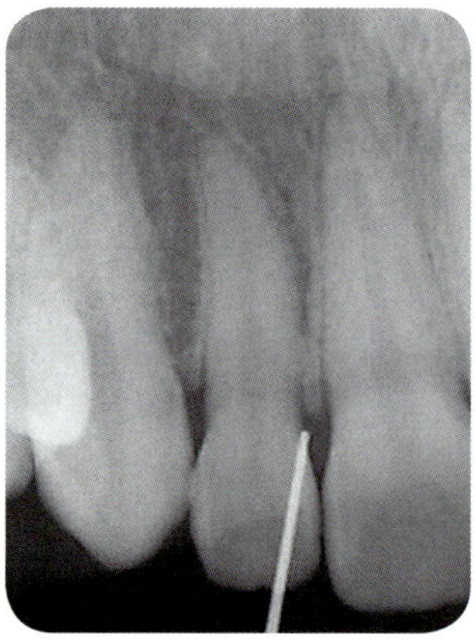

그림 5. Probing 압력이 지나치게 강하거나 염증이 있을 때는 탐침의 선단이 치은구(치주낭) 바닥을 지나 골정부 가까이 간다.

가만이 진행되는데, 병적인 치근 표면의 흡수에 대해 수복하는 기능이 있다.

백악법랑질경계(cemento-enamel junction, CEJ)의 위치는 치주치료나 치관 수복할 때에 중요하다. CEJ에는 다음의 세 타입이 있다(그림 3).

- 백악질과 법랑질 사이에 공간이 존재하는 타입
- 포개진 타입
- 말단이 접촉하는 타입

4. 치조골

치조골은 악골의 일부이고 치근주위에 위치하며 치근막을 매개로 치아를 악골에 고정한다. 치조의 내벽을 구성하는 고유치조골과 그것을 지지하는 지지치조골로 이루어져 있다. 치조골은 경조직인데 그 구조는 항상 유동적인 상태에 있다. 내부에서 흡수되고 생성되면서 뼈의 모양이 변해가는 리모델링이 일어나기 때문이다.

치은구 및 치주낭

1. 치은구

치은구는 치아와 치은 사이의 좁은 공간이고 한쪽은 치면, 다른 한쪽은 치은구상피가 존재하고 부착상피(접합상피)가 위치한다.

치은구의 깊이는, 조직학적으로 이상적인 상태는 0에 가깝고 약 0.5mm이다. 임상에서 치주 probe로 측정할 때에(그림 4) probe 선단이 조직학적 치은구의 저부에서 멈추지 않아 더 깊은 값이 된다(그림 5). 적절한 압력으로 측정

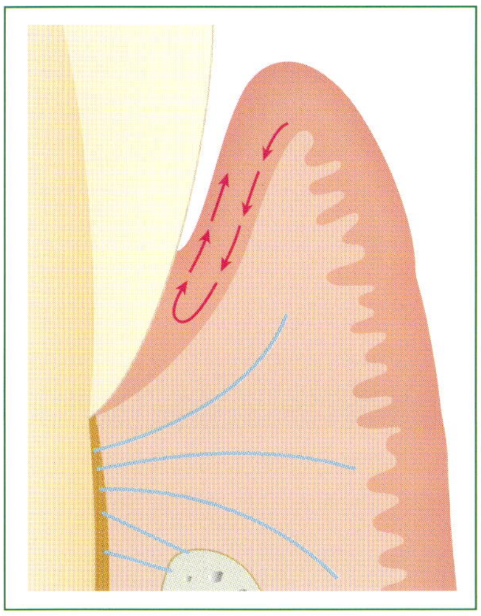

그림 6. 부착상피의 턴오버.

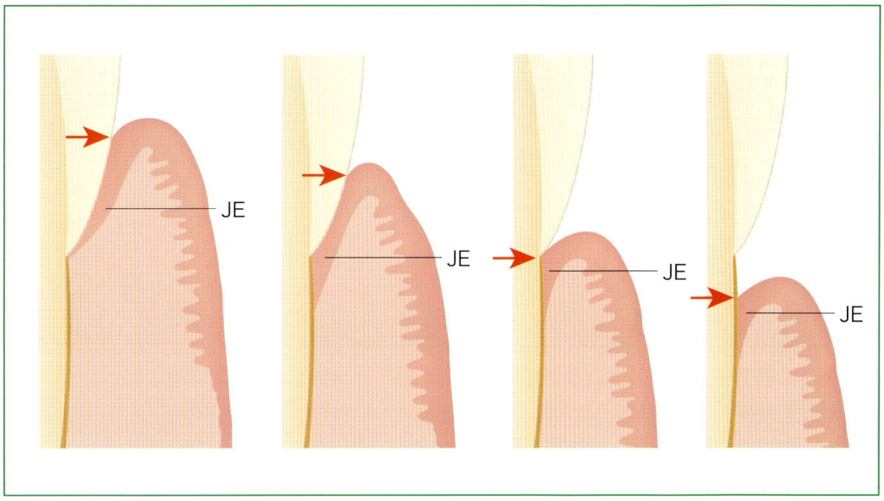

그림 7. Gottlieb와 Orban이 제안한 수동적 맹출의 그림. 치은구 저부(→)와 치은의 위치 관계는 다양하다(JE : 부착상피).

해도 2.5mm까지 들어가기도 한다. 따라서 임상적으로 건강한 치은구의 깊이는 probing depth에서 1~2mm 정도, 최대 3mm까지 본다.

2. 부착상피

부착상피는 치경부의 치관측 1.5~2mm 공간에서 taper 형태로 치아 주위를 에워싸고 있다. 치은구 저부에서 약 0.15mm의 폭을 가진다. 부착상피는 비각화상피이고 치아와 치은 결합조직을 기저판과 hemidesmosome을 매개로 결합한다.

부착상피는 항상 새로운 세포로 교체되고(그림 6) 턴오버 시간은 매우 빠르며 영장류에서는 4~6일이라고 한다(Shimono, 2003).

비각화상피인 부착상피는 세포간극이 확대되고 세포간극을 통과하는 물질의 이동을 저지할 수 없다. 즉 부착상피에는 생리학적 투과성 관문이 없다. 부착상피 직하에는 풍부한 치은혈관총이 존재하며 치은구 삼출액 속에 호중구가 유주하고 항체, 보체, 사이토카인 등도 생산한다.

3. 치은구, 부착상피의 위치

치은의 위치는 치은이 치아에 부착해 있는 높이에 따라 달라지며 치아의 맹출 상태와 관련이 있다. '치아는 끊임없이 맹출한다'는 개념에서 능동적 맹출과 수동적 맹출로 분류할 수 있고, 수동적 맹출(그림 7)은 치은이 치근 방향으로 이동하는 것이라 생각할 수 있다.

이렇게 치아와 치은의 위치 관계는 다양하다는 인식을 갖는 것이 중요하다.

4. 치주낭

치은염이나 치주염이 발생하면 병리학적으로 치은구가 깊어지고 치주낭이 형성된다.

치주낭은 부착상피가 치면에서 박리되는 것이 아니라 치은구의 병적 변화, 즉 부착상피세포간 결합이 파괴되어 균열이 발생해 형성을 시작하고, 부착상피의 첨단에서 콜라겐 섬유가 파괴되어 결과적으로 근첨측으로 이동해 간다.

5. '치아-치은상피 표면적'이란?

치관 수복이 필요하거나 특히 치은연, 치은연하(치은구 내부, 때로는 치주낭 내부)에 마진을 설정할 때에 치과기공사는 제한된 공간 내에 생체가 수용하는 형태를 디자인한다.

이 공간은 정적이며 수동적인 상태에 있다고 생각할 수 있는데, 지금까지 기술했듯이 생리학적·병리조직학적으로 매우 동적인 상태이다. 바이오필름 세균과 생체의 방어 시스템이 계속해서 투쟁하는 장소이다.

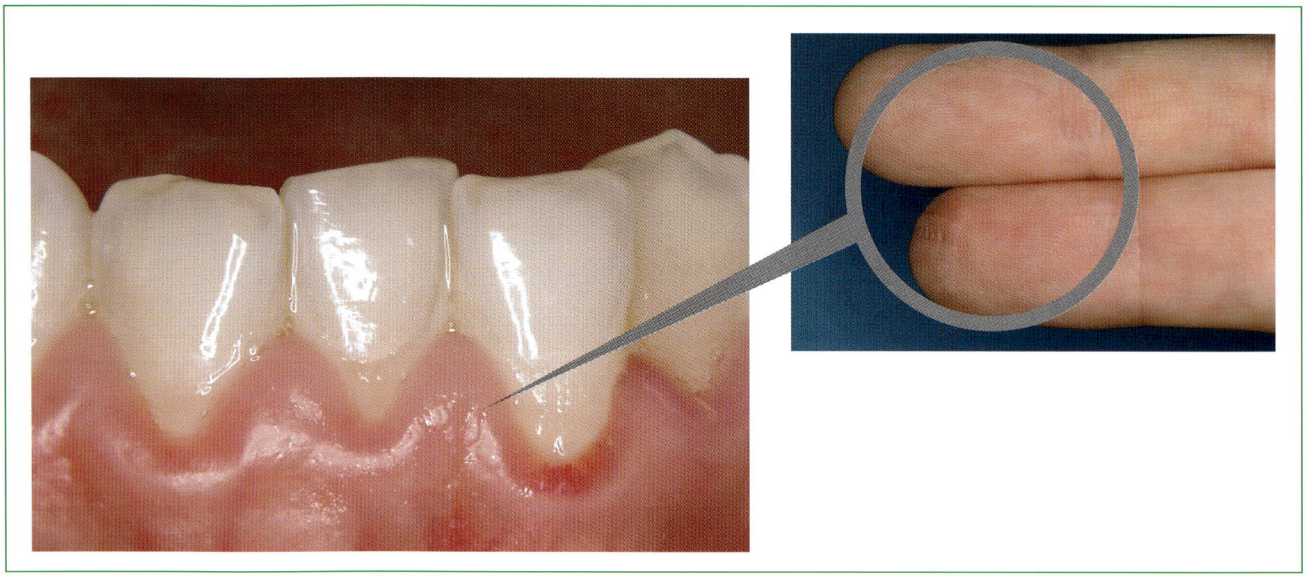

그림 8. 치아-치은상피 표면적(DGES)은 치은구 또는 치주낭의 표면적이고 증례처럼 치주염이 있는 경우에는 총 면적(치아 전체)이 손가락 끝 두 마디 정도라는 연구도 있다.

여기에서 기억할 것은 '치아-치은상피 표면적'(dento-gingival epithelial surface area, DGES)이다. DGES는 치주조직이 건강한 경우의 치은구, 치은염이나 치주염에 이환된 경우의 치주낭, 그리고 부착상피 부분을 포함한 치은과 치아 경계 영역의 표면을 가리킨다. 즉 치은구(치주낭)의 표면적이다. 각종 연구를 통해 치주질환과 전신질환 관계가 밝혀지고 있는데, 플라그(세균성 바이오필름)에 노출되는 영역으로서 DGES의 개념은 중요하다.

과거에는 치주염에 이환된 경우 지치를 제외한 모든 치아의 DGES는 총 50~200cm²라고 추정했는데, 최근 미국에서 발표한 연구에서는, DGES는 치주조직이 건강한 경우에는 평균 5cm²이고 치주염이 있는 경우에는 평균 8~20cm²라고 한다.

치과의사, 치과위생사는 DGES 즉 손가락 끝 1, 2마디 정도의 면적과 그 주변 공간을 대상으로 임상을 실천한다는 인식이 중요하다(그림 8).

치주치료와 치주조직

1. 치아와 치은의 부착 양식

치은과 치아의 결합 양식에는 상피성 부착과 결합조직성 부착이 있다. 상피성 부착에서는 전술하듯이 부착상피가 치면과 hemidesmosome과 기저판을 매개로 결합한다. 상피성 부착 직하에서는 치은은 백악질과 결합조직성 부착을 가지며 치은섬유의 한쪽 끝이 백악질 내에 봉인되어 강하게 결합하고 있다.

2. 생물학적 폭경이란?

치관을 수복할 때에 생물학적 폭경(biologic width)의 개념이 중요하다. Biologic width는 치은변연에서 치조골정까지 거리를 말하며 상피성 부착, 결합조직성 부착, 생리적 치은구의 깊이를 더한 거리로 표시한다(그림 9).

치관이 파절되고 우식이 생겨 치은연하 깊이까지 치관수복이 필요한 경우에는 마진이 골연에 근접해 biologic width가 침해된다. 그러면 그 곳에는 만성적 염증과 골흡수가 진행되므로 적절한 biologic width를 확보하기 위해 치관장연장술(crown lengthening) 등 외과적 처치를 하기도 한다.

한편 biologic width가 어느 정도 침습되었더라도 생체가 환경에 적응하므로 특별히 외과적 처치가 필요 없다는 견해도 있다.

Biologic width는 치아 전체에 해당되는 것은 아니며 치간유두에는 다른 개념이 필요하다.

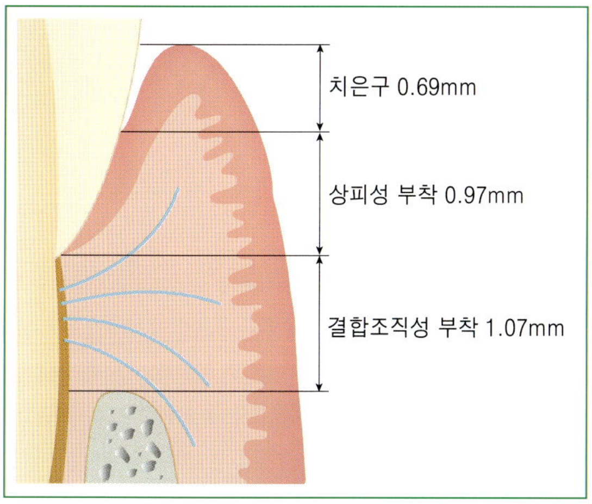

그림 9. Biologic width(Gargiulo, 1961).

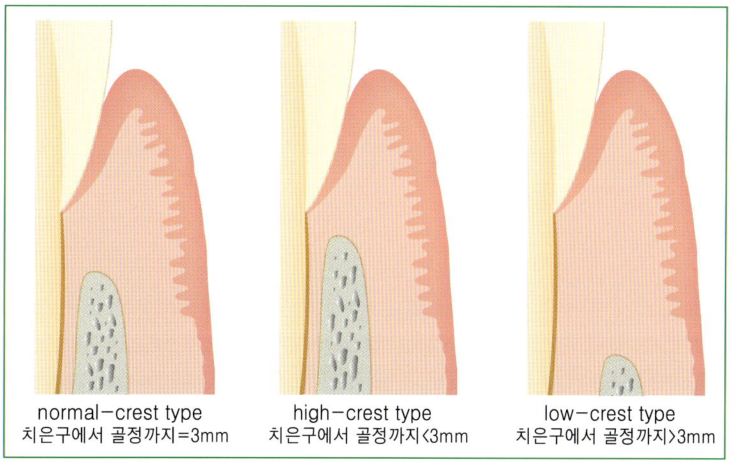

그림 10. 정상 치주조직에서 치조골정과 치은연의 거리(Kois, 1994).

또한 정상적인 치주조직에서도 치은연에서 치조골정까지 거리가 다르므로 3mm 정도는 normal-crest, 3mm 이하는 high-crest type, 3mm 이상은 low-crest type으로 분류한다(그림 10).

3. 치주치료 후 치주조직

치과의사, 치과기공사가 치은연하의 scaling·root planing같은 치주기본치료를 할 때 일시적으로 치은구(치주낭)상피, 부착상피가 손상될 수 있다. 이 경우에는 24시간 이내에 조직을 새로 생산하고 치은구저가 치유되는데 7~9일이 필요하다. 치주외과를 진행한 후에 백악질의 재생, 상피하결합조직의 성숙에는 3주 이상이 걸린다고 한다. 임상적인 치유는 2주 정도인데, 조직학적 치유에는 약 2개월이 소요된다.

판막 수술을 하면 긴 상피성 부착(long junctional epithelium)으로의 치유가 일어난다. 이 경우 치주낭은 재발 가능성이 크므로 근단측이동술(apically-repositioned flap) 등 외과적 처치를 하고 치주낭을 제거하거나 치주조직재생요법을 진행해 결합조직성 부착 획득을 목표로 하는 경우도 있다.

치주외과 후에 치관을 수복하는 경우에는 치유기간을 충분히 두는 것이 중요한데, 술식에 따라 치은연하 어디까지 마진을 설정할 수 있을지 달라진다.

4. 백악질의 상태와 치관 수복

치근의 백악질 위에 마진을 설정하는 경우에는 백악질의 상태가 중요하다. 치주염이 있는 경우에는 플라그 세균의 내독소(LPS)에 의해 백악질의 표면이 오염되고 소위 말하는 병적 백악질 상태가 된다. 이런 환경에 마진을 설정하는 것은 인상채득 이후 아무리 정밀하게 작업을 하고 모형상, 구강 내에 높은 적합 정밀도를 달성했어도 병리학적·생화학적으로 '부적합 상태'에 있다고 말할 수 있다.

치과의사와 치과위생사가 부족하지도 과하지도 않게 적절하게 기구 사용을 해(instrumentation) 백악질을 완성하고 그곳에 마진이 설정했을 때 비로소 치과기공사의 기술은 의미를 가지며 장기적으로 안정적인 수복 장치가 가능해진다.

참고문헌

1) Hujoel, P. P. et al. : The dentogingival epithelial surface area revisited. *J. Periodont. Res.*, **36** : 48~55, 2001.
2) Newman, M. G. et al. : Carranza's Clinical Periodontology. WB Saunders, Philadelphia, 2002.
3) Shimono, M. et al. : Biological characteristics of the junctional epithelium. *J. Electron Microsc.* **52** : 627~639, 2003.
4) 石川 烈, 山田 了・編 : プログレッシブテクニック 臨床医のための歯周治療. 永末書店, 京都, 2001.
5) 吉江弘正, 宮田 隆・編著 : 歯周病治療のストラテジー. 医歯薬出版, 東京, 2002.

2 • 상악 치아의 평균적 형태

① 상악 중절치 Upper central incisor

松永　智 Satoru Matsunaga
大橋卓史 Takashi Ohashi
井出吉信 Yoshinobu Ide

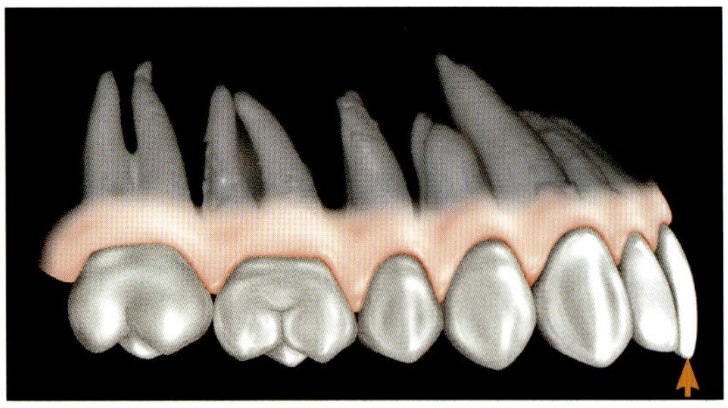

치관 • 치근의 평균 크기

	남성	여성
치관의 길이	10.77mm	10.84mm
치관의 폭	8.38mm	8.05mm
치관의 두께	7.01mm	6.83mm
치근의 길이	12.10mm	11.56mm
치아 전체의 길이	22.84mm	22.37mm

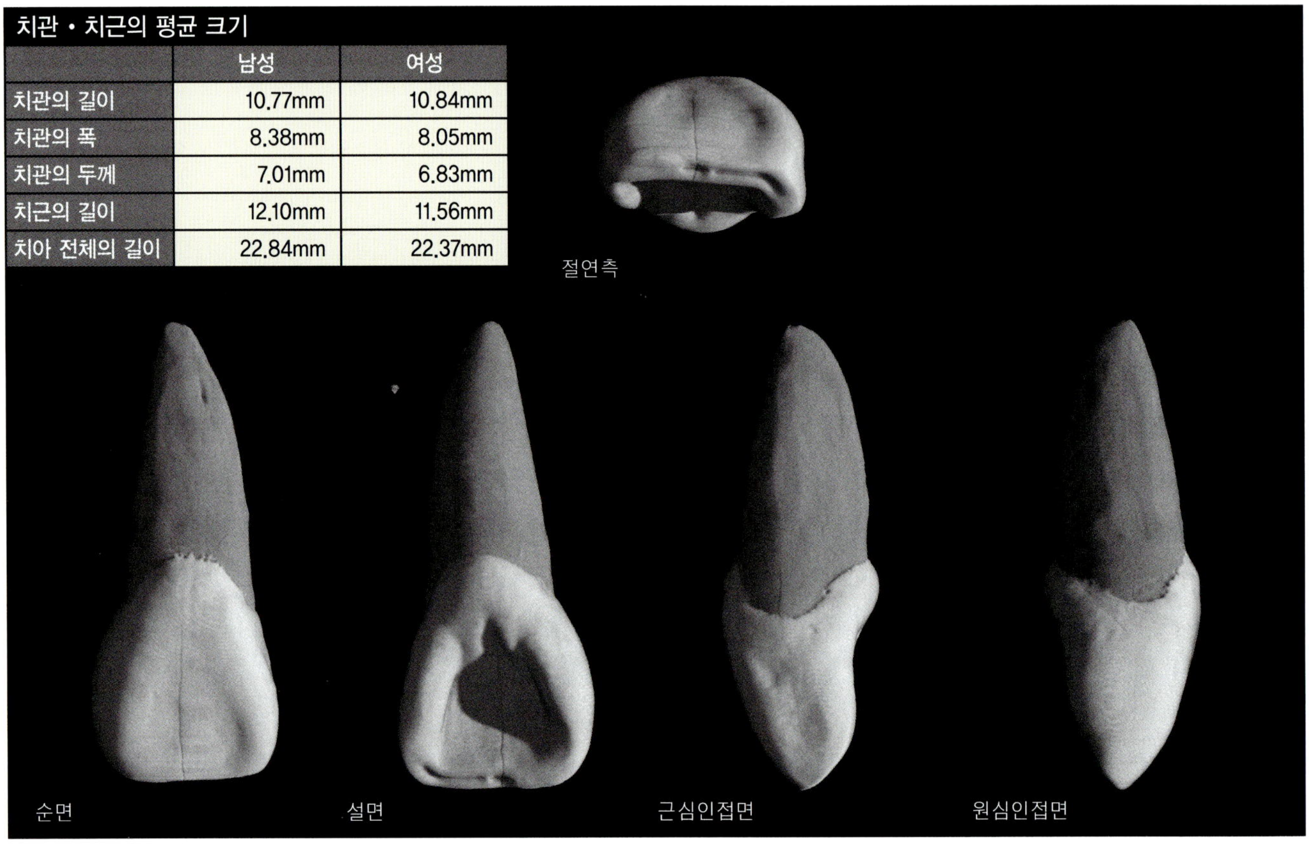

▲ 상악 우측 중절치의 치관 · 치근 형태

■ 치관의 형태

◆ **순면 형태 :** 순면의 형태는 세로로 긴 사다리꼴이고 종종 직사각형에 가까운 형태도 보인다. 절연은 거의 직선이고 치경선은 치근으로 갈수록 볼록한 커브를 그린다. 원심절연우각은 근심절연우각에 비해 둔각이고 둥근 분위기이다(우각상징). 또한 순면의 근심 절반이 순측으로 돌출해 있다(만곡상징)

◆ **설면 형태 :** 설면의 형태는 삼각형이고 중앙에 설면와를 형성한다. 설면와가 깊은 치아를 삽형치(shovel-shaped incisor)라고 부른다. 설면 치경융선(기저융선)은 발육이 뚜렷해지면 절단을 향해 극돌기가 만들어진다.

◆ **인접면 형태 :** 인접면의 형태는 삼각형 또는 쐐기형이고 원심면은 근심면에 비해 둥글다. 접촉점은 근심에서는 절연우각 부근, 원심에서는 절연측 1/3 높이다.

■ 치근의 형태

단근이고 순면, 근심면, 원심면으로 이루어진 삼각추 형태이다. 근심면, 원심면은 가볍게 볼록하고 근심면에는 종주융선 또는 종주구가, 원심면에는 횡주구가 있다. 근첨측 1/3이 원심으로 기운 치근상징을 볼 수 있다.

■ 치수강의 형태

치수강의 형태는 치아 외형에 일치한다. 수실은 치관 외형에 일치해 근원심적으로 넓고 순설적으로 좁다. 맹출할 때에는 3개의 수실각을 돌출시키지만, 교모에 의해 조기에 중앙 수실각이 소실되고 이어 근원심 수실각에도 상아질이 첨가된다. 근관은 1근관이다.

2 • 상악 치아의 평균적 형태

② 상악 측절치 Upper lateral incisor

松永　智 Satoru Matsunaga
大橋卓史 Takashi Ohashi
井出吉信 Yoshinobu Ide

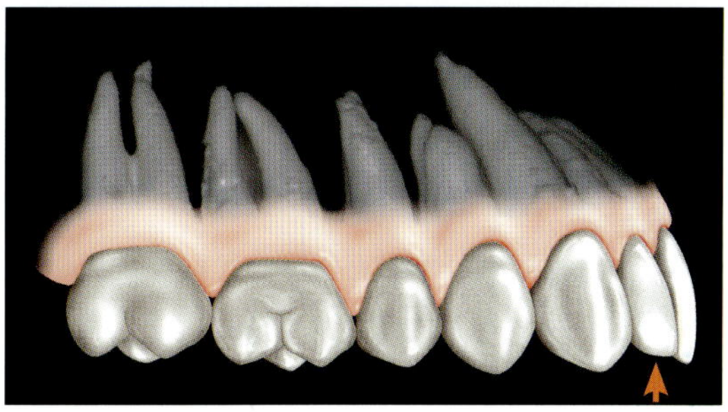

치관 • 치근의 평균 크기

	남성	여성
치관의 길이	9.39mm	9.15mm
치관의 폭	6.97mm	6.57mm
치관의 두께	6.42mm	6.27mm
치근의 길이	12.50mm	11.73mm
치아 전체의 길이	21.91mm	20.87mm

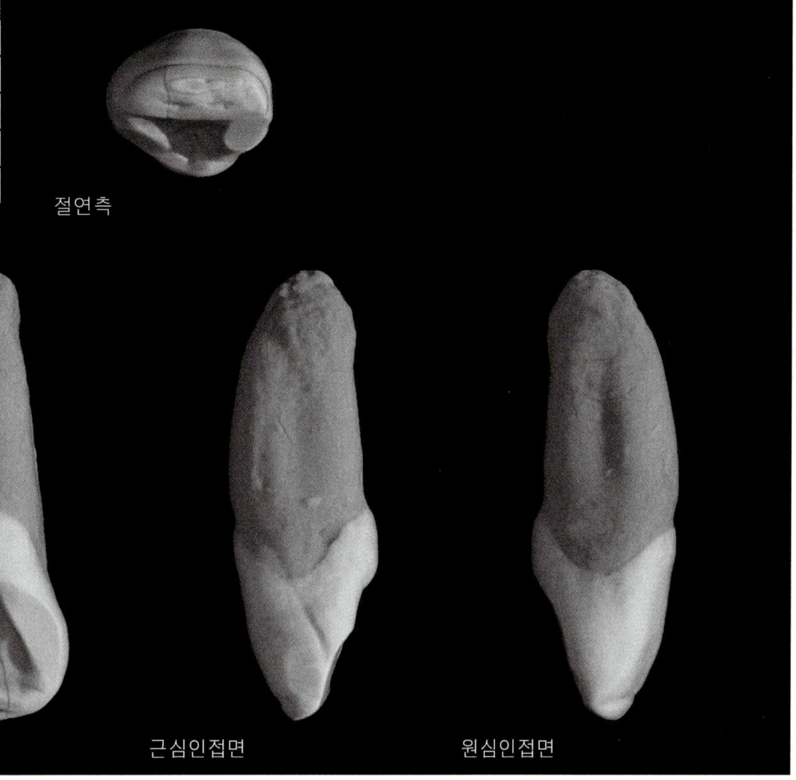

▲ 상악 우측 측절치의 치관·치근 형태

■ 치관의 형태

◆ **순면 형태 :** 중절치처럼 세로로 긴 사다리꼴이다. 상악 중절치에 비해 전체적으로 둥글고 우각이 둔원화(뭉뚝해지는 것)된다. 절연은 하방으로 볼록하고 치경선은 치근을 향해 볼록하다. 또한 우각상징이 현저하고 만곡상징도 볼 수 있다.

◆ **설면 형태 :** 설면의 형태는 삼각형이고 중앙에 설면와를 형성한다(삽형치를 볼 수 있다). 설면와가 종종 치경 방향으로 연장되어 맹공을 형성한다. 설면 치경융선의 발육은 좋지만, 한편으로 설면 치경융선의 중앙 또는 변연융선과 유합하는 곳에 설면 치경구(linguogingival fissure)가 있다.

◆ **인접면 형태 :** 인접면은 삼각형 또는 쐐기형이고 원심면은 근심면에 비해 둥글다.

■ 치근의 형태

단근이고 원추형이다. 근원심적 압편이 강하고 근심면에는 종주융선 또는 종주구, 원심면에는 종주구가 보이고 치근상징을 볼 수 있다.

■ 치수강의 형태

치수강은 상악 중절치처럼 치아 외형과 일치한다. 수실각도 중절치처럼 2개 또는 1개이다. 근관은 1근관이다.

2 • 상악 치아의 평균적 형태

③ 상악 견치 Upper canine

松永　智 Satoru Matsunaga
大橋卓史 Takashi Ohashi
井出吉信 Yoshinobu Ide

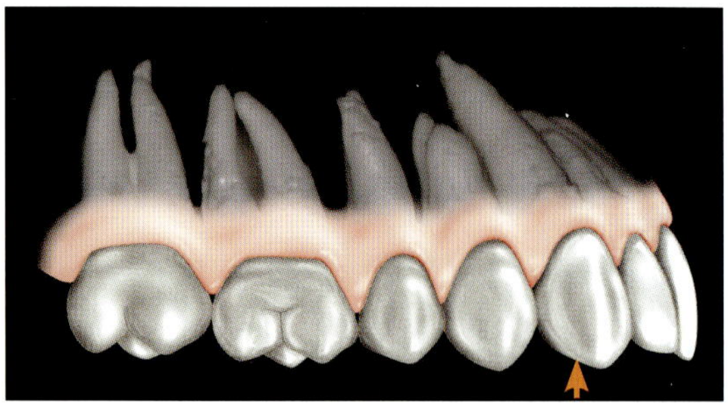

치관・치근의 평균 크기

	남성	여성
치관의 길이	10.09mm	9.57mm
치관의 폭	7.85mm	7.61mm
치관의 두께	8.24mm	7.98mm
치근의 길이	15.92mm	15.27mm
치아 전체의 길이	26.02mm	24.91mm

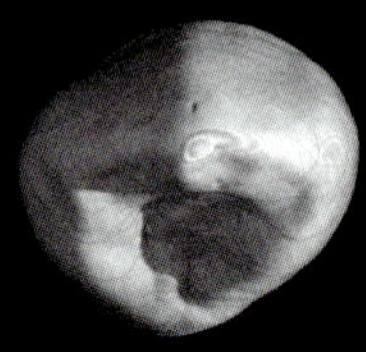

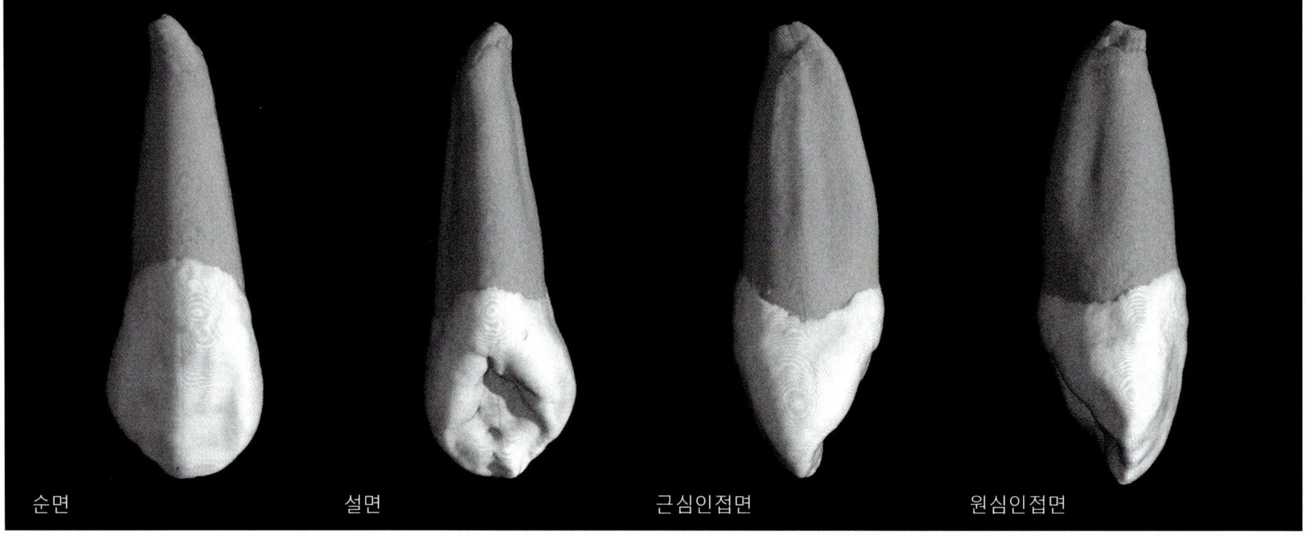

▲ 상악 우측 견치의 치관·치근 형태

■ 치관의 형태

◆ **순면 형태 :** 형태는 오각형이다. 절연은 중앙이 돌출하고 첨두를 형성하며 첨두는 근심 부근에 위치한다. 절연은 원심절연이 근심절연보다 길다. 치경선은 치근을 향해 볼록한다. 근심연은 직선 또는 바깥쪽으로 가볍게 볼록하고 원심연은 직선 또는 바깥쪽으로 함몰되어 있다. 또한 우각상징과 만곡상징이 뚜렷하다.

◆ **설면 형태 :** 설면의 형태는 마름모꼴이다. 특히 설면 치경융선(기저결절)이 발달하고 극돌기가 높은 비율로 출현한다. 또한 중앙 설면융선이 보이고 중앙 설면융선과 원심변연융선 사이에 부융선이 보인다.

◆ **인접면 형태 :** 인접면은 삼각형이다. 순측연은 순측으로 볼록하고 설측연은 치경측 1/3과 절연측 1/3에서 설측으로 볼록하고 치경선은 절연을 향해 볼록하다. 접촉점은 근심에서는 절연측 1/3, 원심에서는 치관 중앙의 높이이다.

■ 치근의 형태

단근이고 삼각추 형태이다. 근원심면은 평탄하거나 가볍게 볼록하다. 근심면, 원심면에는 종주구를 볼 수 있고 치근상징이 있다.

■ 치수강의 형태

치수강은 치아의 외형에 일치하고 수실각은 1개이다. 근관은 1근관이다.

2 • 상악 치아의 평균적 형태

④ 상악 제1소구치 Upper first premolar

松永　智 Satoru Matsunaga
大橋卓史 Takashi Ohashi
井出吉信 Yoshinobu Ide

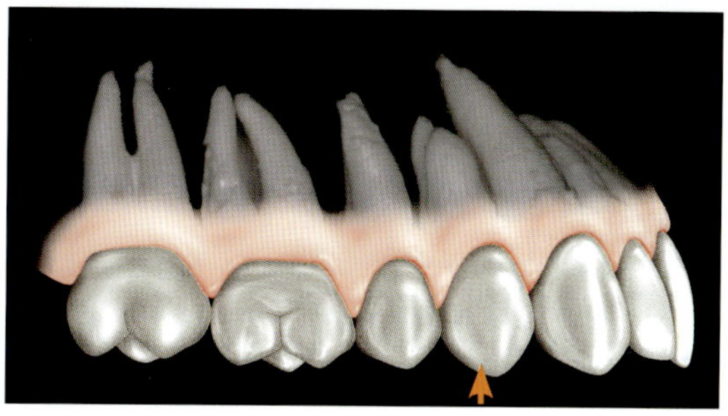

치관・치근의 평균 크기

	남성	여성
치관의 길이	7.99mm	7.74mm
치관의 폭	7.30mm	7.06mm
치관의 두께	9.34mm	9.05mm
치근의 길이	12.75mm	11.90mm
치아 전체의 길이	20.78mm	19.70mm

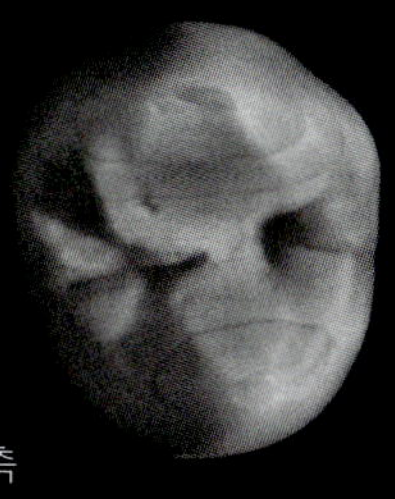

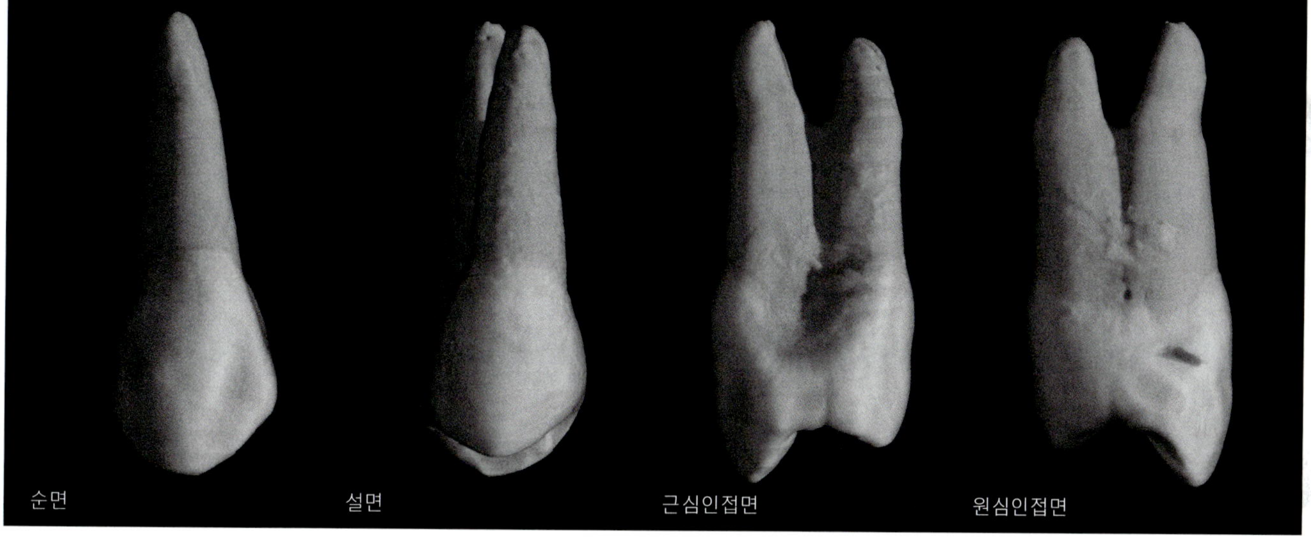

▲ 상악 우측 제1소구치의 치관·치근 형태

■ 치관의 형태

◆ **교합면 형태 :** 형태는 계란형이거나 육각형이다. 해부학적 교합면은 반타원형 또는 사다리꼴이다. 교두는 협측교두·설측교두의 2교두이고 협측교두는 중앙 또는 원심 부근, 설측교두는 근심 부근에 있다. 또한 협측교두는 설측교두보다 높이 솟아있다. 협측 삼각융선과 설측 삼각융선을 볼 수 있고 교합면 구는 H자 또는 U자형이다.
근심변연구는 60%라는 높은 비율로 출현하고 약 13%에서 근심변연융선에 개재결절이 보인다. 또한 만곡상징은 없다.

◆ **협면 형태 :** 협측교두정은 거의 중앙 또는 원심 부근에 있다. 우각상징은 없고 근심이 더 둥글다. 중앙 협면융선이 있고 그 양쪽에 근심·원심 협면구가 있다.

◆ **설면 형태 :** 설측교두정은 근심 부근에 있고 협측교두와 반대이다. 설측교두는 협측교두보다 작고 낮다. 근심변연융선은 원심변연융선보다 높은 위치에 있다. 치경선은 뚜렷하고 치근측을 향해 볼록하다.

◆ **인접면 형태 :** 교합연은 W자형이다.

■ 치근의 형태

2근 또는 단근이고 근원심적 눌림이 강하다. 또한 근심면에 종주구가 있다.

■ 치수강의 형태

치수강은 치아 외형에 일치하고 수실각은 2개이다. 근관은 대부분 협측근관, 설측근관의 2근관이다.

2 • 상악 치아의 평균적 형태

⑤ 상악 제2소구치 Upper second premolar

松永　智 Satoru Matsunaga
大橋卓史 Takashi Ohashi
井出吉信 Yoshinobu Ide

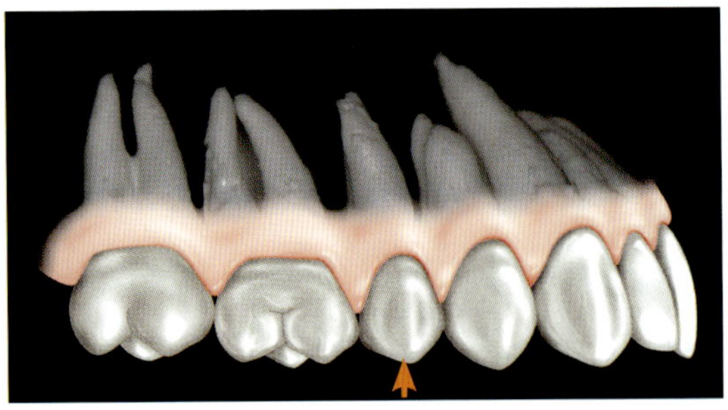

치관・치근의 평균 크기

	남성	여성
치관의 길이	7.22mm	6.87mm
치관의 폭	6.86mm	6.71mm
치관의 두께	9.08mm	8.94mm
치근의 길이	13.23mm	12.15mm
치아 전체의 길이	20.49mm	18.98mm

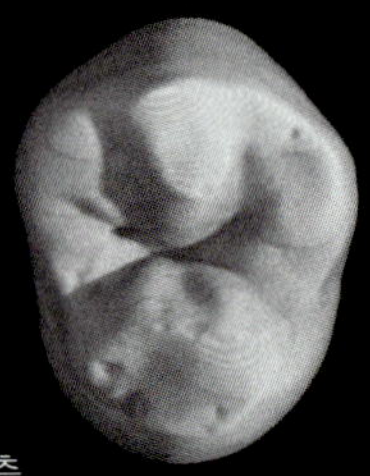

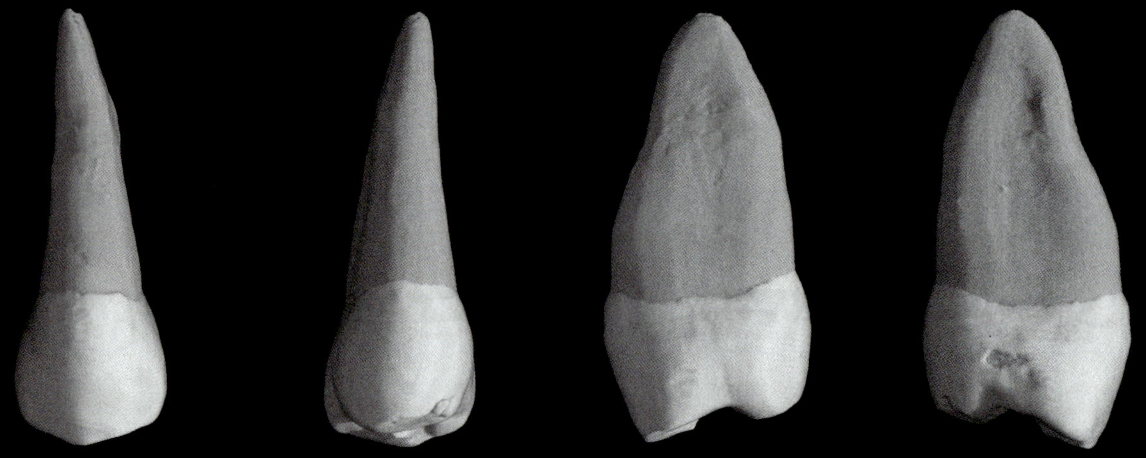

▲ 상악 우측 제2소구치의 치관·치근 형태

■ 치관의 형태

◆ **교합면 형태 :** 계란형이고 근원심은 대조적이다. 부융선의 출현이 현저하고 중앙구가 짧다. 변연구의 출현율은 약 30%이고 근심변연구는 제1소구치의 절반 정도이다.
교합면의 구는 H자형이 약 40%, U자형이 약 20% 출현한다.

◆ **협면 형태 :** 협측교두정은 거의 중앙에 위치한다. 근원심교합연은 길이가 거의 같고 직선이다. 협면의 인접면 경사는 근심과 원심이 거의 동일하다.

◆ **설면 형태 :** 설측교두정은 설면의 거의 중앙에 있다.

◆ **인접면 형태 :** 협측교두와 설측교두의 높이는 거의 같다.

■ 치근의 형태

단근이고 근원심에 근면구가 보이지만 일반적으로 얕다.

■ 치수강 형태

수실은 경계 없이 근관으로 이어지고 근관은 대부분 1근관이다. 수실각은 2개이다.

2 • 상악 치아의 평균적 형태

⑥ 상악 제1대구치 Upper first molar

松永　智 Satoru Matsunaga
大橋卓史 Takashi Ohashi
井出吉信 Yoshinobu Ide

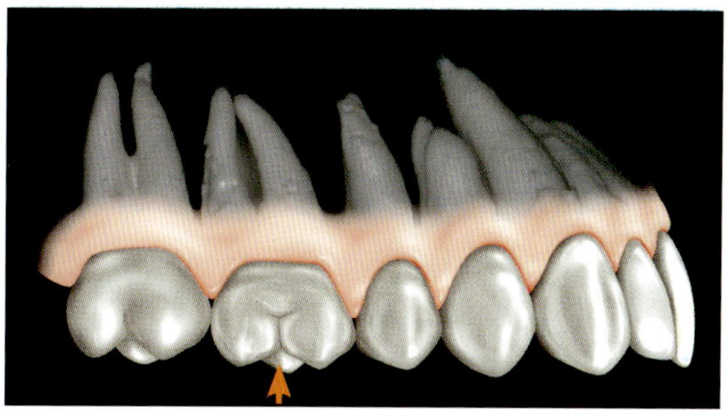

치관 • 치근의 평균 크기

	남성	여성
치관의 길이	6.6mm	6.4mm
치관의 폭	10.6mm	10.1mm
치관의 두께	11.3mm	10.9mm
치근의 길이	11.9mm	11.1mm
치아 전체의 길이	18.4mm	17.6mm

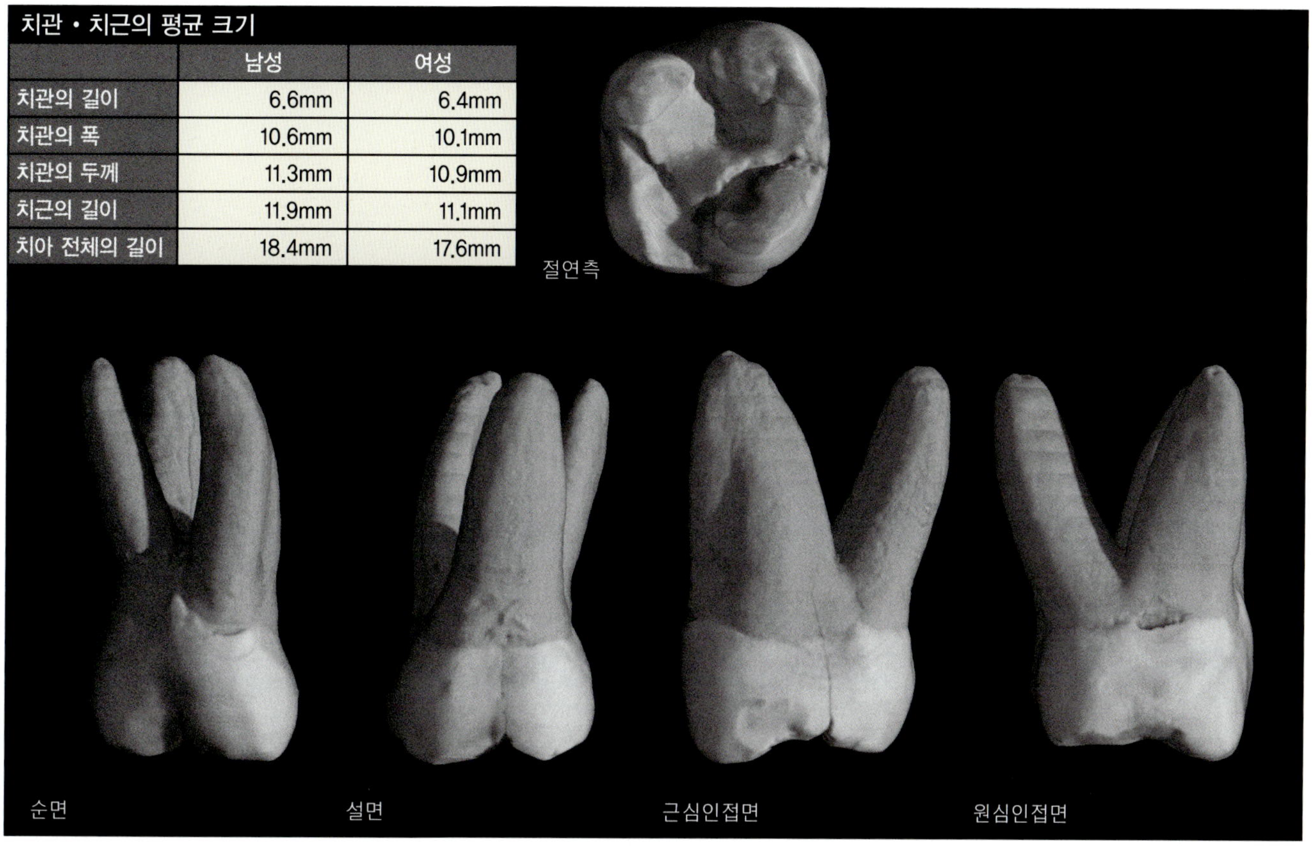

▲ 상악 우측 견치의 치관·치근 형태

■ 치관의 형태

◆ **교합면 형태 :** 평행사변형 또는 마름모꼴이다. 협설경이 크고 상악 치아 중에 최대이다. 교두는 4교두이고 협측교두에 대해 설측교두는 원심으로 틀어져 있다. 교합면에서 교두가 차지하는 비율은 '① 근심 설측교두…설측의 2/3이고 최대', '② 근심 협측교두와 원심 협측교두…협측의 1/2', '③ 원심 설측교두…설측의 1/2이고 최소'이다. 원심 설측교두는 퇴화 경향을 보이고 종종 소교두나 소결절이 된다. 근심설측의 삼각융선과 원심협측의 삼각융선은 종종 연속해 사주융선이 된다. 변연융선상에 근원심 변연구가 보이고 근심변연융선상에 개재결절을 형성하기도 한다. 또한 30%의 출현 빈도로 근심설측교두 설면에 결절이 관찰되는데 카라벨리씨 결절(제5교두)이라고 부른다.

◆ **협면 형태 :** 협면의 외형은 사다리꼴이다. 치경선은 수평하고 직선 또는 치근측으로 볼록하다. 접촉점은 근심에서는 교합면측 1/3, 원심에서는 거의 중앙의 높이에 있다. 또한 우각상징, 만곡상징을 볼 수 있다. 협면구가 협면의 중앙을 종주하고 협면소와가 관찰되기도 한다. 협측교두에서 종주하는 2개의 협면융선과 횡주하는 1개의 협면치경융선이 있다.

◆ **설면 형태 :** 사다리꼴이고 치경선은 거의 직선이다. 교합연은 W자형이고 설면구는 중앙을 종주한다.

◆ **인접면 형태 :** 사다리꼴이다.

■ 치근의 형태

근심협측근, 원심협측근, 구개근의 3근이고 근원심협측근은 바깥쪽을 향하고 근원심적으로 눌린 형태이다. 설측근은 이개가 크고 강하며 협설적으로 압형되어 있다.

■ 치수강 형태

수실은 입방형이고 천정은 수실을 향해 볼록하고 4개의 수실각을 만든다. 근관은 근심협측근관, 원심협측 근관, 설측 근관의 3근관이다.

2 • 상악 치아의 평균적 형태

⑦ 상악 제2대구치 Upper second molar

松永　智 Satoru Matsunaga
大橋卓史 Takashi Ohashi
井出吉信 Yoshinobu Ide

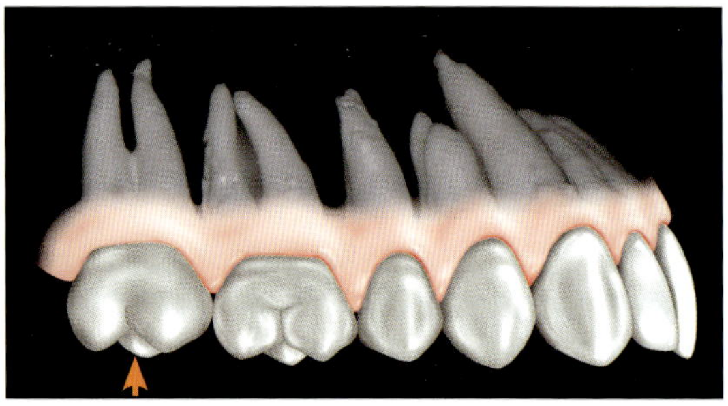

치관 • 치근의 평균 크기

	남성	여성
치관의 길이	6.8mm	6.8mm
치관의 폭	10.0mm	9.4mm
치관의 두께	11.4mm	11.0mm
치근의 길이	11.9mm	11.2mm
치아 전체의 길이	18.7mm	17.9mm

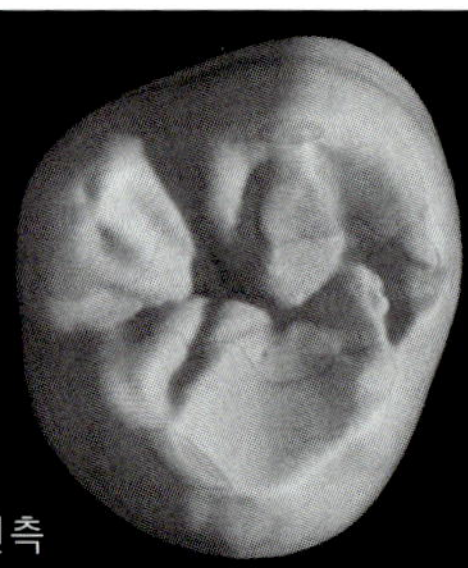

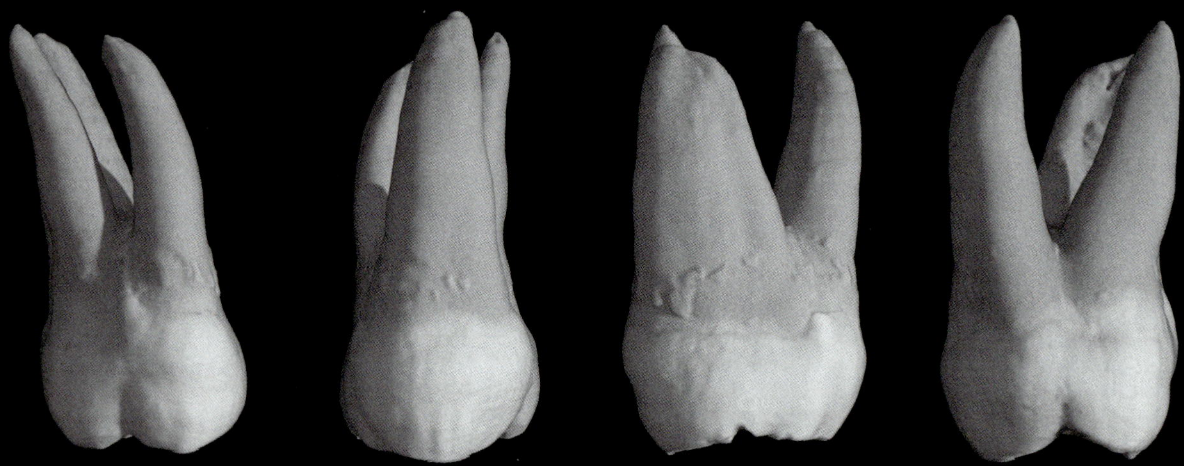

▲ 상악 우측 제2대구치의 치관·치근 형태

■ 치관의 형태

- **교합면 형태 :** 평행사변형이고 마름모꼴이다. 교두는 4교두이고 교합면의 구는 H자형 또는 Y자형이다. 삼각융선, 삼각구, 부융선, 변연구의 출현은 제1대구치와 거의 동일하다.
- **협면 형태 :** 협면의 외형은 평행사변형이다. 치경선은 직선이고 수평으로 이어진다. 교합연은 W자형이고 협면구는 원심에 위치한다. 우각상징, 만곡상징이 현저하다.
- **설면 형태 :** 외형은 둥근 사변형이다. 치경선은 거의 직선이고 인접면의 경사는 둔하다. 설면 전체가 둥글고 원심설측교두는 축소, 둔원화 경향을 보인다. 설면구는 원심에 위치한다.
- **인접면 형태 :** 외형이 사다리꼴이다. 협측연은 설측으로 경사지고 설측연은 협측으로 크게 경사져 있다. 교합연은 짧다. 치경선은 직선에 가깝다.

■ 치근의 형태

근심협측근, 원심협측근, 구개근의 3근이다. 치간이개가 좁고 치근상징이 뚜렷하다.

■ 치수강의 형태

수실은 입방형이고 근관은 근심협측 근관, 원심협측 근관, 설측 근관의 3근관이다.

3 • 하악 치아의 평균적 형태

① 하악 중절치 Upper central incisor

松永　智 Satoru Matsunaga
大橋卓史 Takashi Ohashi
井出吉信 Yoshinobu Ide

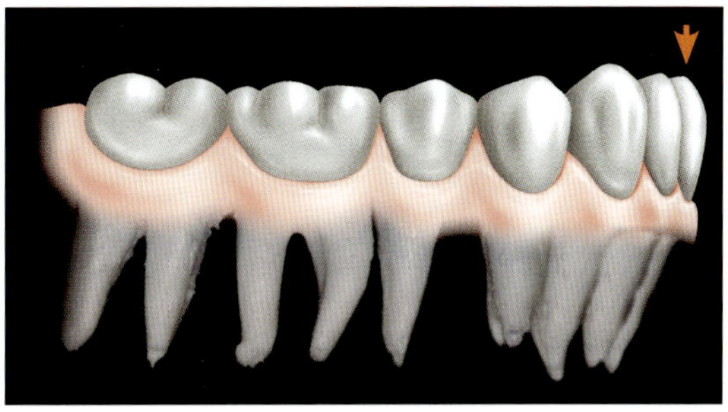

치관 • 치근의 평균 크기

	남성	여성
치관의 길이	8.38mm	8.35mm
치관의 폭	5.33mm	5.20mm
치관의 두께	5.64mm	5.41mm
치근의 길이	11.29mm	11.10mm
치아 전체의 길이	19.85mm	19.42mm

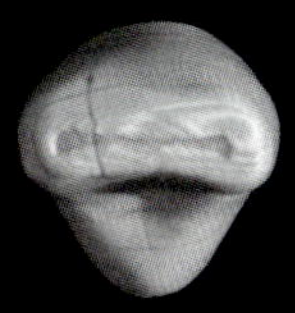

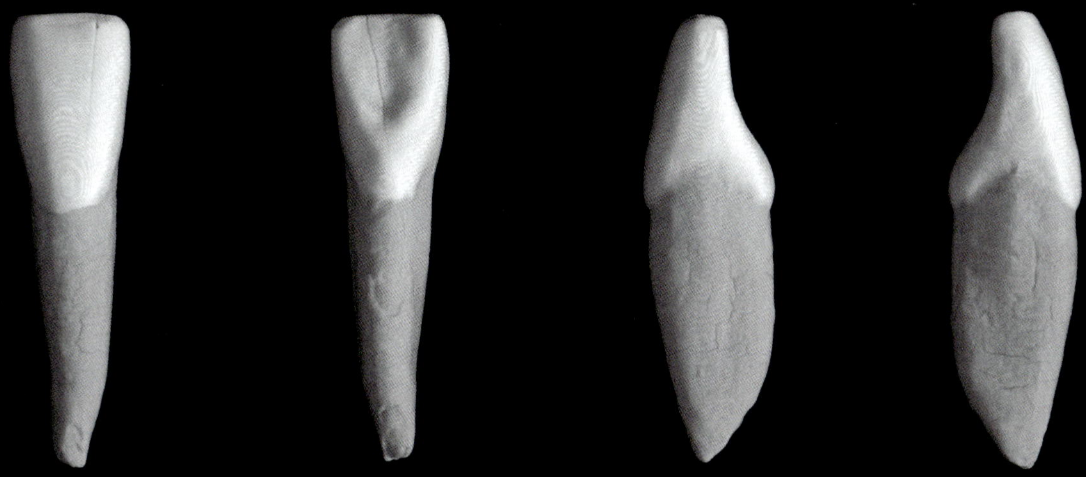

▲ 하악 우측 중절치의 치관·치근 형태

■ 치관의 형태

◆ **순면 형태 :** 순면의 형태는 세로로 긴 장방형 또는 U자형이다. 절연은 직선이고 치경선은 치근을 향해 볼록하다. 근원심연은 근첨을 향해 직선으로 이어진다. 순면은 상방은 평평하지만 치경부 부근에서는 볼록하다.
우각상징과 만곡상징이 없다. 접촉점의 높이는 근원심이 거의 동일하고 절연측 1/6에서 볼 수 있다. 치은에서 출현 직후 절연결절이 있다.

◆ **설면 형태 :** 설면은 삼각형이다. 변연융선의 발육이 불량하고 설면와는 얕다. 극돌기, 설면치경구, 맹공을 볼 수 없다.

◆ **인접면 형태 :** 인접면은 주머니 모자(烏帽子라고 해서 일본에서 관례를 올린 남자가 쓰는 검은 모자)처럼 생겼다. 순측연은 볼록하고 치경선은 절연을 향해 볼록하다. 근심면, 원심면은 형태와 크기가 동일하다.

■ 치근의 형태

단근이고 타원형이다. 근원심적 압형이 강하다. 근심면에는 종주융선이 보이고 원심면에는 종주구가 있다. 치근상징이 없고 직선적이다.

■ 치수강의 형태

치수강의 형태는 치아의 외형에 일치한다. 수실각은 2개이다.

3 • 하악 치아의 평균적 형태

② 하악 측절치 Upper lateral incisor

松永　智 Satoru Matsunaga
大橋卓史 Takashi Ohashi
井出吉信 Yoshinobu Ide

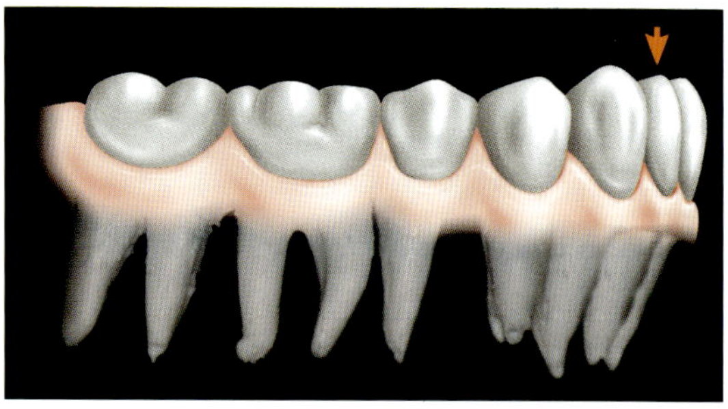

치관 • 치근의 평균 크기

	남성	여성
치관의 길이	8.64mm	8.76mm
치관의 폭	5.93mm	5.70mm
치관의 두께	6.09mm	6.07mm
치근의 길이	12.21mm	10.79mm
치아 전체의 길이	21.04mm	20.47mm

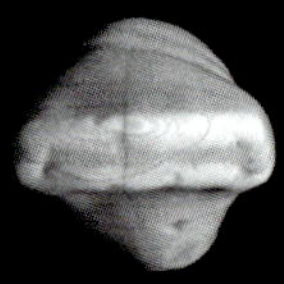

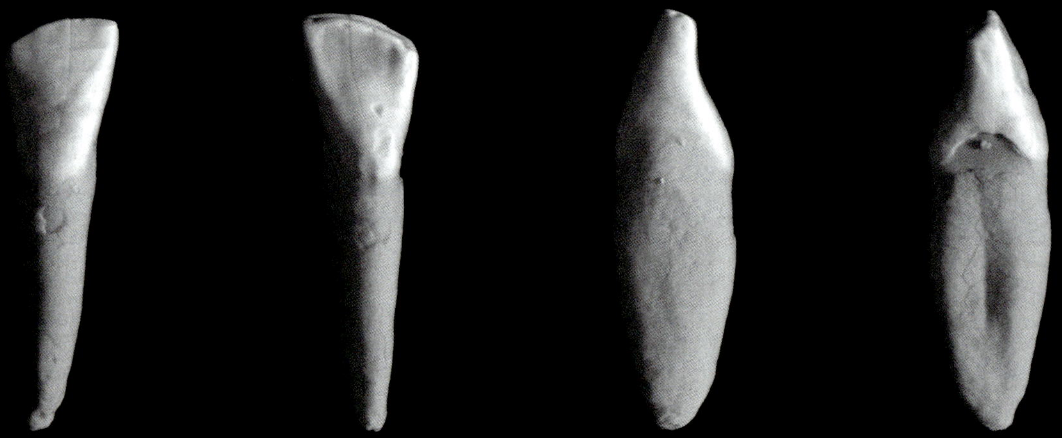

▲ 하악 우측 측절치의 치관·치근 형태

■ 치관의 형태

◆ **순면 형태 :** 순면의 형태는 세로로 긴 장방형 또는 U자형이다. 하악 중절치보다 치관폭경, 치관고경이 크다. 우각상징이 뚜렷하고 만곡상징이 있다. 치경선은 치근을 향해 볼록하다. 접촉점은 근심이 원심보다 높다. 견치화를 보이기도 한다.

◆ **설면 형태 :** 설면의 형태는 삼각형이다. 변연융선의 발육은 불량하고 설면와는 얕다. 극돌기, 설면치경구, 맹공은 없다.

◆ **인접면 형태 :** 인접면의 형태는 주머니 모자처럼 생겼다. 순측연은 약하게 볼록하고 치경선은 절연을 향해 볼록하다.

■ 치근의 형태

단근이고 타원형이고 근원심적 압형이 강하다. 근심면에는 종주융선이 있고 원심면에는 종주구가 있다. 치근상징이 없고 직선적이다.

■ 치수강의 형태

치수강은 치아 외형에 일치하는 형태를 가진다. 수실각은 2개이다.

3 • 하악 치아의 평균적 형태

③ 하악 견치 Lower canine

松永　智 Satoru Matsunaga
大橋卓史 Takashi Ohashi
井出吉信 Yoshinobu Ide

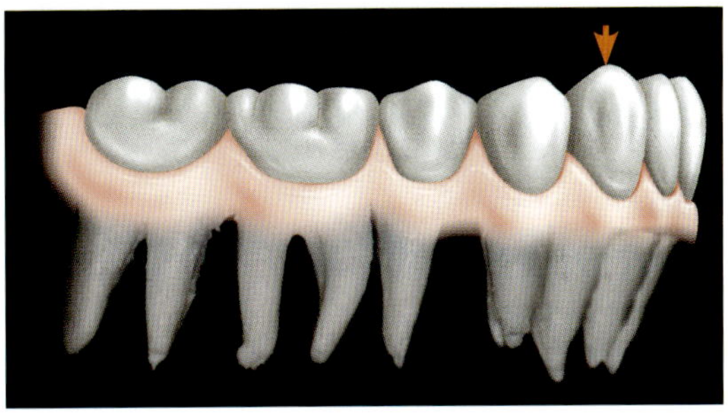

치관 • 치근의 평균 크기

	남성	여성
치관의 길이	10.29mm	9.74mm
치관의 폭	6.92mm	6.47mm
치관의 두께	7.84mm	7.31mm
치근의 길이	14.31mm	13.69mm
치아 전체의 길이	24.66mm	23.18mm

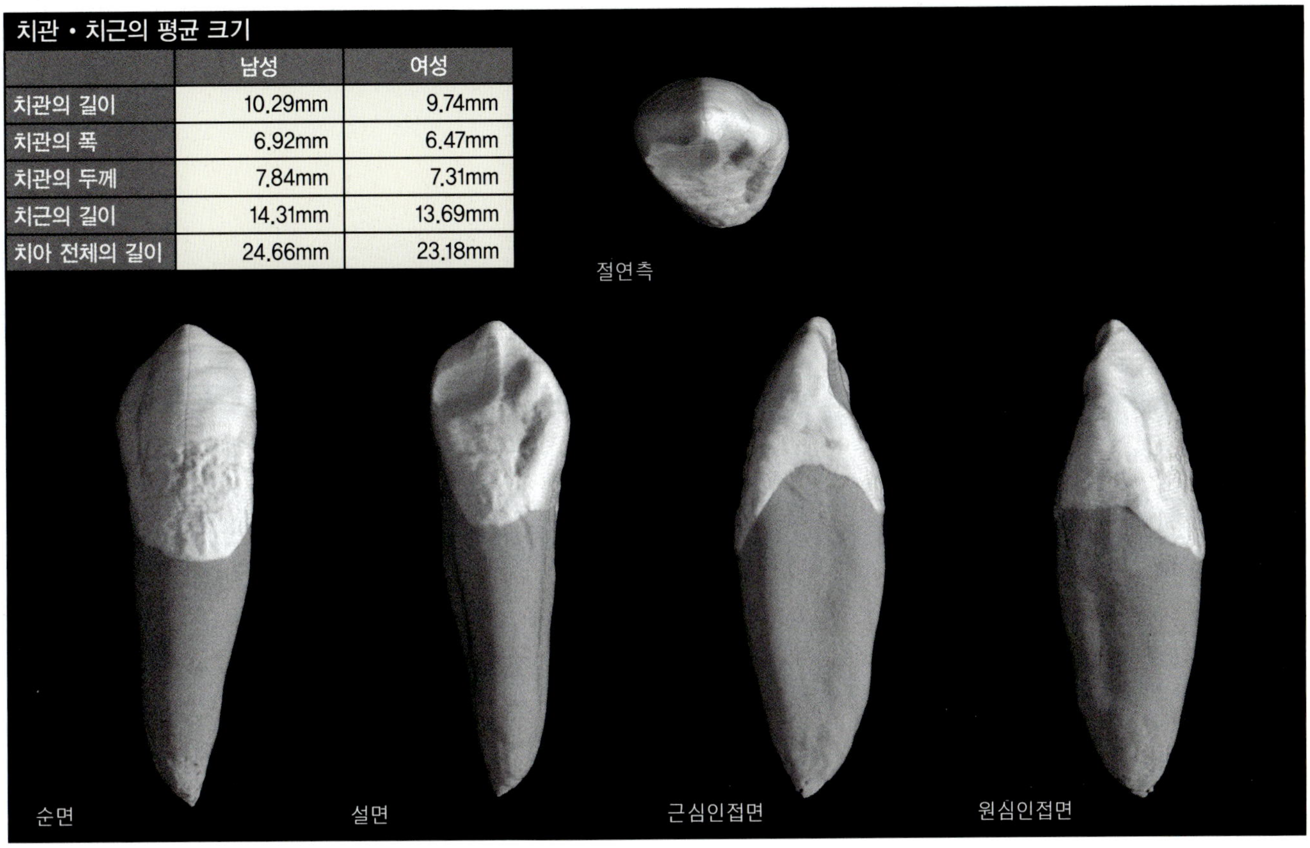

▲ 하악 우측 견치의 치관·치근 형태

■ 치관의 형태

◆ **순면 형태 :** 형태는 상악 견치와 비슷하지만, 치관폭경이 좁고 치관고경이 높아 가늘고 긴 오각형이다. 절연은 첨두를 형성하지만 첨두는 낮고 근심 부근에 위치한다.
원심절연이 근심절연보다 길다. 근심연은 직선이고 치근을 향하며 원심연은 직선 또는 바깥쪽으로 함몰되었다.
치경선은 치근측을 향해 볼록하다. 우각상징과 만곡상징이 뚜렷하다. 순면융선이 보이지만 발육이 불량하다.

◆ **설면 형태 :** 설면의 마름모꼴이다. 설면치경융선(기저결절)이 보이지만 발육이 불량하다.

◆ **인접면 형태 :** 인접면은 삼각형이다. 순측연은 순측으로 가볍게 볼록하고 치경선은 절연측을 향해 볼록하다. 근심에서 접촉점은 상악견치와 비교했을 때 절연 부근에 위치한다.

■ 치근의 형태

단근이고 원추형이며 근원심적 압형이 강하다. 상악견치에 비해 근원심면에서 종주구를 쉽게 볼 수 있다. 치근상징이 있다.

■ 치수강의 형태

치수강은 치아의 외형에 일치한다. 수실각은 1개다.

3 • 하악 치아의 평균적 형태

④ 하악 제1소구치 Lower first premolar

松永　智 Satoru Matsunaga
大橋卓史 Takashi Ohashi
井出吉信 Yoshinobu Ide

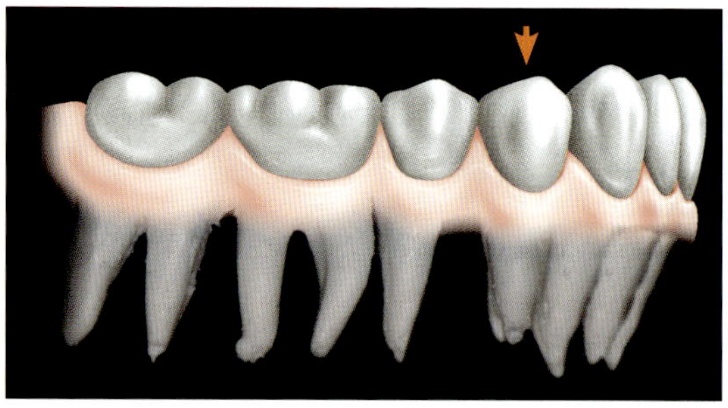

치관・치근의 평균 크기

	남성	여성
치관의 길이	8.15mm	7.77mm
치관의 폭	7.00mm	6.88mm
치관의 두께	7.77mm	7.61mm
치근의 길이	13.50mm	13.10mm
치아 전체의 길이	21.66mm	20.72mm

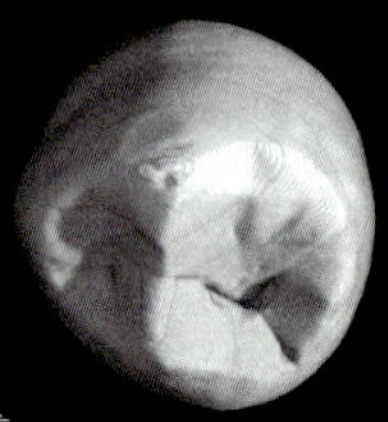

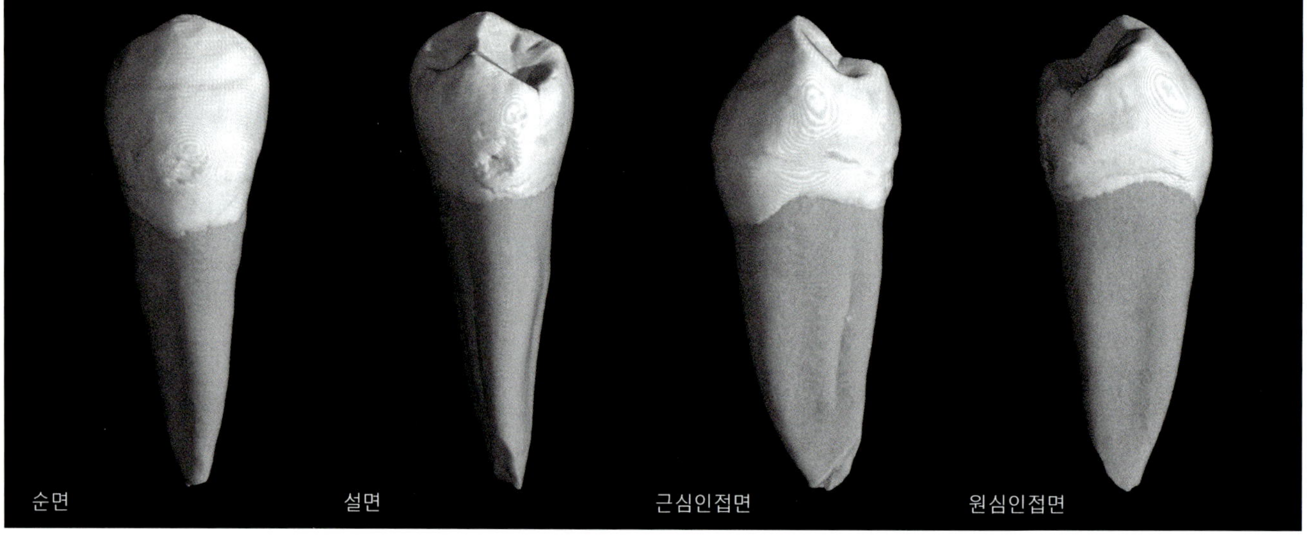

▲ 하악 우측 제1소구치의 치관·치근 형태

■ 치관의 형태

◆ **교합면 형태 :** 부정(不正 불완전한)원형이다. 해부학적 교합면은 부정삼각형(삼각형이 아님)이다. 교두는 협측교두·설측교두의 2교두이고, 협측교두는 중앙 또는 근심 부근, 설측교두도 근심 부근에 있다. 또한 협측교두는 설측교두보다 높고 크고 뾰족한 형태이다. 협측삼각융선과 설측삼각융선을 볼 수 있고 종종 만나서 연합융선을 이룬다. 또한 협측삼각융선의 근심측(48.3%)과 원심측(85.9%)에 부융선이 보인다. 변연융선이 뚜렷하고 근심변연융선은 원심변연융선보다 짧고 높이 위치한다. 근심소와, 원심소와가 있고 원심소와는 근심소와보다 넓다. 교합면 전체의 구는 역ハ자 형태이고 특히 설측 절반의 발육이 불량하고 견치화 경향을 보인다.

◆ **협면 형태 :** 외형은 좌우가 대칭인 오각형이다. 근원심교합연은 거의 직선이고 근원심연은 직선이거나 볼록하다. 치경선은 직선 또는 치근을 향해 볼록하다. 우각상징이 뚜렷하고 접촉점은 높이가 거의 같다.

◆ **설면 형태 :** 설측교두는 융선화하고 설측에서 보면 교합면과 인접면의 대부분이 보인다. 설측교두는 근심으로 편위해 있다. 또한 원심설면구가 보이기도 한다.

◆ **인접면 형태 :** 인접면의 외형은 부정사각형(정사각형이 아님)이다. 협측 최대 풍융부, 설측 최대 풍융부는 치경측 1/3에 있다.

■ 치근의 형태

단근이고 원추형이다. 근심면에는 융선이 있고 양쪽에 근심근면구가 있다. 원심면에는 원심근면구가 있다.

■ 치수강의 형태

수실의 형태는 외형과 일치하며 설측수실각이 없다. 근관은 1근관이다.

3 • 하악 치아의 평균적 형태

⑤ 하악 제2소구치 Lower second premolar

松永　智 Satoru Matsunaga
大橋卓史 Takashi Ohashi
井出吉信 Yoshinobu Ide

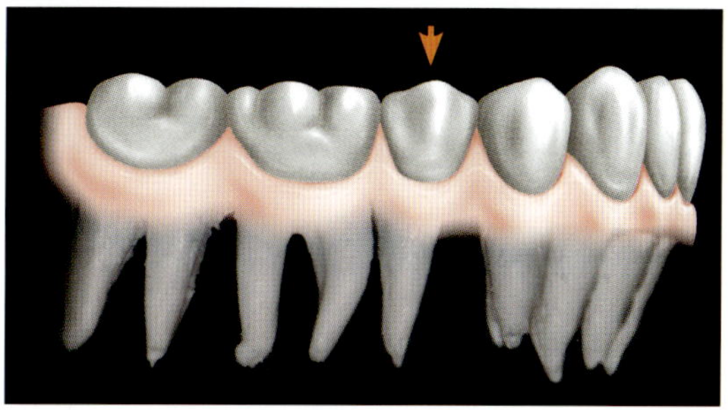

치관 • 치근의 평균 크기

	남성	여성
치관의 길이	7.26mm	7.00mm
치관의 폭	7.17mm	7.05mm
치관의 두께	8.35mm	7.99mm
치근의 길이	13.16mm	13.11mm
치아 전체의 길이	20.92mm	20.36mm

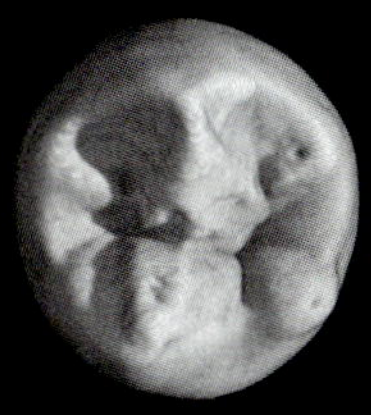

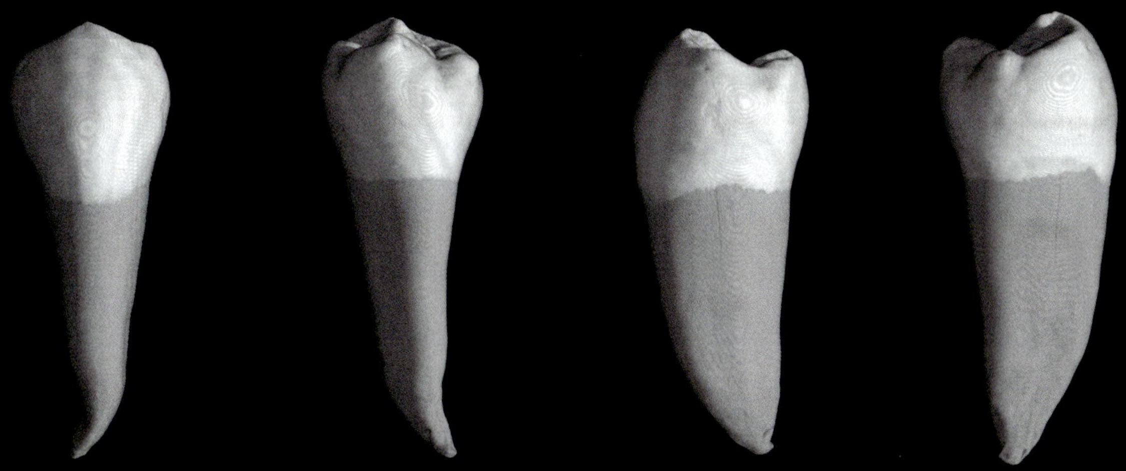

▲ 하악 우측 제2소구치의 치관·치근 형태

■ 치관의 형태

◆ **교합면 형태 :** 형태는 부정사변형(정사변형이 아님)이다. 해부학적 교합면은 부정방형(정방형이 아님)이다. 교두는 협측교두·설측교두, 그리고 설측교두원심에 부교두를 만들고 3교두화 경향이 있다. 교합면의 구는 U형(23%), Y형(38%), H형(39%)이다. 교합면에는 중앙결절(중심결절, 궁창결절)이 출현한다. 설측 절반의 발육이 좋고 구치화 경향이 있다.

◆ **협면 형태 :** 외형은 오각형이다. 근원심교합연은 거의 직선이고 근원심연은 상부는 볼록, 하부는 함몰 또는 직선이다. 치경선은 치근을 향해 약하게 볼록하다. 우각상징은 뚜렷하고 만곡상징이 있다.

◆ **설면 형태 :** 설측교두는 발육이 좋고 설측교두와 부교두간에 설면구가 있다.

◆ **인접면 형태 :** 외형은 부정사변형이다. 교두의 높이는 협측교두가 설측교두보다 높다. 협측 최대 풍융부는 치경측 1/3, 설측 최대 풍융부는 치경측 1/2이다.

■ 치근의 형태

단근이고 원추형이다. 협면, 설면이 좁다. 근심면은 평탄하고 근면구는 선명하지 않다. 원심면은 풍융이 있고 원심근면구가 있다.

■ 치수강의 형태

수실의 형태는 외형과 일치하며 협측·설측수실각이 있다. 근관은 1근관이다.

3 • 하악 치아의 평균적 형태

⑥ 하악 제1대구치 Lower first molar

松永　智 Satoru Matsunaga
大橋卓史 Takashi Ohashi
井出吉信 Yoshinobu Ide

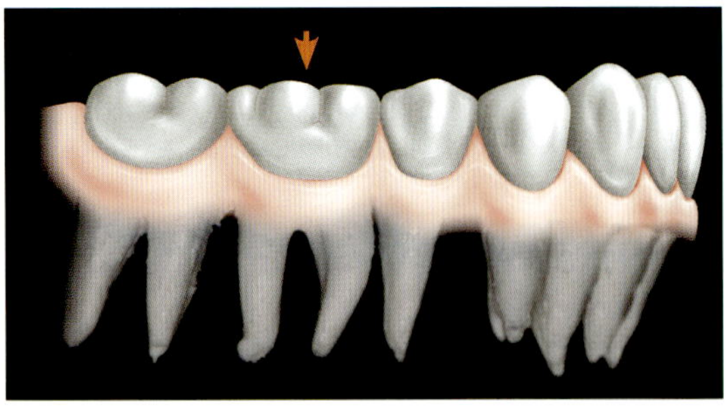

치관 • 치근의 평균 크기

	남성	여성
치관의 길이	6.9mm	6.6mm
치관의 폭	11.6mm	10.9mm
치관의 두께	10.7mm	10.2mm
치근의 길이	12.3mm	12.0mm
치아 전체의 길이	19.3mm	18.6mm

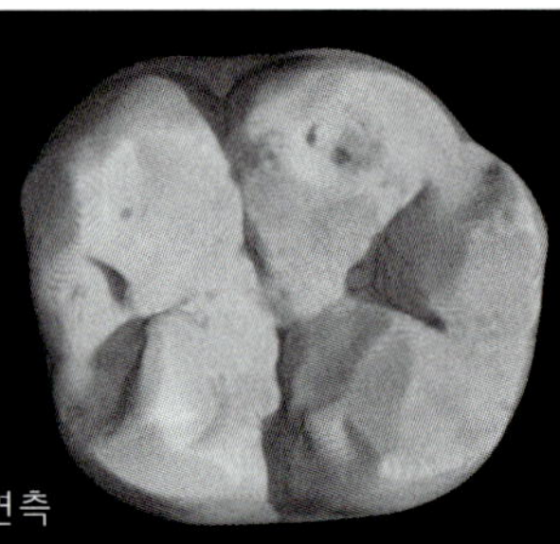

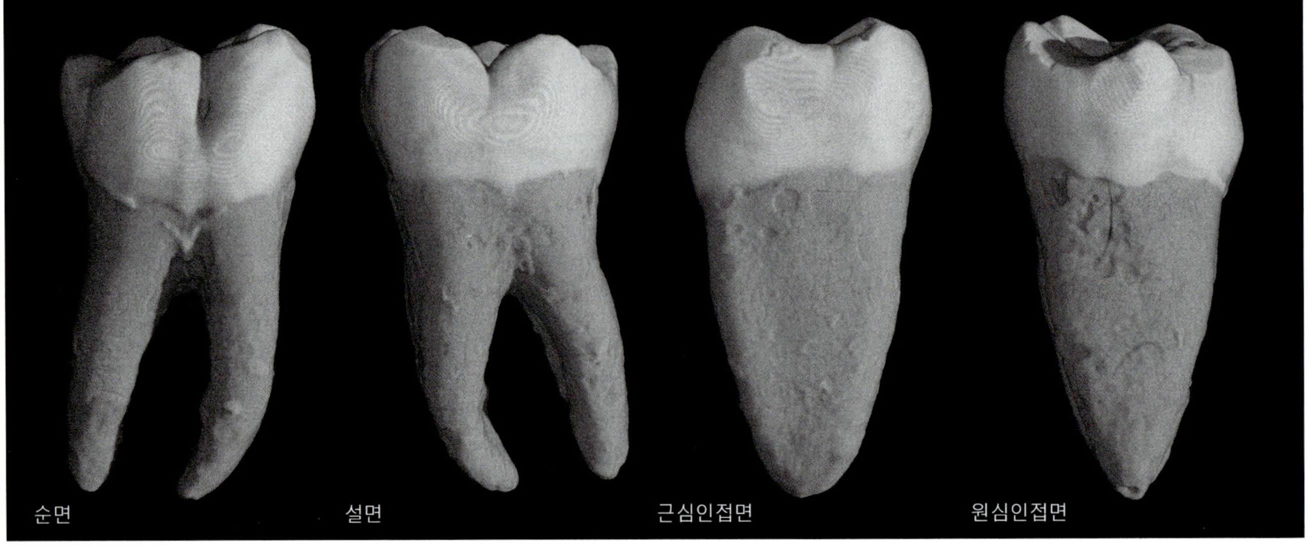

▲ 하악 우측 제1대구치의 치관·치근 형태

■ 치관의 형태

◆ **교합면 형태 :** 외형은 방형 또는 육각형이다. 협측의 2각은 예각, 설측의 2각은 둔각이다.
교두는 5교두이고, 협측에서는 근심협측교두가 가장 크고, 설측의 2교두는 크기가 거의 비슷하다. 또한 협측원심의 원심교두는 퇴화 경향을 보인다. 각 교두에서 교합면 중앙으로 삼각융선이 주행한다.
교합면의 중앙구에는 드리오피테쿠스 패턴이라고 해 Y자형을 볼 수 있고 중앙소와, 근심소와, 원심소와가 있다.

◆ **협면 형태 :** 협면의 외형은 역사다리꼴이고 교합연은 M자형이다. 원심교두보다 근심교두가 더 높다. 협면구는 협면 중앙을 종주하고 원심협면구가 협면원심 1/5을 종주한다. 협면융선이 교두에서 종주하고 협면치경융선이 횡주한다. 또한 만곡상징이 있다.
협면의 근심 절반에 protostylid라는 결절이 출현한다.

◆ **설면 형태 :** 외형은 역사다리꼴이다. 치경선은 거의 직선이고 교합연은 M자형이다. 설면구가 중앙을 종주한다.

◆ **인접면 형태 :** 외형은 사다리꼴이고 치경선은 직선이다. 협측연은 설측경사가 뚜렷하고 설측연은 거의 수직에 가깝다.

■ 치근의 형태

근심근, 원심근의 2근이다. 근심근은 크고 근원심적 압편(넓게 눌린 면)이 강하고 원심근은 압편이 약하고 둥근 분위기다. 원심설측근이 출현하기도 한다.

■ 치수강의 형태

수실은 입방형이다. 근심협측 근관, 근심설측 근관, 원심 근관의 3근관이다.

3 • 하악 치아의 평균적 형태

⑦ 하악 제2대구치 Lower second molar

松永　智 Satoru Matsunaga
大橋卓史 Takashi Ohashi
井出吉信 Yoshinobu Ide

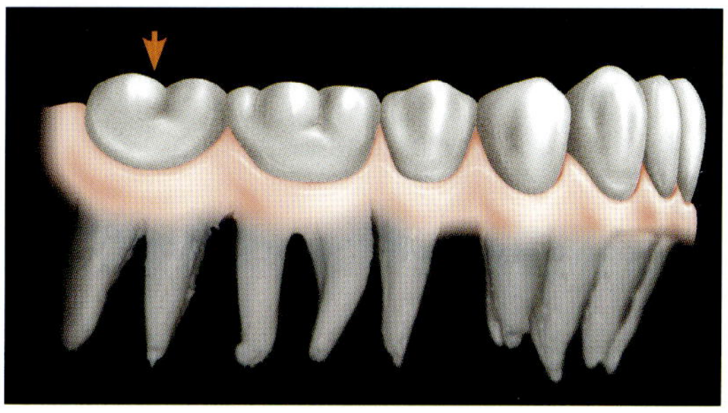

치관 • 치근의 평균 크기

	남성	여성
치관의 길이	6.6mm	6.5mm
치관의 폭	11.1mm	10.9mm
치관의 두께	10.5mm	11.0mm
치근의 길이	12.2mm	11.6mm
치아 전체의 길이	19.0mm	18.2mm

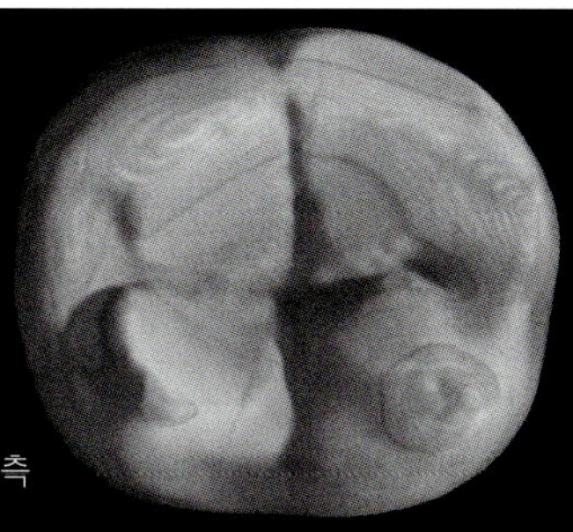

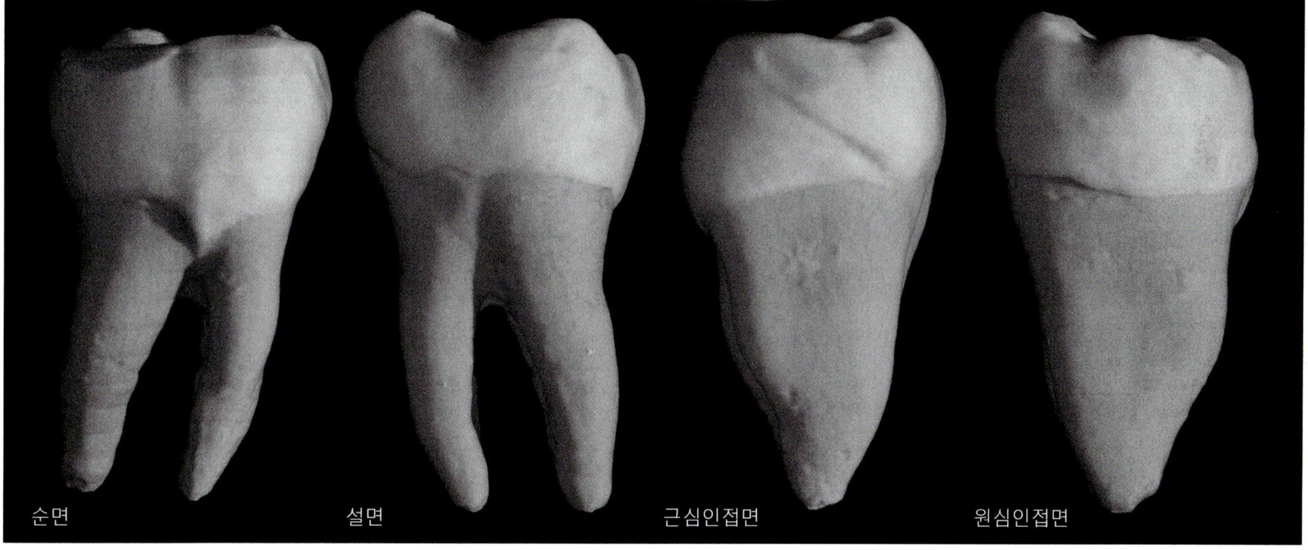

▲ 하악 우측 제2대구치의 치관·치근 형태

■ 치관의 형태

◆ **교합면 형태 :** 외형은 사각형이다. 교두는 5교두이지만 원심교두는 종종 결절·융선화한다. 교합면구의 형태는 +자형 또는 X형이다. 삼각구의 출현은 제1대구치와 거의 동일하다. 또한 변연구의 출현율이 낮다.

◆ **협면 형태 :** 협면의 외형은 제1대구치처럼 역사다리꼴이다. 치경선은 직선이고 수평으로 이어지고 교합연은 교두에 일치한다. 협면구는 협면의 중앙에 위치하고 원심협면구는 종종 없다. 치간돌기는 제1대구치보다 뚜렷하다.

◆ **설면 형태 :** 외형은 역사다리꼴이다. 치경선은 거의 직선이고 교합연은 M자형이다. 설면구가 중앙을 종주한다.

◆ **인접면 형태 :** 외형은 부정사변형이다. 협측연은 설측으로 크게 경사져 있고 설측연은 수직이다. 교합연은 짧고 치경선은 직선이다.

■ 치근의 형태

근심연, 원심연의 2근이고 종종 단근일 때도 있다. 근간이개가 좁고 치근상징이 뚜렷하다. 종종 근원심근의 협측이 유합된 통상근을 볼 수 있다.

■ 치수강의 형태

수실은 입방형이다. 근심협측 근관, 근심설측 근관, 원심 근관의 3근으로 이루어져 있다. 또한 통상근에서 U자형 근관이 많다.

4• 단독치 치관·치근 형태의 해부

① 상악 중절치 Upper central incisor

井出吉信 Yoshinobu Ide
松永 智 Satoru Matsunaga

상악 중절치의 치관 형태(그림 1~3)

1. 순면 형태

상악 중절치의 순면은 세로로 긴 사다리꼴과 유사하다. 상저에 해당하는 치경선은 치근 방향으로 볼록하고 하저에 해당하는 절연은 직선적이다. 다른 변은 근심연, 원심연이라 부르고 모두 커브를 그리며 근심연에 비해 원심연의 만곡정도가 더 강하다.

그리고 근심연의 최대 풍융부는 절연우각 부근에 존재하지만, 원심연에서는 절연측 1/3에 있다. 근원심연과 절연이 만드는 각을 근심절연우각·원심절연우각이라 하고 원심절연우각이 둔각이고 더 둥글다(우각상징).

절연, 치경선, 근심연, 원심연으로 둘러싸인 순면을 관찰하면 절연측 1/2은 평탄하지만 치경측 1/2은 근원심면을 향해 커브를 그린다. 근심의 1/2은 원심의 1/2에 비해 순측의 풍융이 더 강하다(만곡상징).

2개의 순면구가 절연에서 치경선을 향하고 근심순면구,

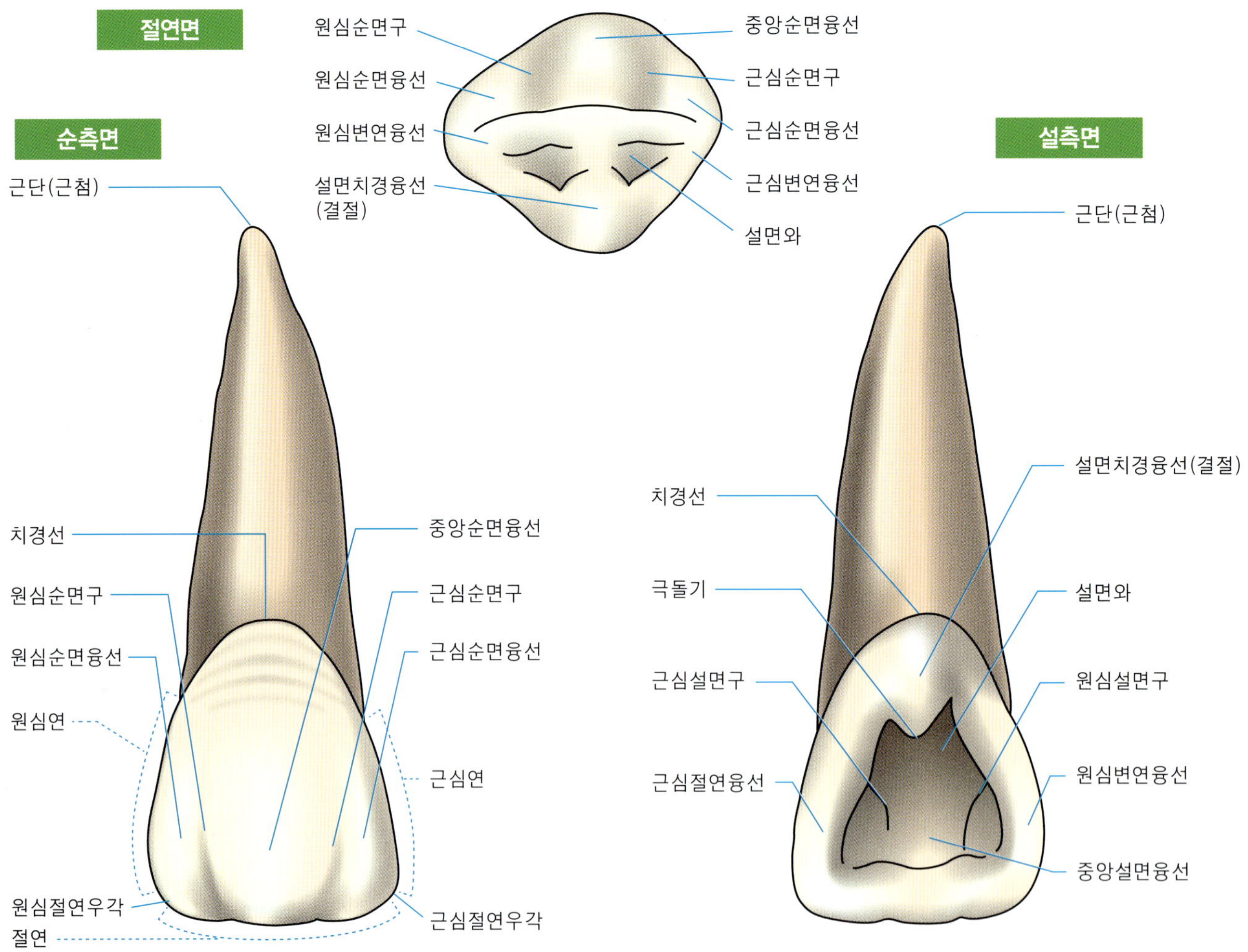

그림 1. 상악 중절치의 형태와 명칭. *(계속)*

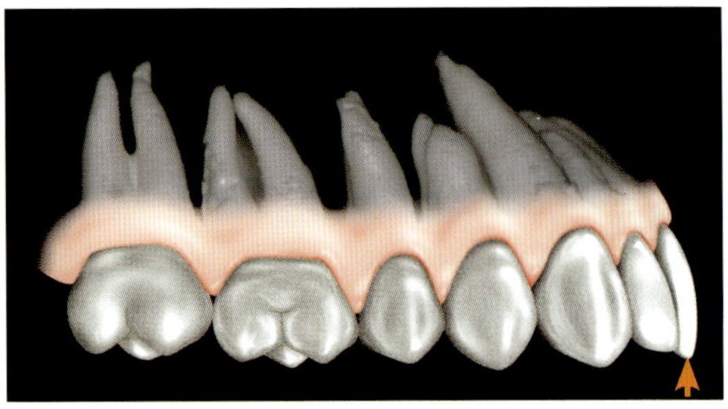

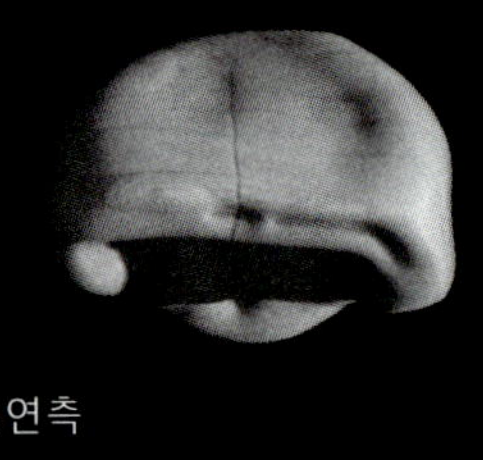

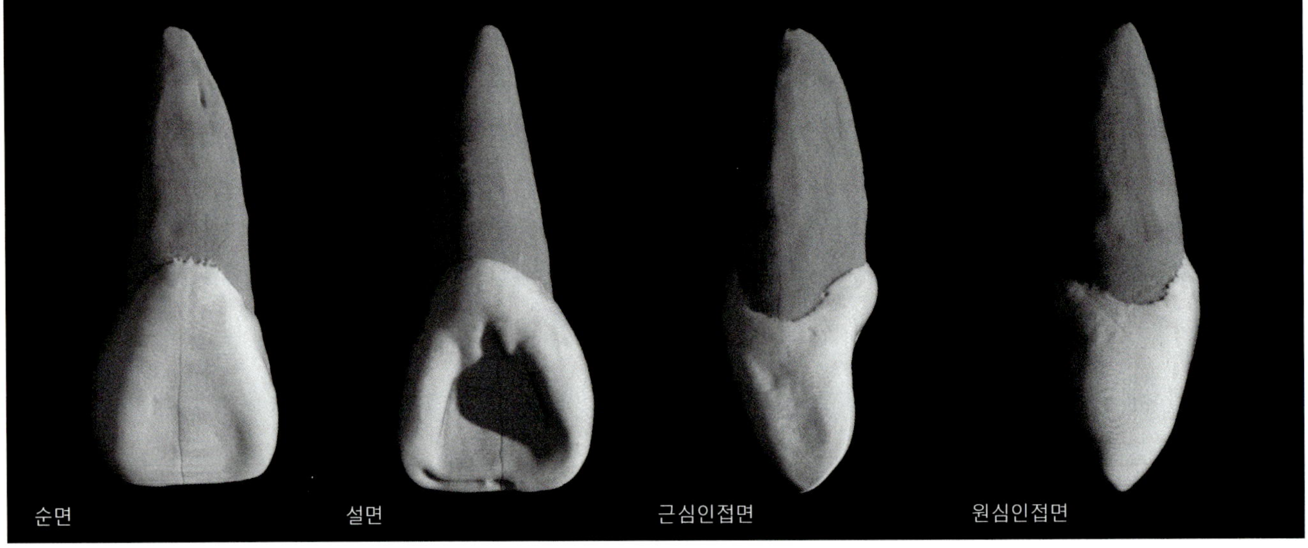

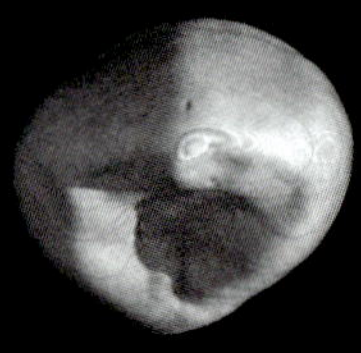

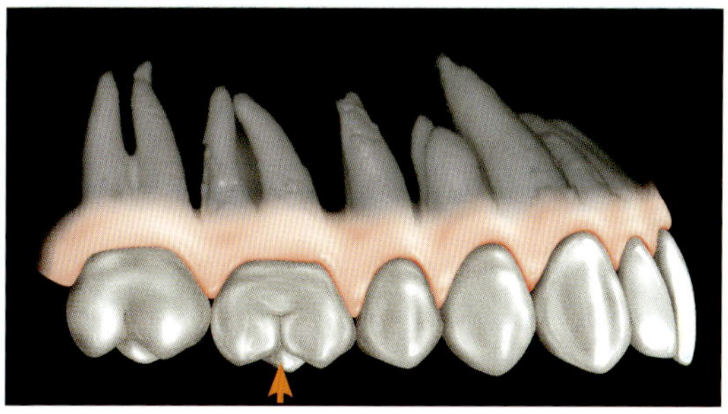

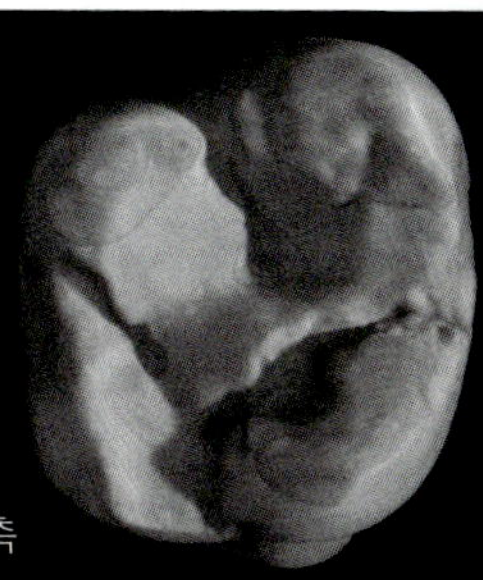

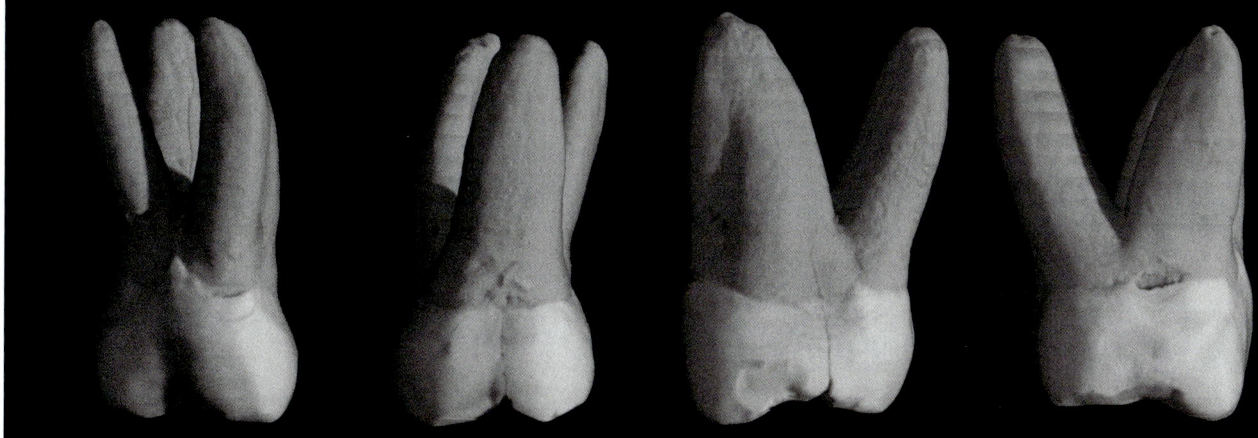

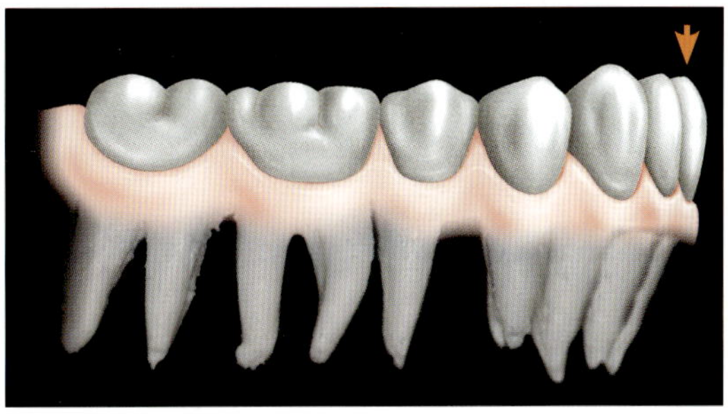

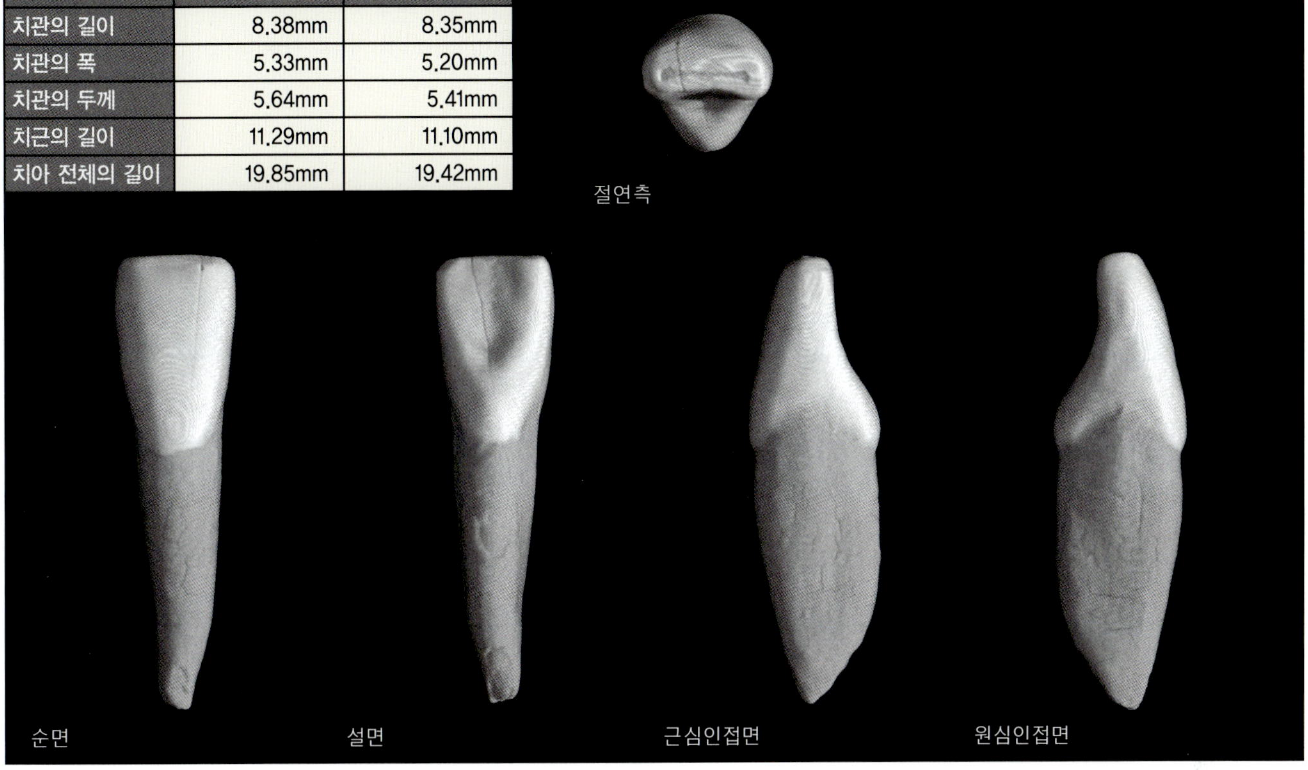

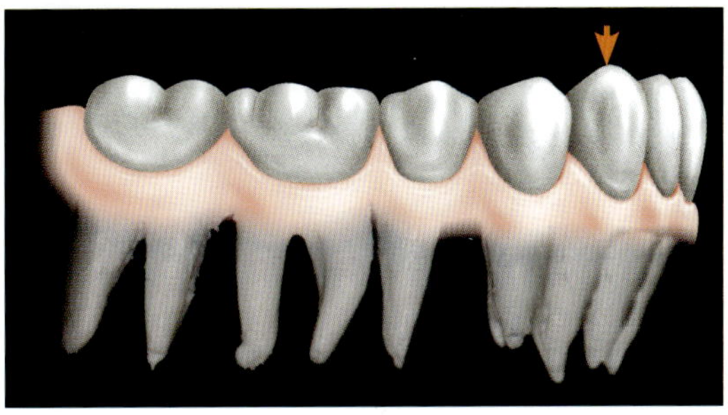

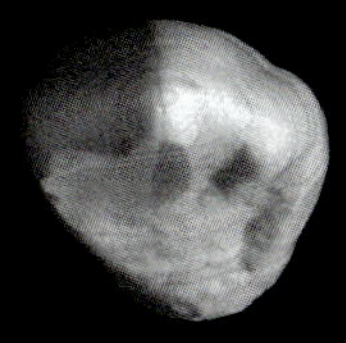

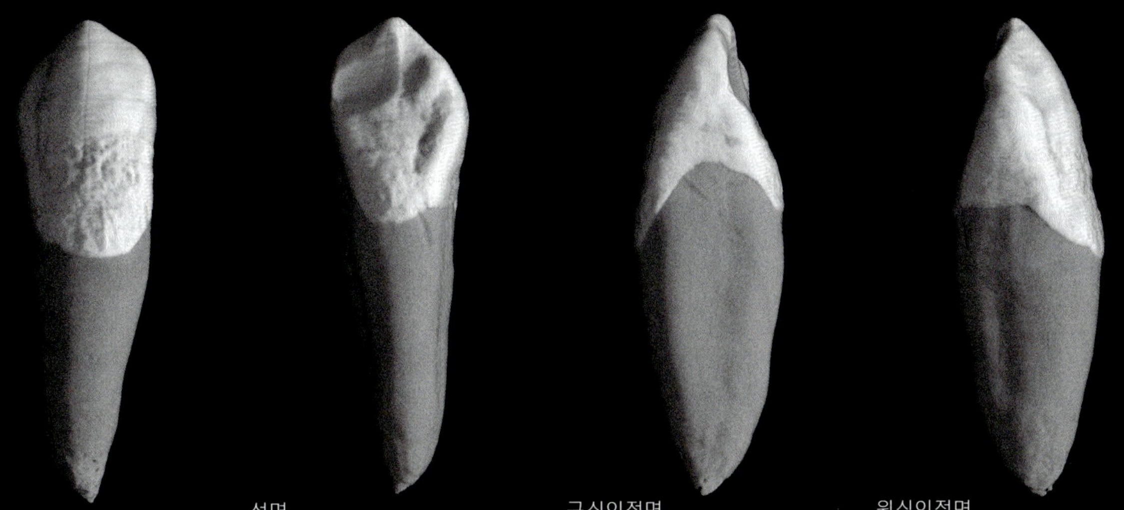

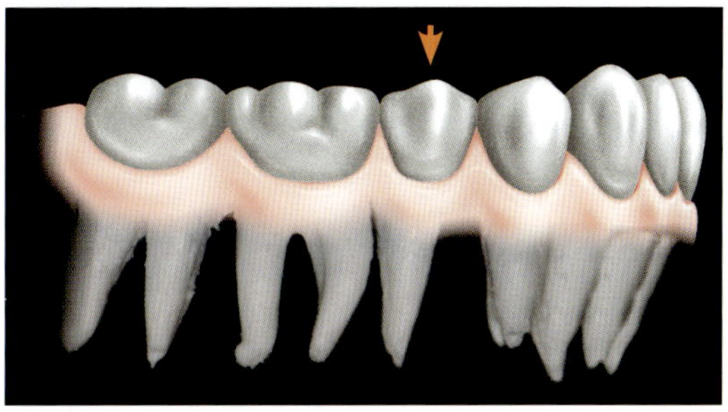

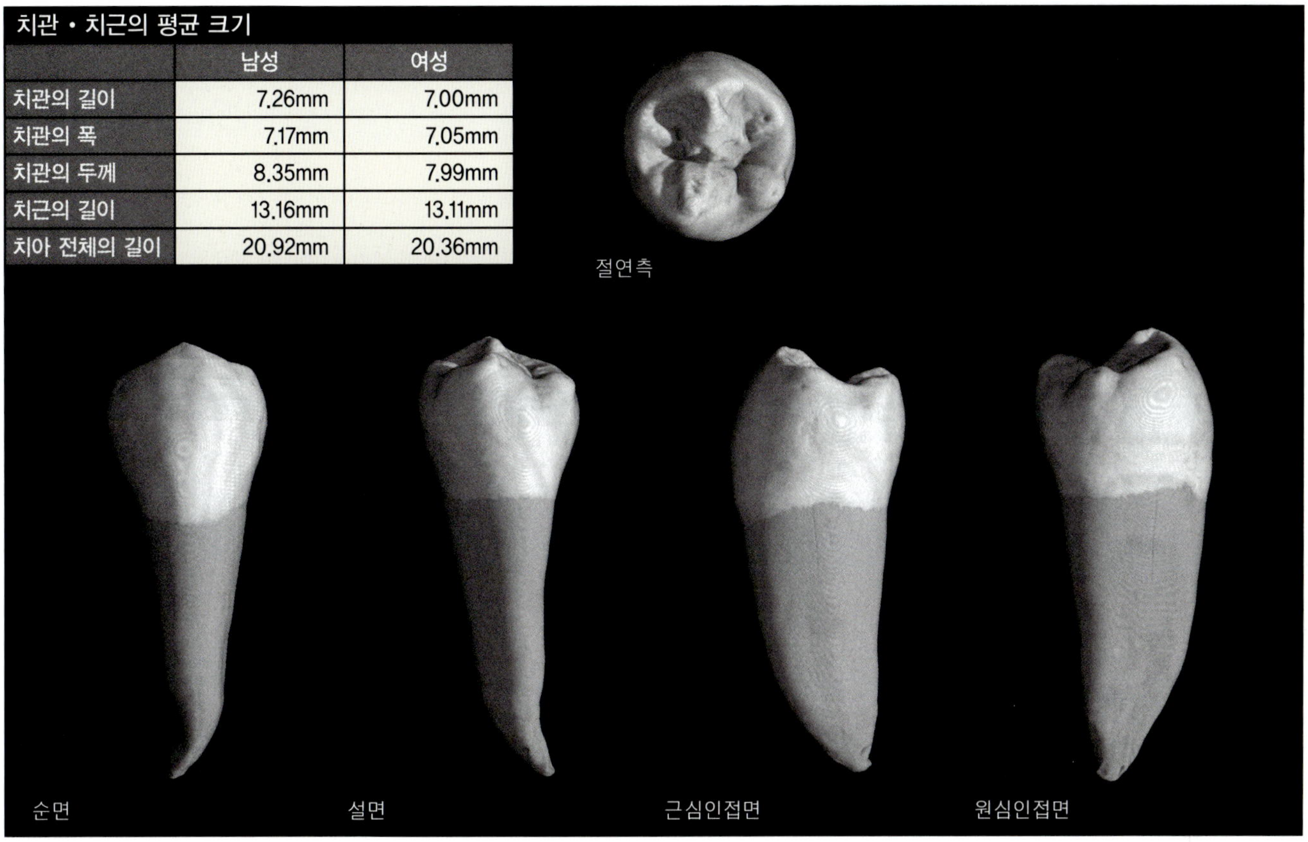

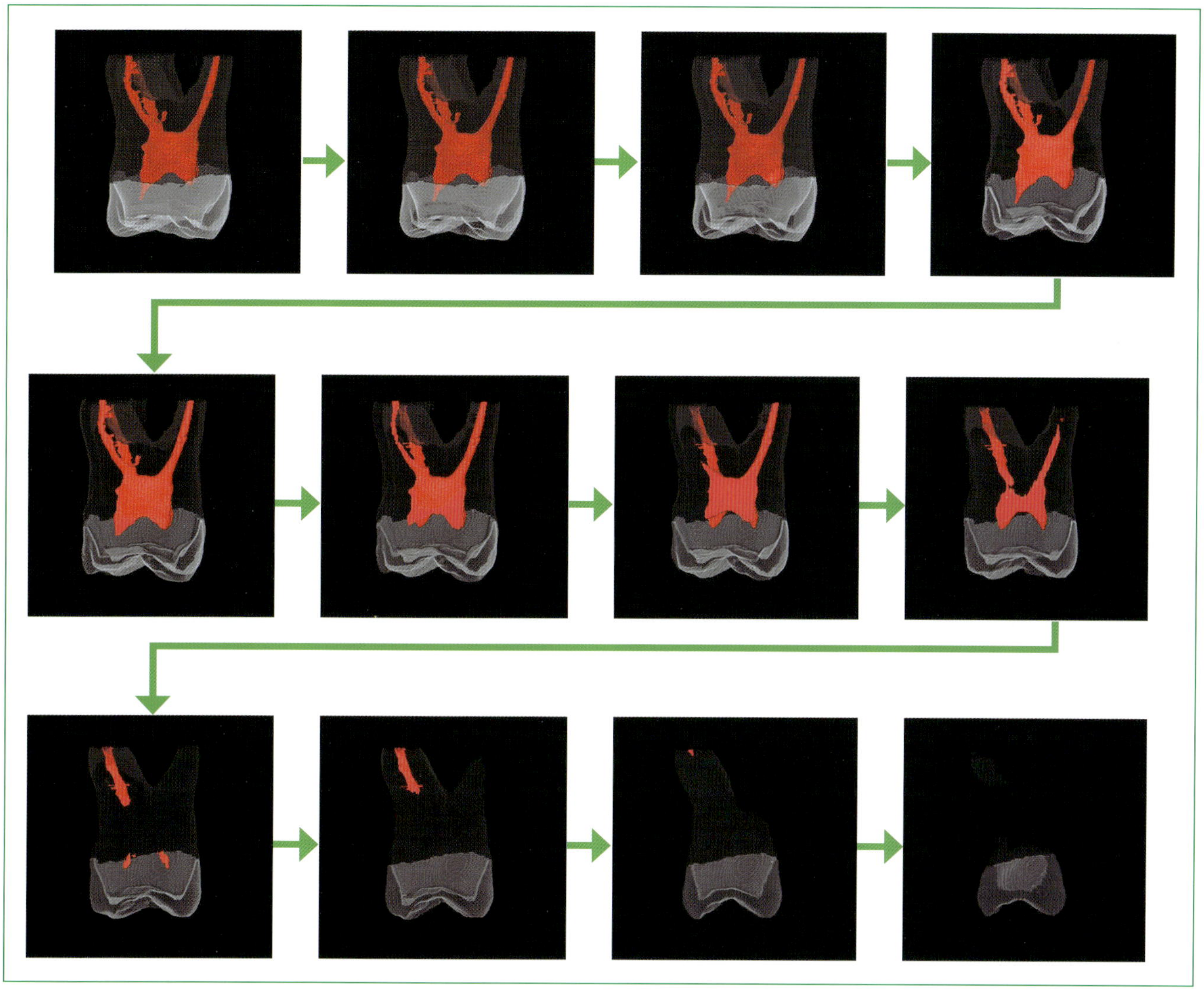

그림 6. 상악 제1대구치의 치관-치근(치수강)의 단면 형태(근심측에서 원심측을 향하는 단면 영상. 표시 영상의 추출 간격은 임의로 정함).

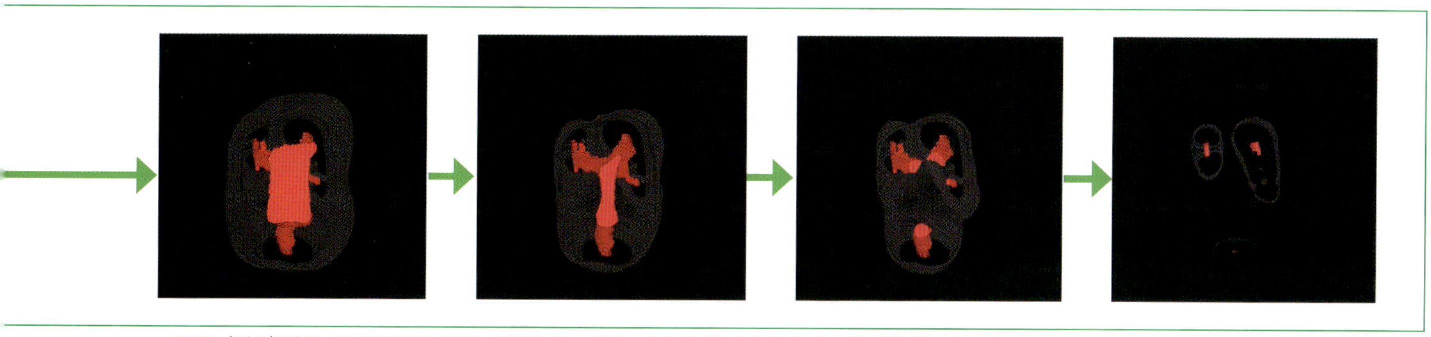

그림 7. *(계속)* 상악 제1대구치의 치관-치근(치수강)의 단면 형태(절단면에서 근첨단을 향하는 단면 영상. 표시 영상의 추출 간격은 임의로 정함).

5 • 치간유두부의 해부

井出吉信 Yoshinobu Ide

생체에 대해 치간부 형태의 적합·부적합

치간부 치은은 치아의 접촉점 직하 치간 인접부의 영역을 차지하고 피라미드 또는 계곡 모양의 함요부인 콜(col) 형태를 가진다. 자연치에서는 순면 및 설면의 근원심연이 커브를 그리고 그곳에 치간부 치은이 들어가 부착해 조화한다(그림 1). 이 부분을 'emergence profile'로 주목하고 주의가 필요하다.

최근에는 치간부의 치은이 퇴축해 하부 embrasure에 black triangle이 존재하거나 때로는 심미적인 이유에서 하부 embrasure를 수복 장치로 메워버리는 증례가 늘어나고 있다.

이것은 심미적으로 좋은 방법처럼 보이지만 치관 형태가 본래의 위치에서 튀어나와 있어 치간부 치은을 압박한다(그림 2). 결국 염증을 유발하고 치은이 퇴축할 가능성이 높다(그림 3, 4).

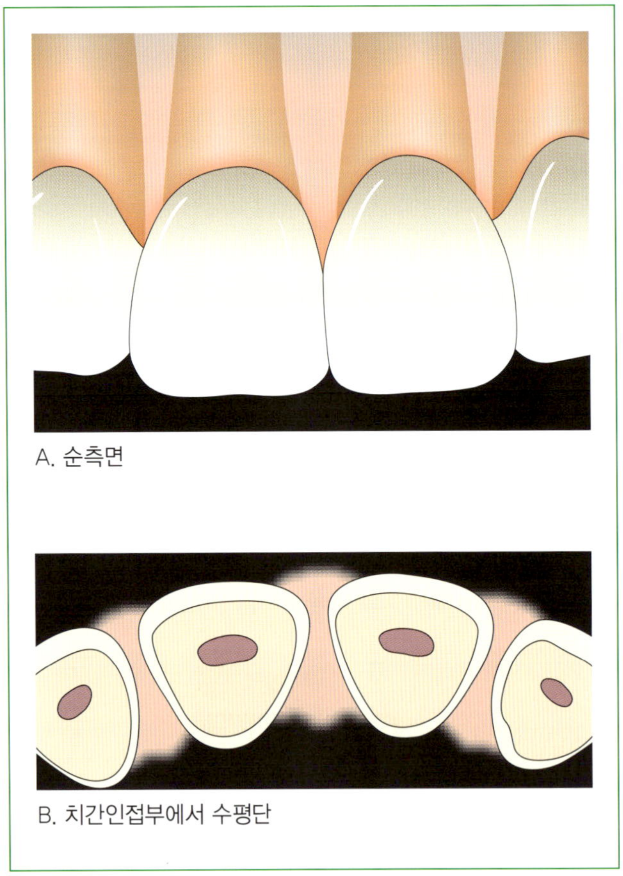

그림 1. 자연치에서 치관과 치간부 치은의 적절한 위치 관계.

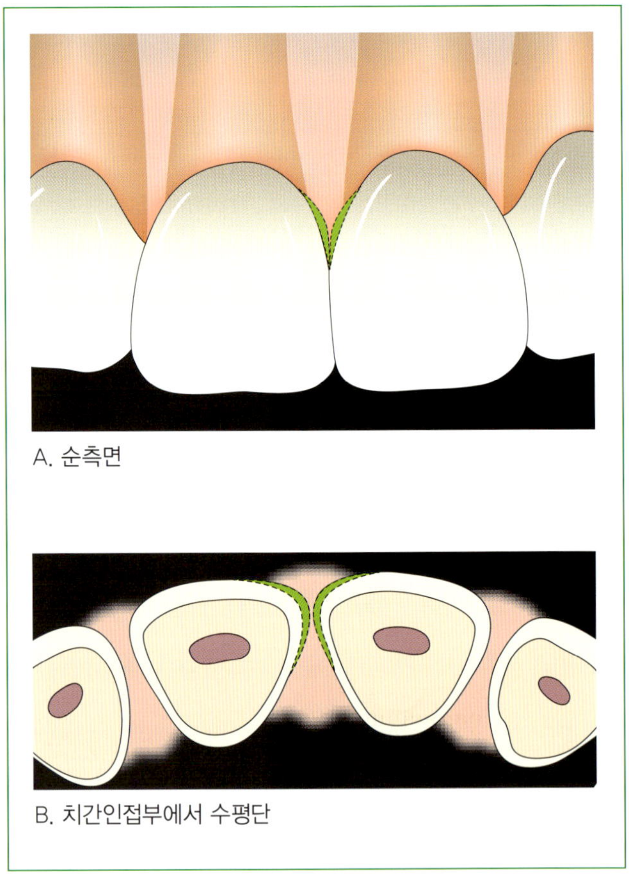

그림 2. 하부 embrasure를 메운 over contour crown을 장착할 때 치관과 치간부 치은의 위치 관계. 녹색이 over contour 부분이다.

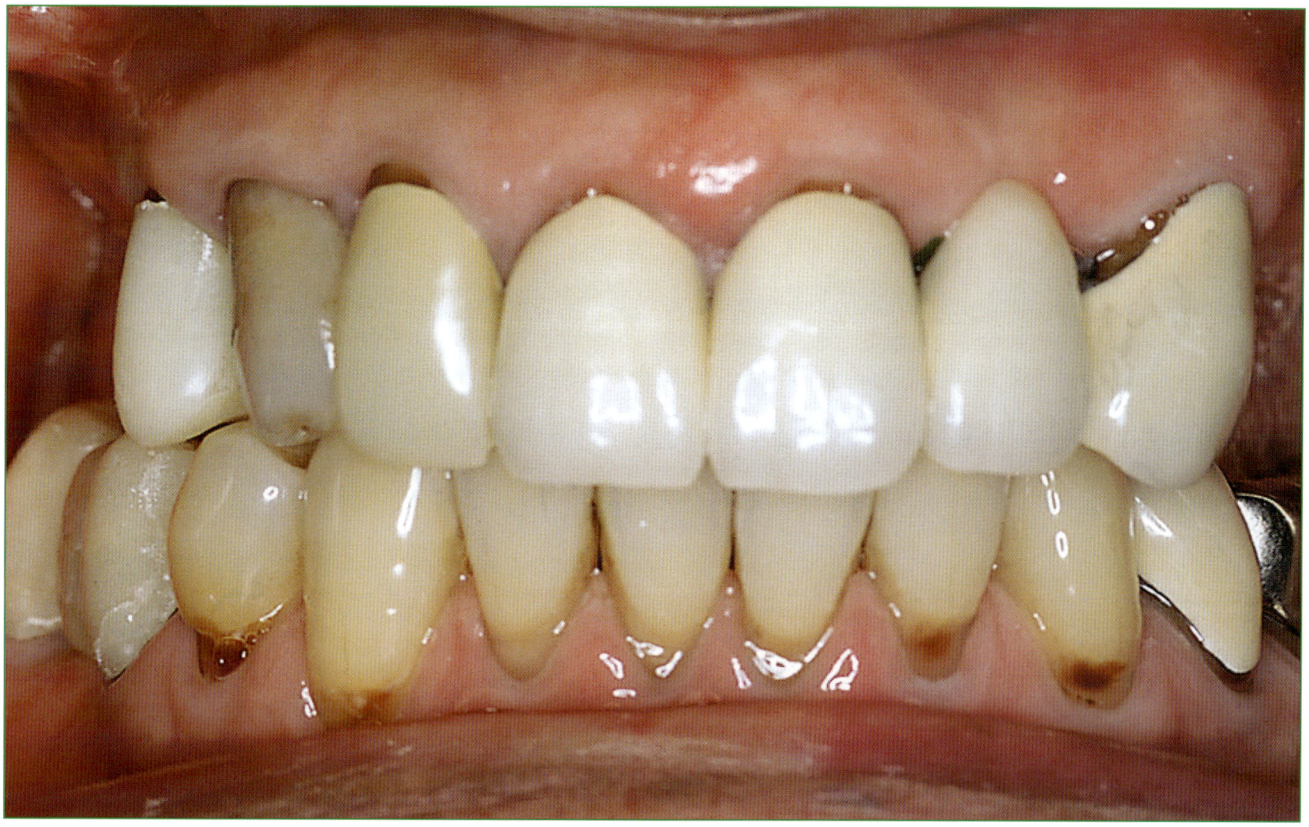

그림 3. Over contour crown을 장착해 #11, 21 사이의 치은에 염증이 존재하는 증례. (제공 : 도쿄치과대학 종합진료과 山倉大記 선생)

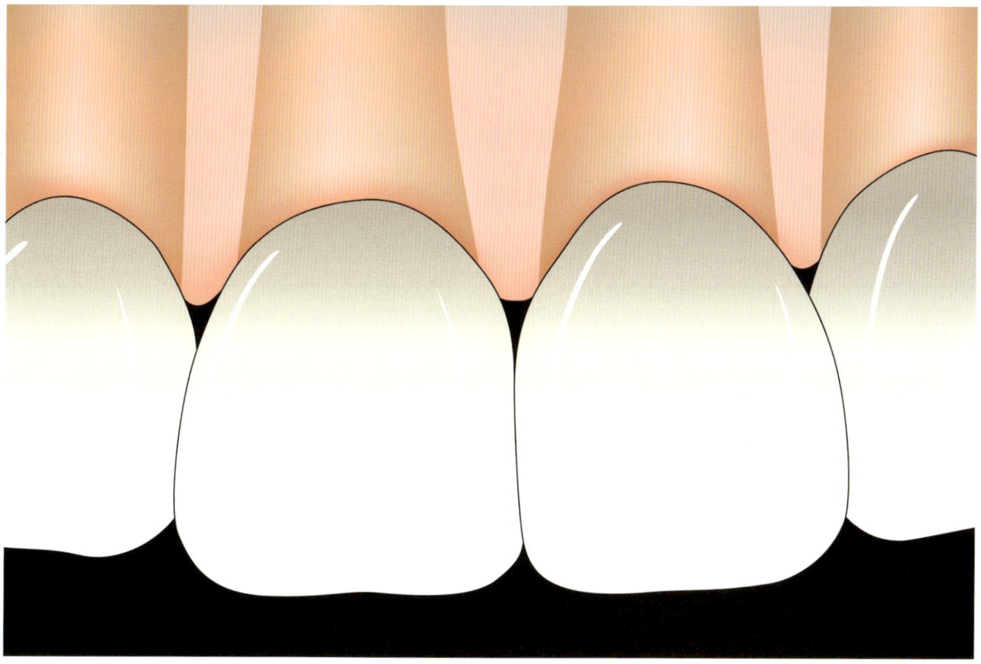

그림 4. Over contour crown을 장착하면 치은이 더 심하게 퇴축된다.

Part 3 Clinical Bio Imaging

생물학적 치관 수복 장치를 제작하기 전에 치아를 관찰하는 방법

1. 상악 중절치를 관찰하는 방법
2. 상악 제1소구치를 관찰하는 방법
3. 상악 제1대구치를 관찰하는 방법

1• 상악 중절치를 관찰하는 방법

桑田正博 Masahiro Kuwata
西川義昌 Yoshiaki Nishikawa
(사진·영상자료 제공 : 井出吉信, 松永 智)

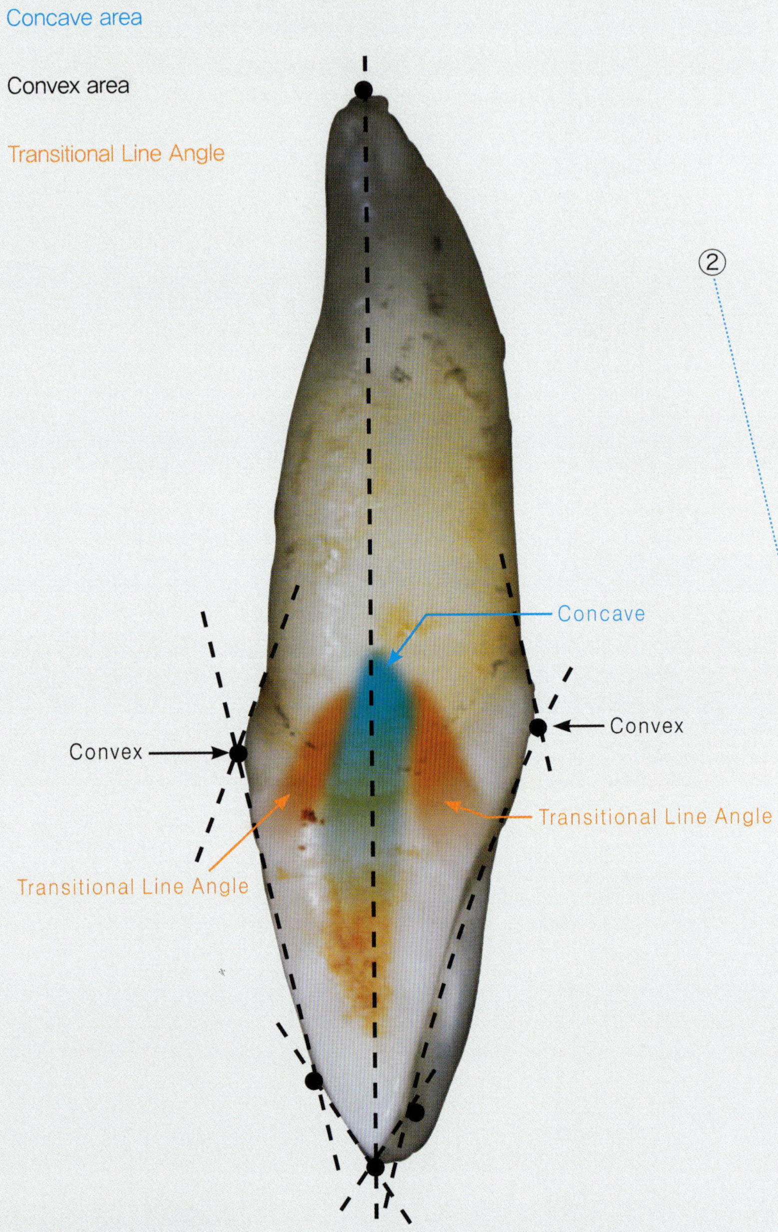

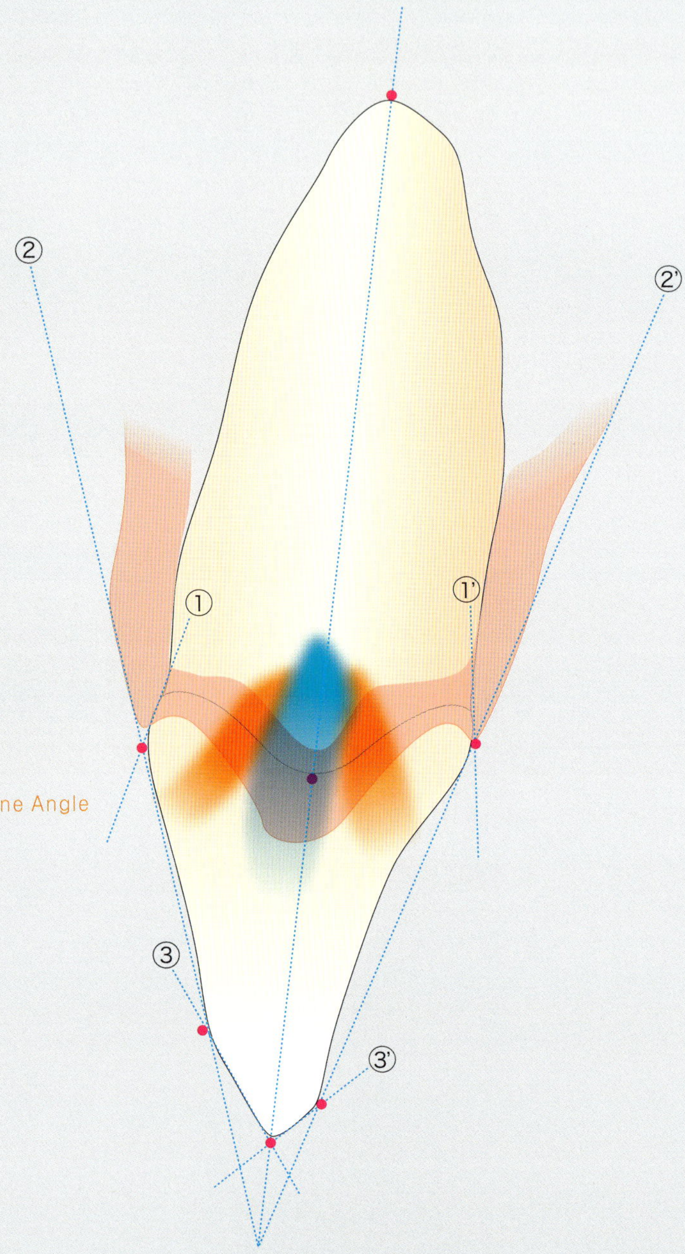

수복 치료는 '그곳에 있어야 할 모습을 그곳에 재현하는 것'이다. 재현한 '모습'은 환자의 고유한 요구(생체)에 적응해야 한다.

치과기공사가 제작하는 수복 장치는 자연치는 아니지만 건강한 자연치처럼 기능하고 자연치처럼 보이기를 원한다.

임상은 응용문제이다. 천차만별, 조건이 다른 임상에 대처하려면 응용문제를 풀어내는 소양을 기르는 것, 즉 '생체가 요구하는 내용'을 아는 노력이 필요하다. 그 기본은 '자연에서 계속 배워가면서 얻을 수 있다'고 생각한다.

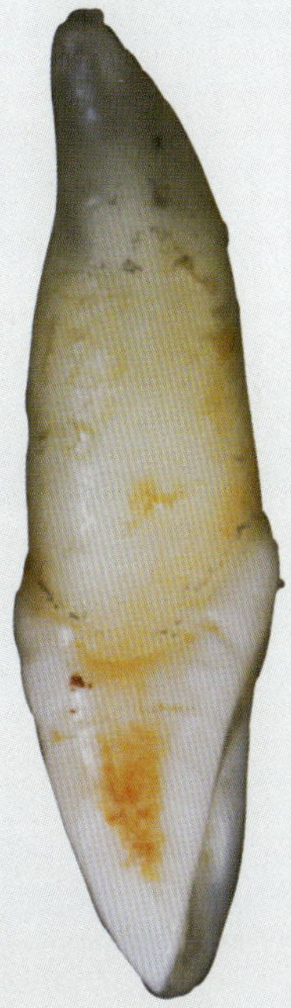

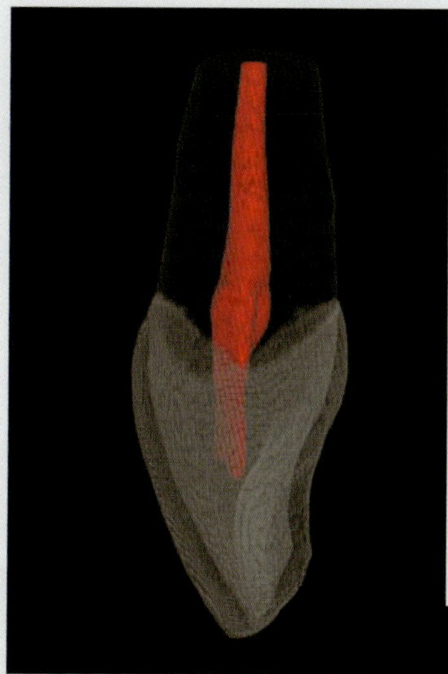

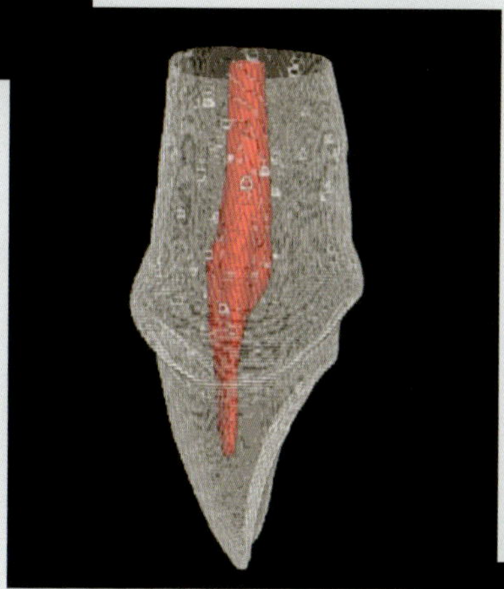

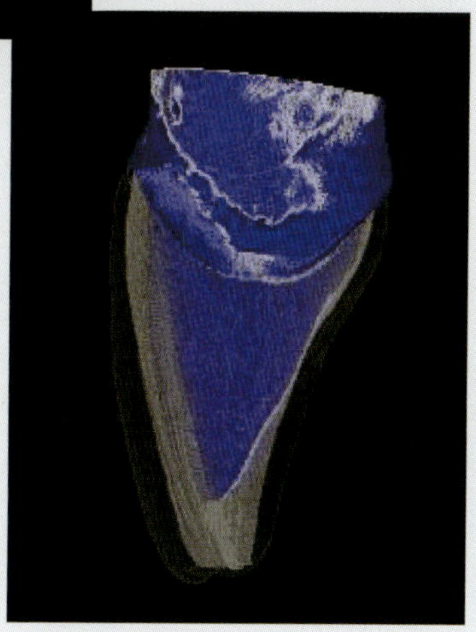

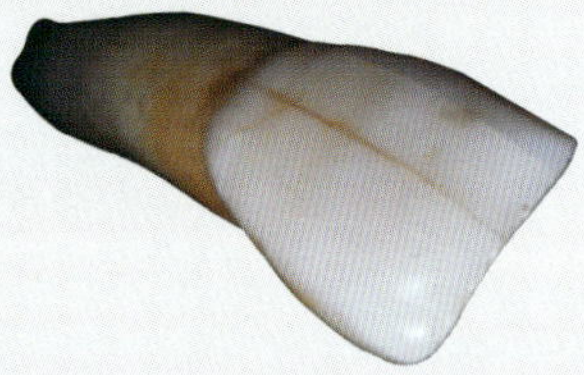

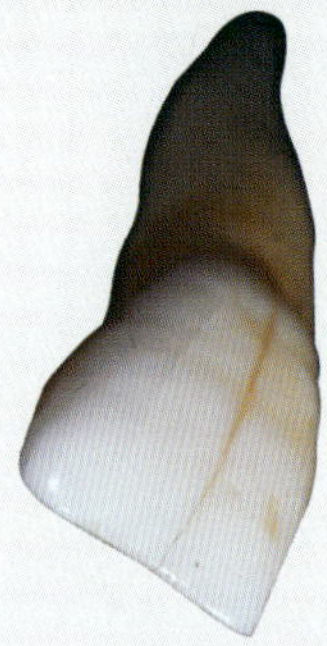

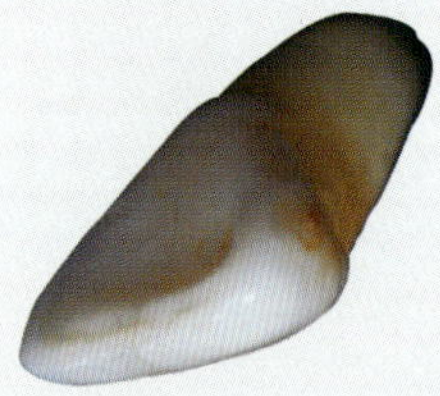

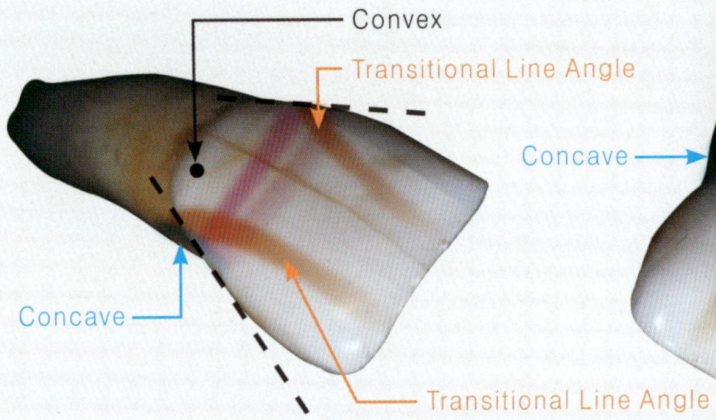

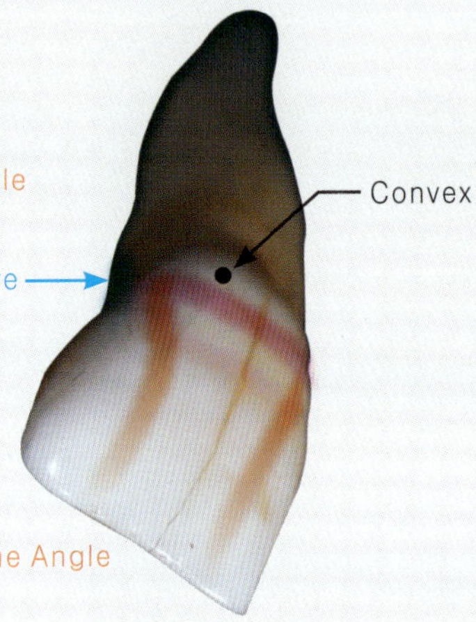

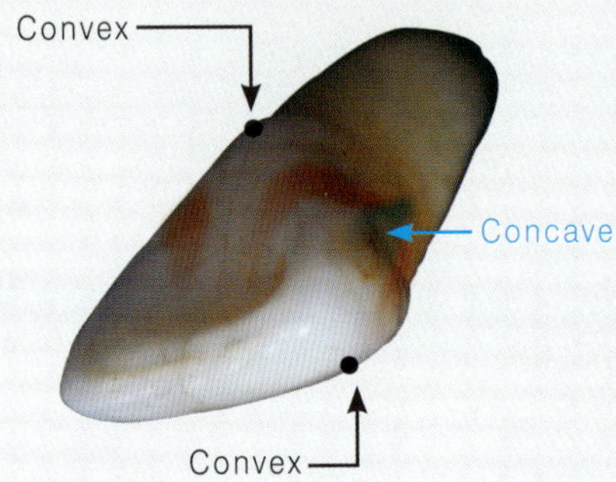

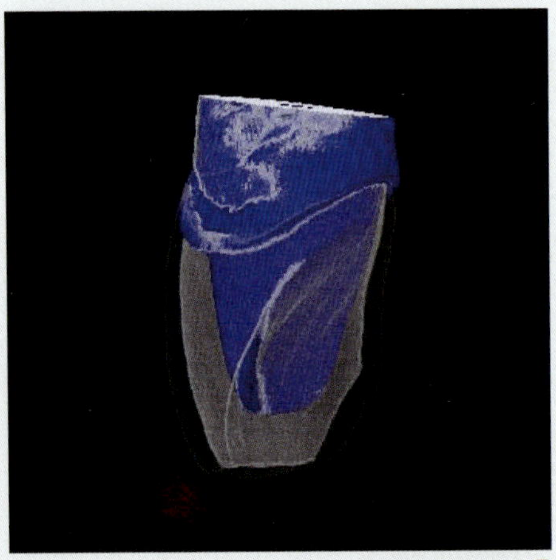

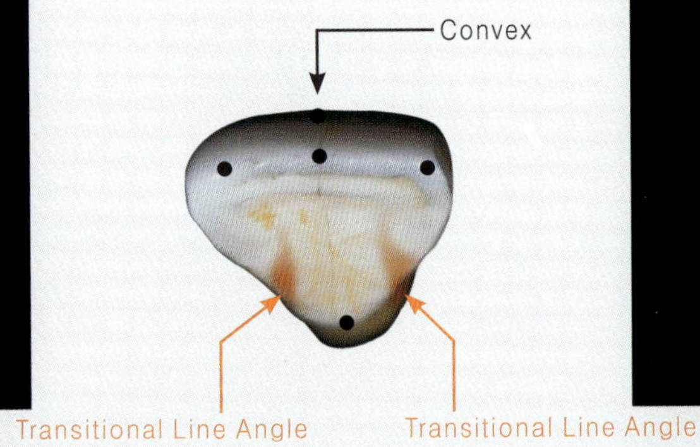

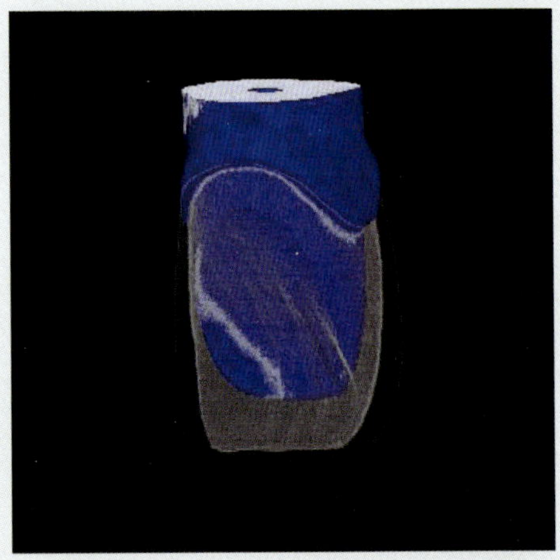

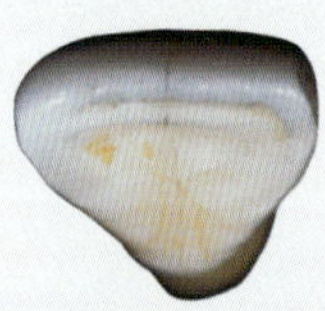

상악 중절치에서 emergence profile과
관련이 있는 부위

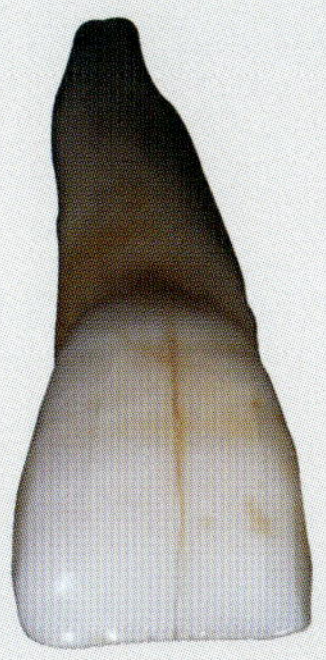

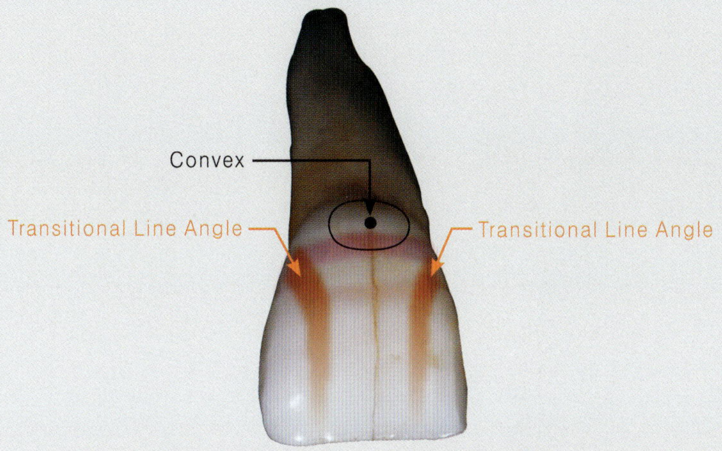
Convex
Transitional Line Angle
Transitional Line Angle

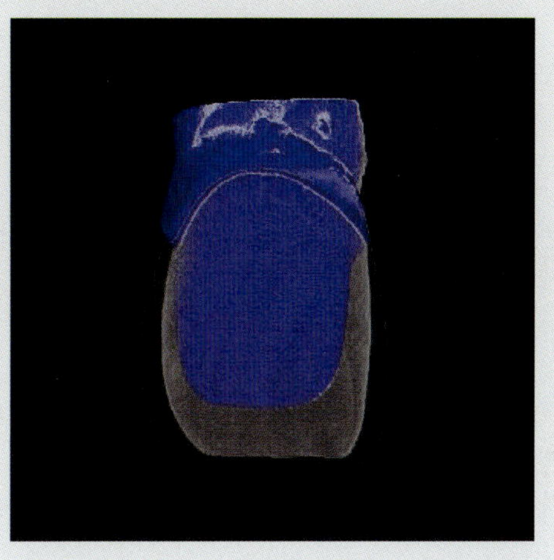

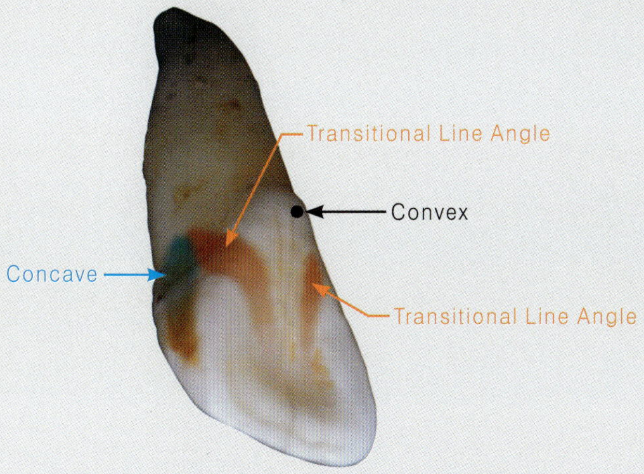
Transitional Line Angle
Convex
Concave
Transitional Line Angle

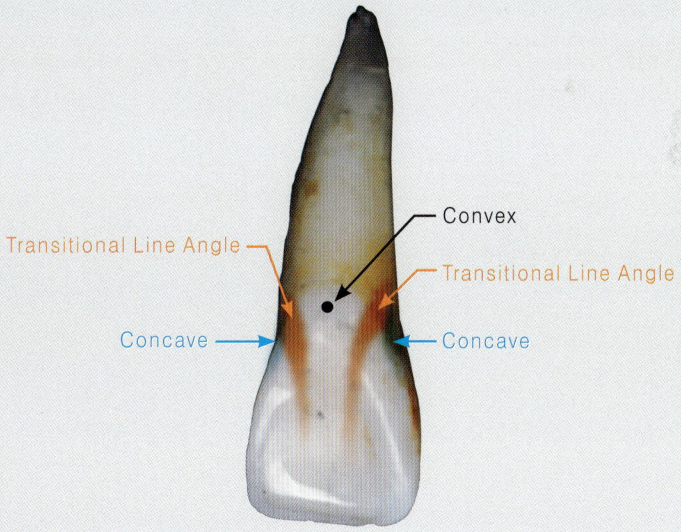
Convex
Transitional Line Angle
Transitional Line Angle
Concave
Concave

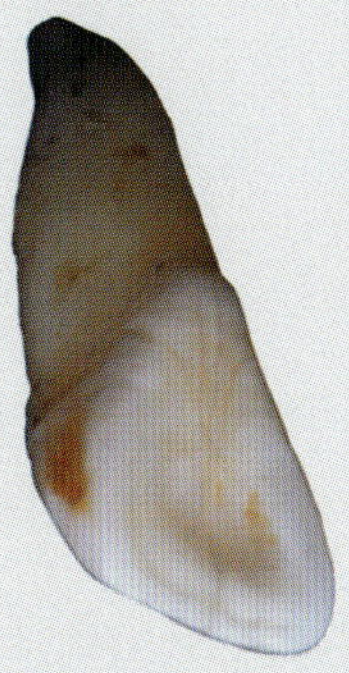

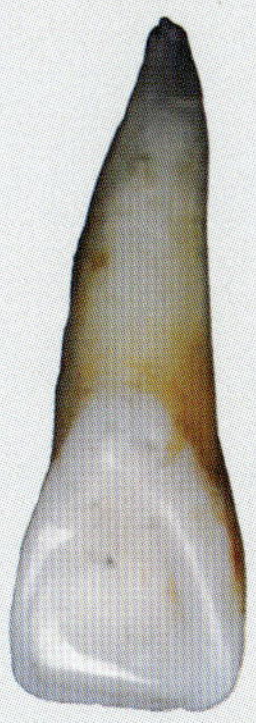

2• 상악 제1소구치를 관찰하는 방법

桑田正博 Masahiro Kuwata
西川義昌 Yoshiaki Nishikawa
(사진·영상자료 제공 : 井出吉信, 松永 智)

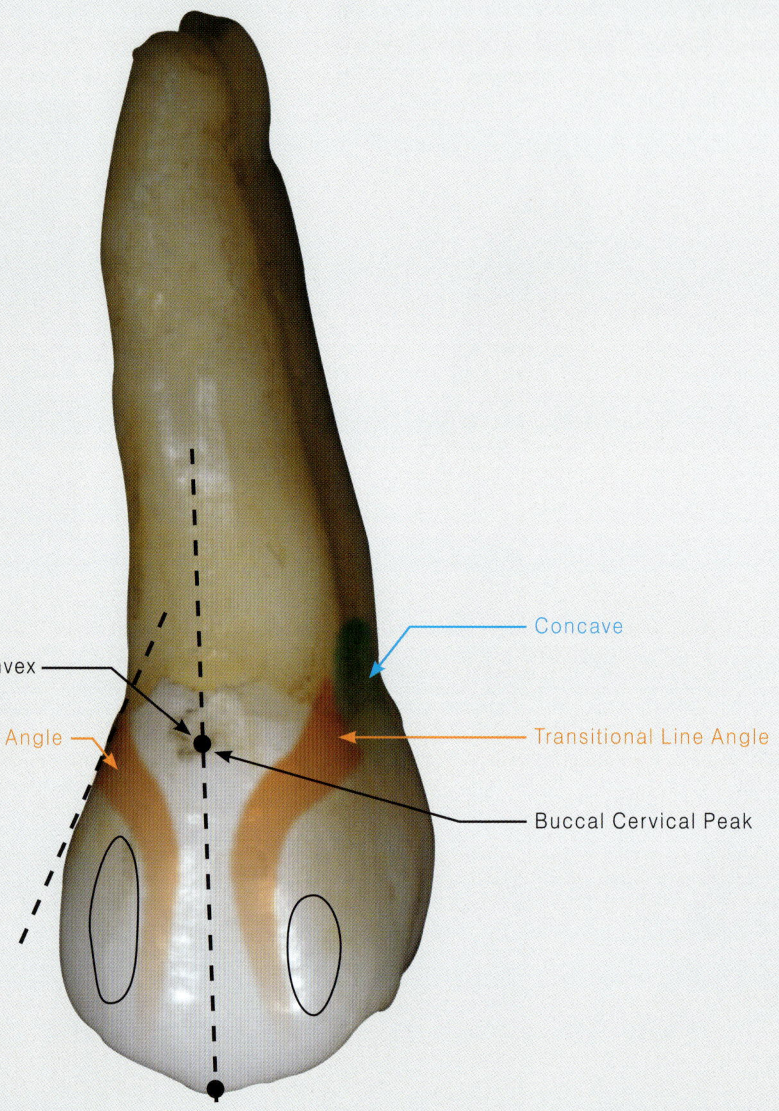

수복 장치 '본연의 모습'을 재현해 얻을 수 있는 효과에 치은과 치은구의 보존이 있다.

Crown contour는 생물학적 및 심미적으로 환자(생체)의 요구에 적합한 모습을 갖추지 않으면 안 된다. 그 기본을 이루는 것이 치근과 치관의 생물학적 이행 형태(emergence profile)이다. 치근과 치관, 그리고 치은(치은구)이 관계를 맺는 곳(emergence profile)은 convex area와 concave area, 그리고 이것들을 연결하는 transitional area를 포함해 360°에 걸쳐 다른 각도에서 출현한다.

치주조직에 조화하는 contour를 달성했을 때 주변조직은 수복 장치와 수복 재료에 생물학적으로 반응한다.

그리고 biological crown을 제작하기 위한 지대치 형성은 형성(삭제)한 곳을 적절한 재료를 사용해 적절한 '형태(본연의 모습)'로 보완하고 그 상태를 장기간 유지하기 위한 전제이다.

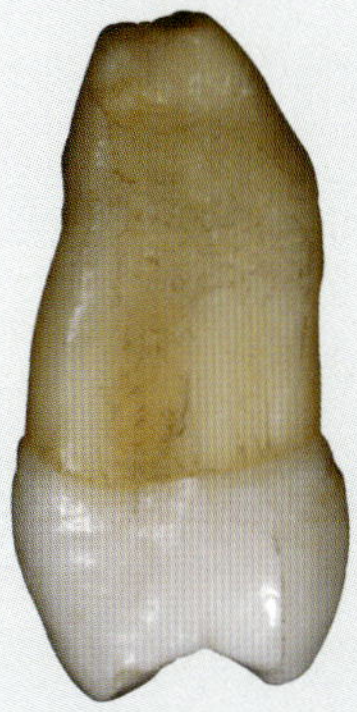

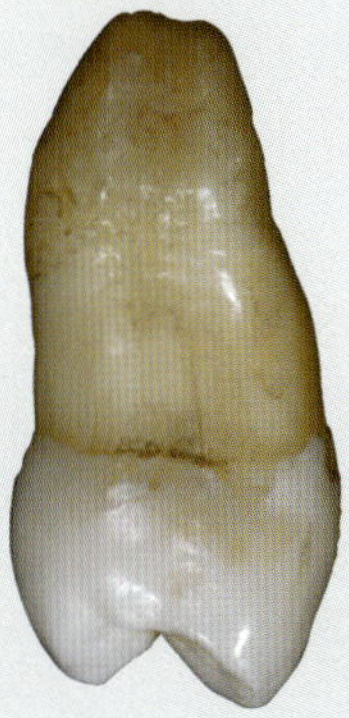

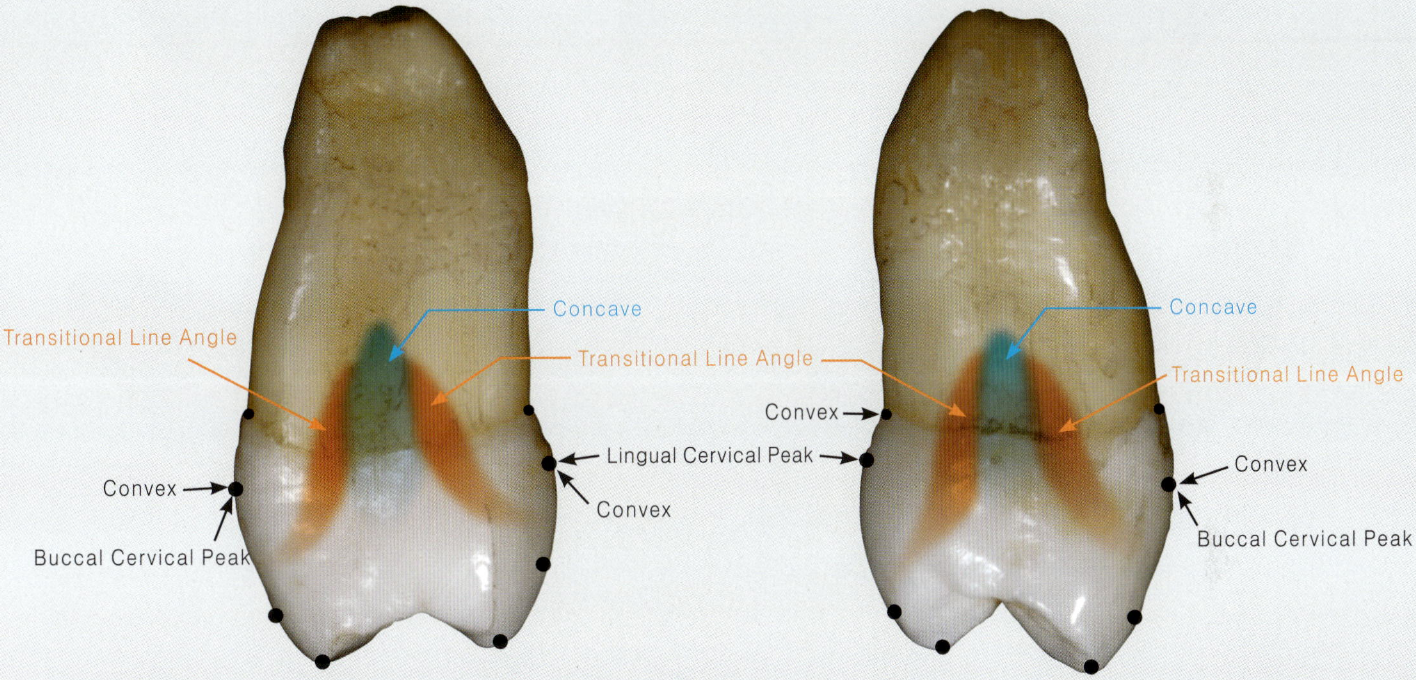
Concave
Transitional Line Angle
Transitional Line Angle
Convex
Lingual Cervical Peak
Convex
Buccal Cervical Peak
Concave
Transitional Line Angle
Transitional Line Angle
Convex
Lingual Cervical Peak
Convex
Buccal Cervical Peak

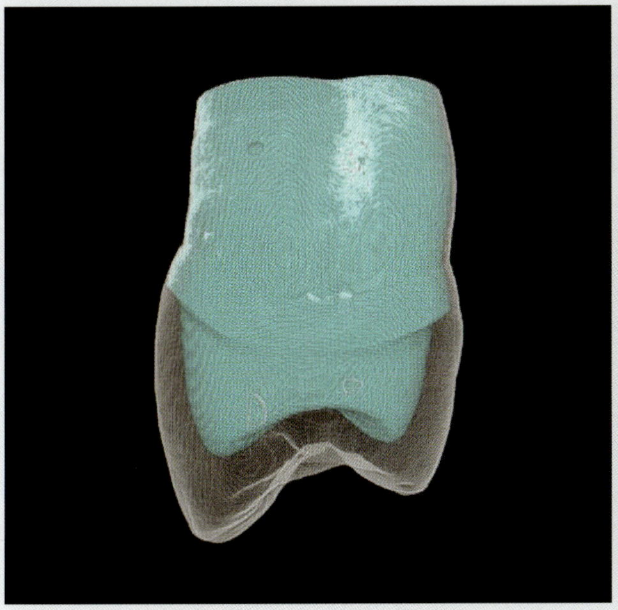

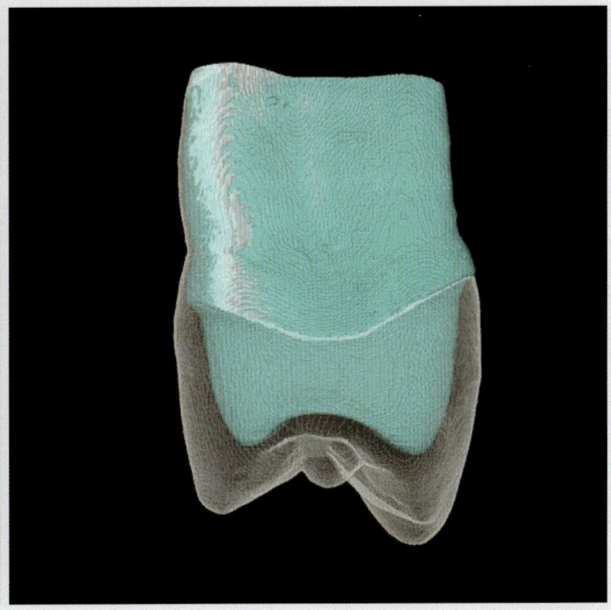

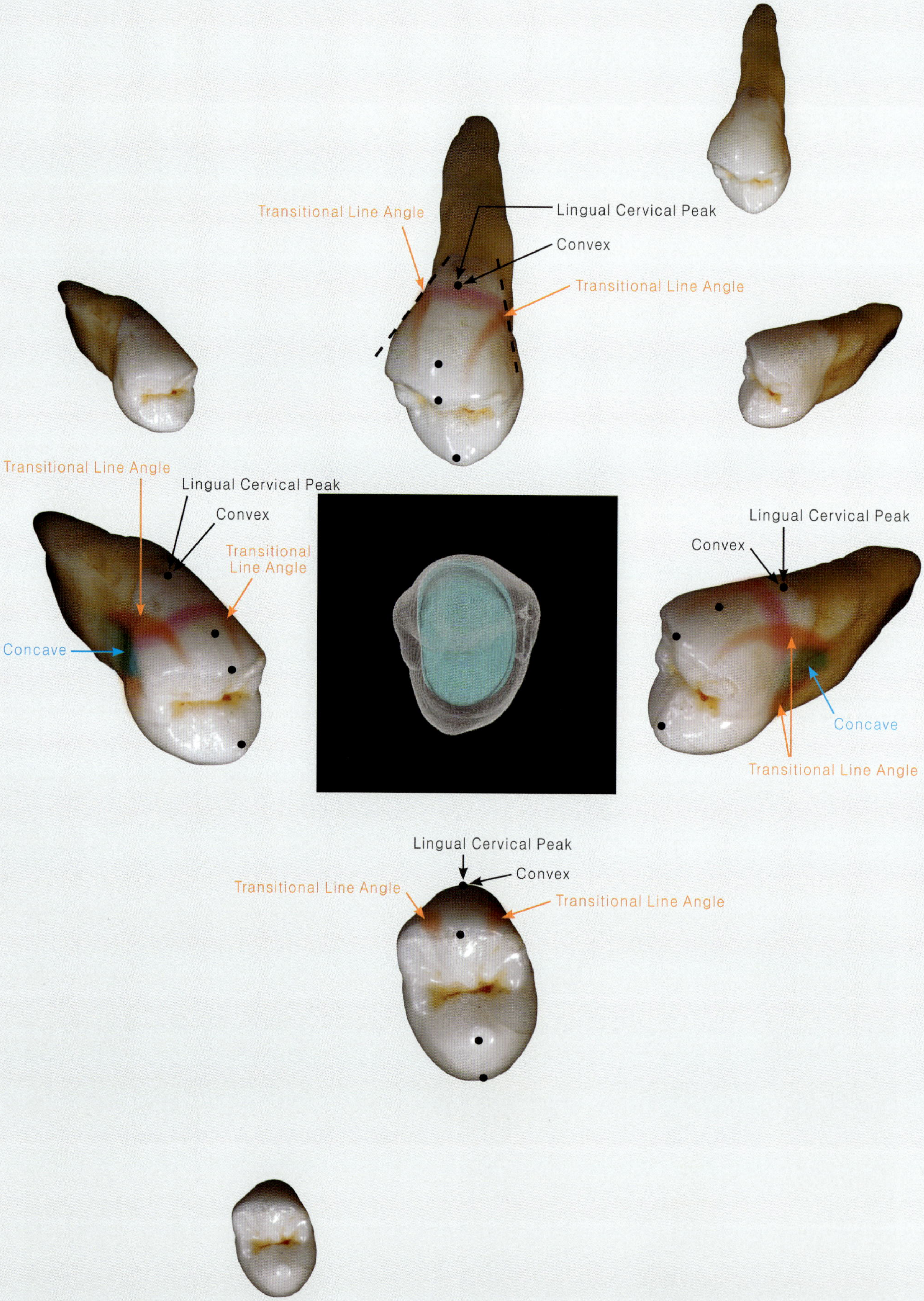

상악 제1소구치에서 emergence profile과 관련이 있는 부위

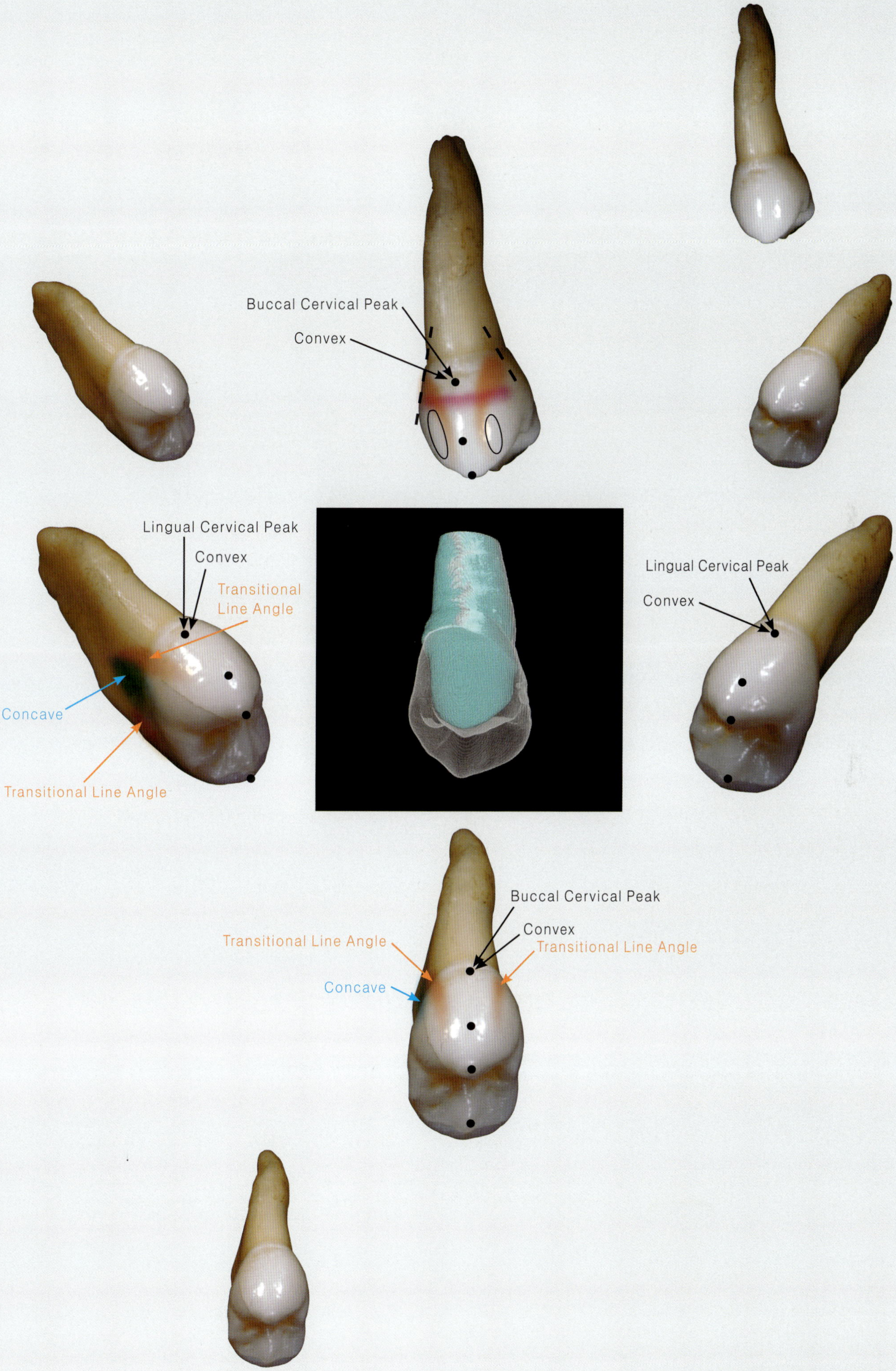
Buccal Cervical Peak
Convex
Lingual Cervical Peak
Convex
Transitional
Line Angle
Concave
Transitional Line Angle
Lingual Cervical Peak
Convex
Buccal Cervical Peak
Convex
Transitional Line Angle
Transitional Line Angle
Concave

3• 상악 제1대구치를 관찰하는 방법

桑田正博 Masahiro Kuwata
西川義昌 Yoshiaki Nishikawa
(사진·영상자료 제공 : 井出吉信, 松永 智)

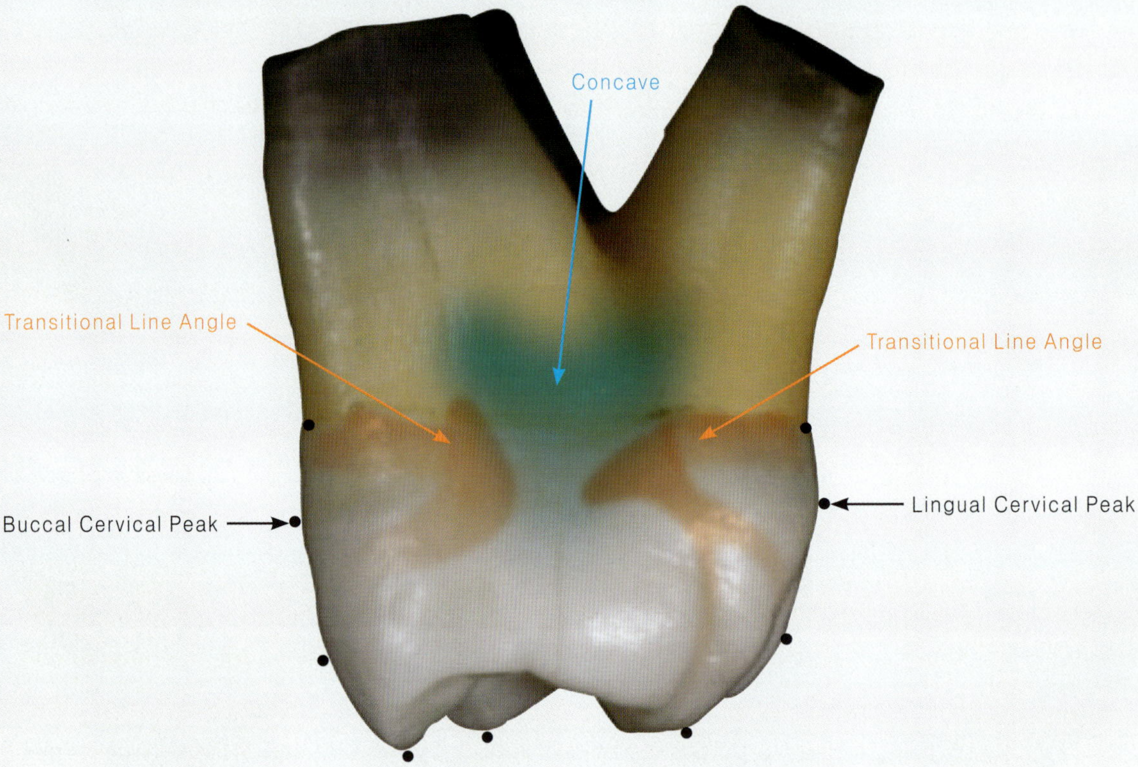

'Dentistry is Occlusion'(치과학은 곧 교합학이다)이라는 말이 있다. 1개의 치아에 가해지는 최대 교합압은 자신의 체중을 넘는다고 한다. 따라서 치아에 과도한 측방압이 가해지면 치근막에는 불균일한 힘이 작용해 염증을 유발한다.

강한 교합압이 집중되는 대구치에는 교합압을 지지할 수 있는 치근 형태와 치근면의 표면적을 갖추고 있다. 전체 360°에 걸친 'emergence area'에서 convex, concave, transitional area를 관찰해 보자.

힘 조절의 핵심은 수복 장치의 디자인에 있다. Crown contour와 치주조직의 관계를 체계적·상호보완적으로 정리한 것이 'thee plane concept', 'contour guide line', 'emergence profile'이고, 축면 외형의 기준에 따라 지대치를 형성하기 위해 제안한 이론이 '삼각 구조 이론'이다. 치아가 출현하는 각도(emergence profile)를 적절하게 창조하려면 수복 방법에 적합한 지대치 마진부의 '절삭 각도'와 '절삭 폭'을 재료학적·생물학적으로 계획해야 한다. 그것이 세면 형성을 기본으로 하는 지대치 형성이다. 교합력을 가장 안전하게 전달하고 저지하려면 지대치 형성할 때 축면 제1면을 치축 방향에 일치시키는 것이 중요하다.

'염증'과 '힘'을 조절하려면 '형태'(crown contour)와 수복 장치의 재질(이공학적 특성)이 적절하지 않으면 안 된다. 그것들은 치과기공사의 지식과 응용 기술(재료를 구사하는 힘)에 의존하는 부분이 크다는 것을 독자 여러분은 꼭 기억했으면 한다. Crown contour를 적절하게 재현할 수 있고 하나의 치아, 단관을 정확하게 수복할 수 있는 술자라면 그와 동일한 수준에서 full mouth 수복을 행하는 것도 가능하게 된다.

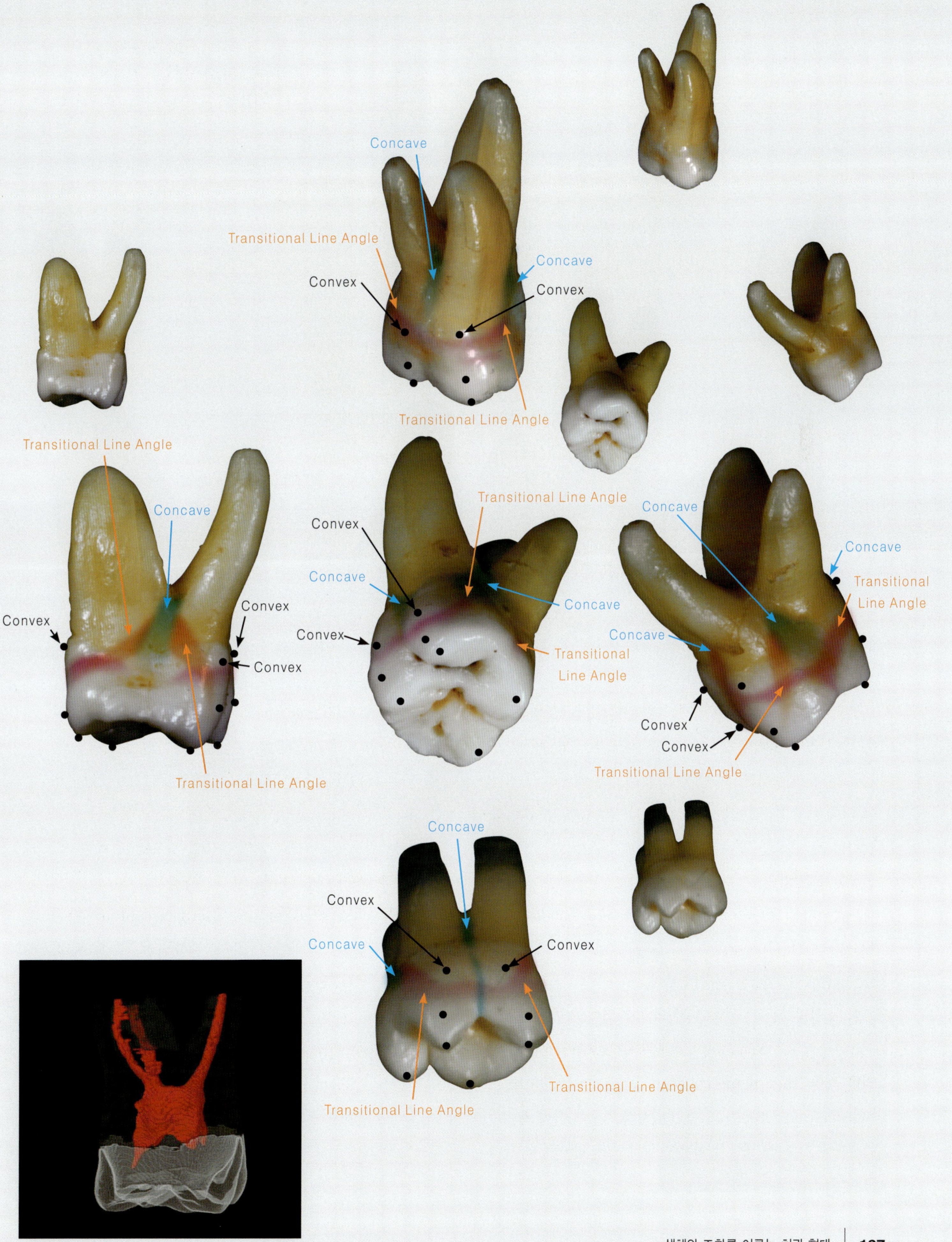
Concave
Transitional Line Angle
Convex
Concave
Convex
Transitional Line Angle
Transitional Line Angle
Concave
Convex
Convex
Convex
Transitional Line Angle
Transitional Line Angle
Convex
Concave
Convex
Concave
Transitional
Line Angle
Concave
Concave
Transitional
Line Angle
Concave
Convex
Convex
Transitional Line Angle
Concave
Convex
Concave
Convex
Transitional Line Angle
Transitional Line Angle

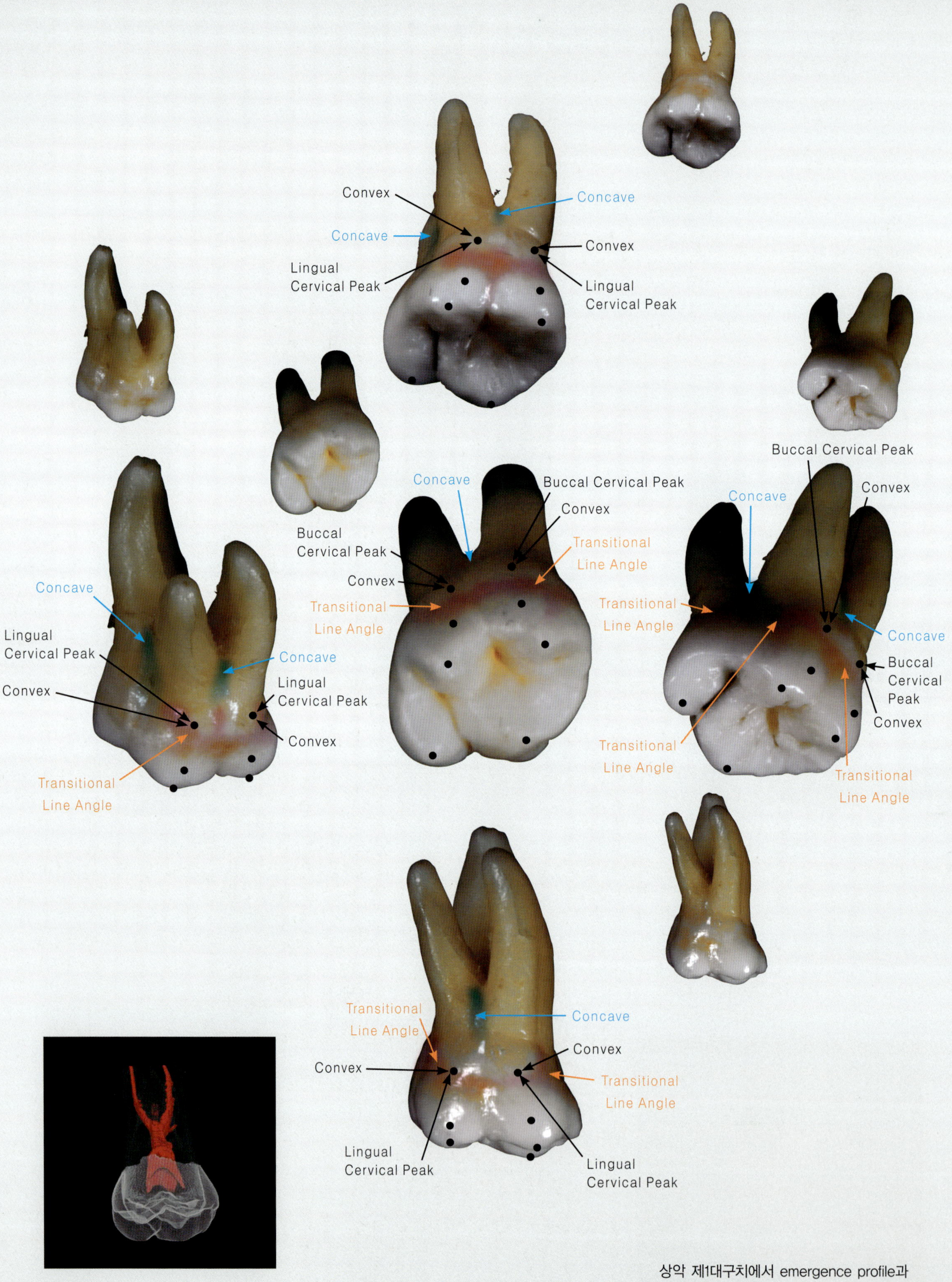

상악 제1대구치에서 emergence profile과
관련이 있는 부위

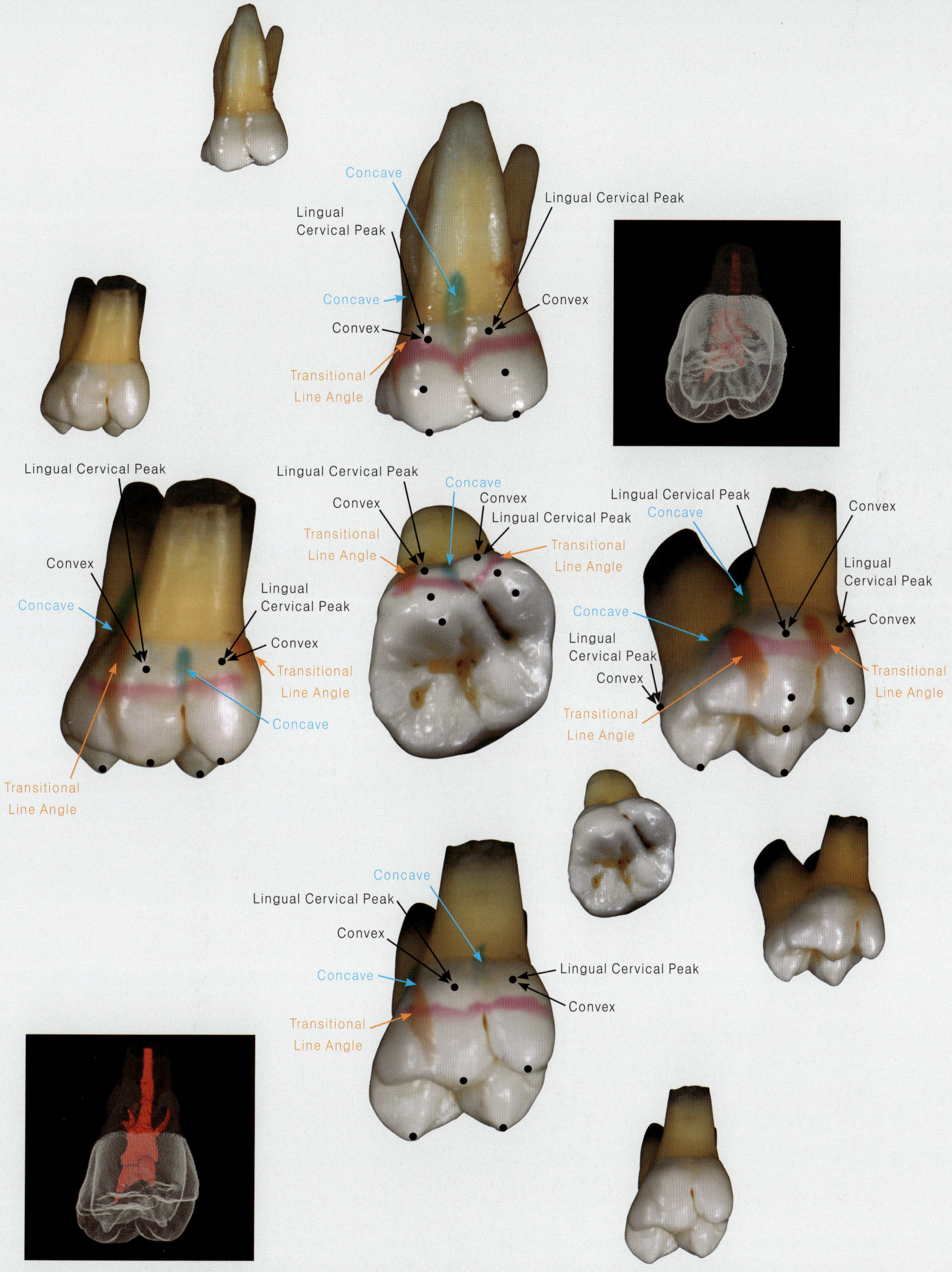
Concave
Lingual Cervical Peak
Lingual Cervical Peak
Concave
Convex
Convex
Transitional Line Angle
Lingual Cervical Peak
Convex
Concave
Lingual Cervical Peak
Convex
Transitional Line Angle
Concave
Transitional Line Angle
Lingual Cervical Peak
Concave
Convex
Convex
Lingual Cervical Peak
Transitional Line Angle
Transitional Line Angle
Lingual Cervical Peak
Concave
Convex
Lingual Cervical Peak
Convex
Concave
Lingual Cervical Peak
Convex
Transitional Line Angle
Transitional Line Angle
Concave
Lingual Cervical Peak
Convex
Concave
Lingual Cervical Peak
Convex
Transitional Line Angle

Part 4 Clinical Practice

생물학적 치관 형태를 만든다

1. 1치 수복 치료에서 생물학적 치관 형태를 구축하는 과정
2. 부위별 치아의 수복 예에서 배우는 생물학적 치관 형태 구축의 Point

① #11 수복 증례

② #15 수복 증례

③ #26 수복 증례

1・1치 수복 치료에서 생물학적 치관 형태를 구축하는 과정

大西一男 Kazuo Onishi

서론

'Minimal intervention'(최소 침습)이 치과치료의 주요 개념으로 정착한 이래 대규모의 개입을 원하는 않는 '1치 단위'의 치료가 증가하고 있다.

여기에서 주의할 점은 '1치'라는 최소 유닛의 치료라 해도 그것은 교합이나 치주조직, 치열에 의해 구성되는 '1구강 단위'라는 최대 유닛의 배경을 충분히 고려한 후 진행해야 한다는 것이고 single crown의 수복 치료에 있어서도 예지성을 높이려면 충분한 검사를 거쳐 세균과 힘의 위험을 파악한 후에 치료의 시작 타이밍은 물론 치료계획을 세울 필요가 있다.

치과치료의 목적은 기능 회복률의 향상과 잔존조직의 보존에 있지만, 특히 장기적인 잔존조직의 보존을 달성하기 위해서는 세균과 힘의 관계를 정확하게 파악할 필요가 있다.

한편 치과치료는 그림 1에 있듯이 세 가지 진단이 필요한데, 세균과 힘을 정확하게 검사했을 때 비로소 발병 메커니즘을 추정하고 진단할 수 있다.

발병 메커니즘을 추정, 진단하는 것이야말로 수복 장치의 장기 안정에 반드시 필요하며 이것을 통해 최종 목표에 대한 역학적 배려와 지대치 형성이 가능해지고 보다 안전한 수복 치료를 진행할 수 있다고 생각한다.

이번에는 single crown(#47) 수복 증례를 소개하는데, 생체 정보를 수집하고 상황에 적합한 치과 수복 장치의 형태를 추적해 가는 과정 즉 검사·진단에서 최종 수복 장치의 장착에 이르는 과정과 각 단계를 함께 살펴보도록 하자.

증례의 개요

환자는 초진 시(2007년 10월 31일) 39세 남성. #47의 우식 치료를 주소로 내원했다. 전신건강은 양호하다.

수복 치료는 당연히 구강 전체를 하나의 단위로 파악했을 때 가능하다. 본 증례는 치료 대상인 #47 이외에도 여러 문제가 있고 차근차근 해결해 나가겠지만, 이번에는 특히 #47의 치료에 초점을 맞춰 내용을 진행하도록 한다.

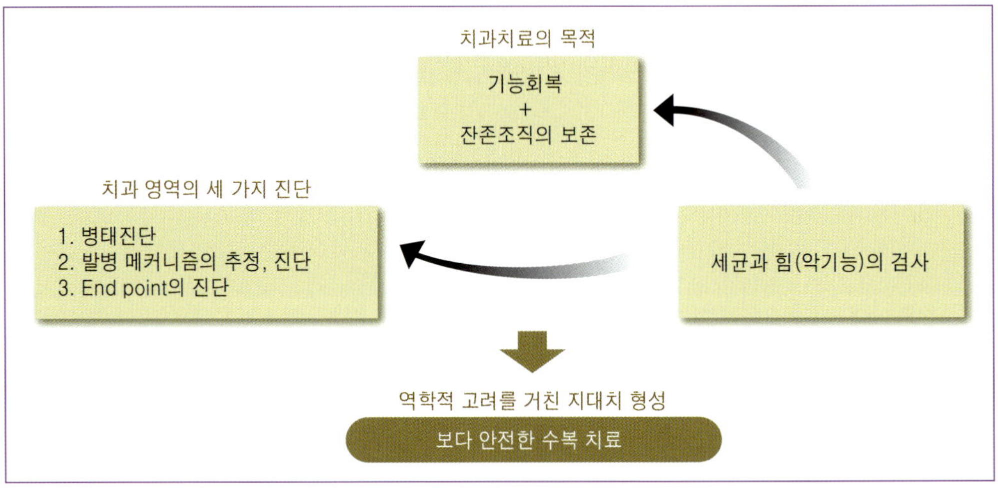

그림 1. 수복 치료의 목적과 성패를 결정짓는 검사·진단.

검사·진단

1. 초진 시 구강 내 검사

구강 내 검사 결과는 다음과 같다(그림 2).

상악

- #17 : 온레이의 부적합과 정출
- #16 : 우식
- #17~14 : 부정치열
- #27 : 우식

하악

- #47 : 감염근관
- #47, 46 : 치근 근접
- #46, 45 : 우식
- #37 : 우식
- #36, 37 : 치근 근접
- #36 : 감염근관 및 근심근의 치은퇴축
- #35 : 우식

이중에 #47에 초점을 맞춰 치료과정을 소개한다.

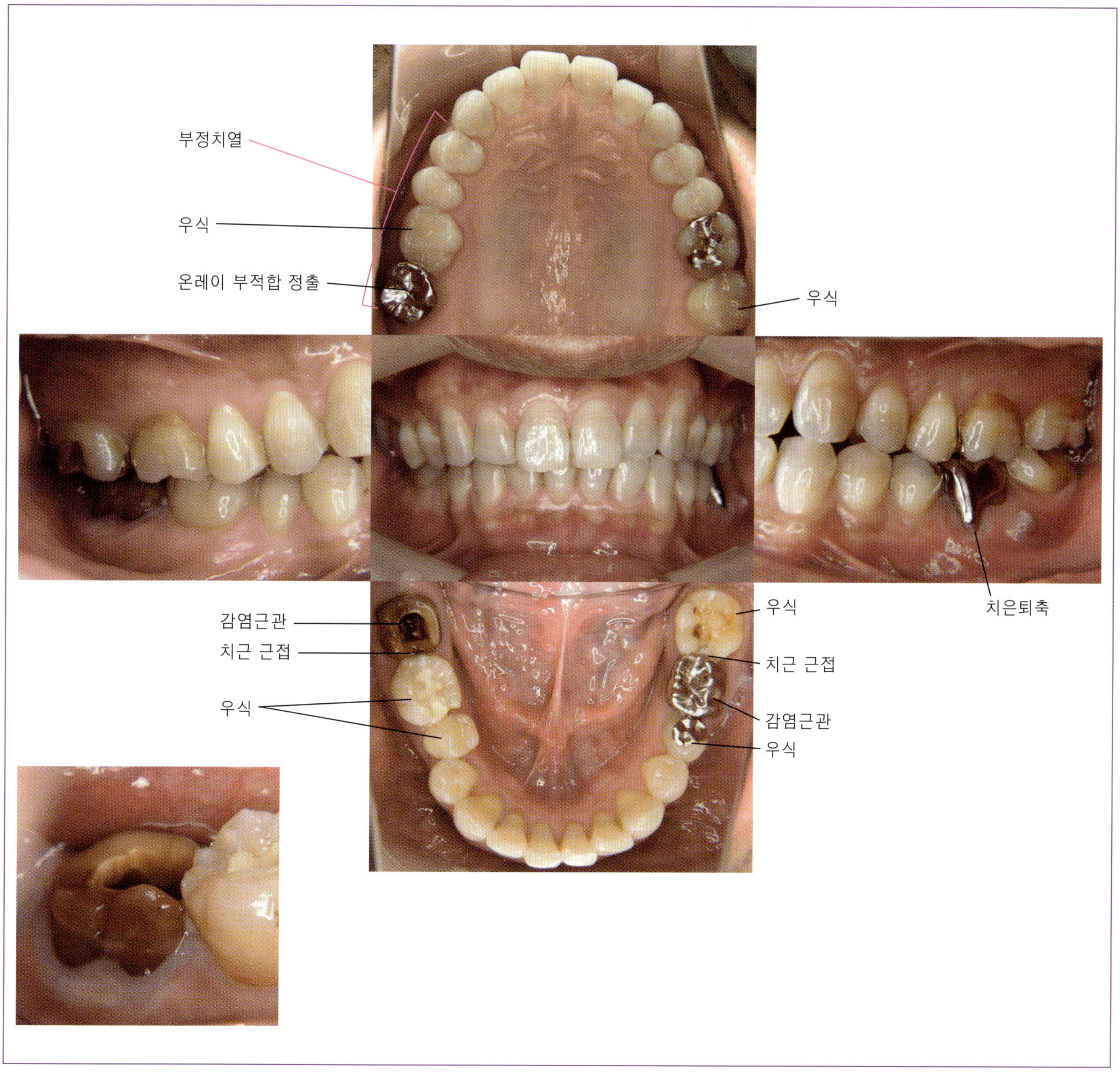

그림 2. 초진 시 구강 내와 #47의 상태.

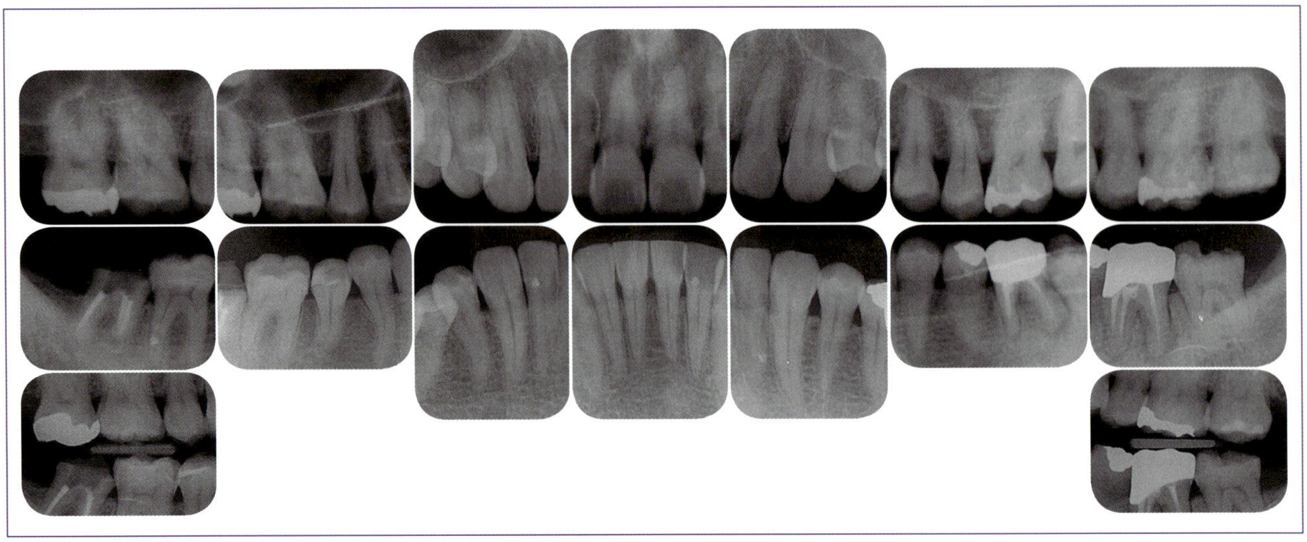

그림 3. 초진 시 방사선사진. 골 레벨은 전악적으로 양호. #26의 원심근의 근첨병소. #47의 근심경사와 치근 근접을 볼 수 있다.

표 1. 초진 시 probing depth 표(붉은 숫자는 출혈점)

324	323	323	323	322	222	322	222	322	322	322	223	323	323
434	433	323	334	222	222	222	222	223	323	323	422	323	323
7	6	5	4	3	2	1	1	2	3	4	5	6	7
7	6	5	4	3	2	1	1	2	3	4	5	6	7
332	223	323	323	222	222	222	222	222	222	222	222	223	333
333	323	322	323	322	322	322	222	222	322	222	223	333	323

2. 방사선사진 검사 및 probing 검사

초진 시 방사선사진(그림 3)을 보면 전악적으로 골 레벨은 양호하지만, #36의 원심근에 근첨병소, #47의 근심경사에 의한 치근의 근접을 확인할 수 있다.

초진 시 probing depth 표(표 1)를 보면 probing 시 출혈점(붉은색 숫자)이 보이는데, 병적 pocket은 아니고 현재 치주병적 문제는 작다고 생각한다. 여기에 자료를 제시하지 않았지만 근분지부 병변, 동요도, attachment level에도 문제가 없다.

3. 세균 검사

표 2가 caries risk test(saliva test), 표 3이 perio risk test(치주병 관련 균 테스트) 결과이다.

Saliva test에서는 total risk score가 '6'이고 caries risk가 낮다.

Perio test에서는 병원성 관점에서 국소의 면역반응을 억제하는 *A.a.*균과 치주조직 파괴성 세균인 *P.g.*균에 대해 조사했다. *A.a.*균, *P.g.*균의 양적 동태를 파악하면 치주병의 예지성을 높인다고 하는데, 결과는 대총균수 비율이 0.000%였다.

두 테스트 결과에서 이 증례는 우식 및 치주질환, 세균 위험이 낮다고 판단했다. 그러나 치주질환에 관해 30세 미만에 치주염이 발병하지 않아도 발병 가능성이 있는 사람 중에 실제로 발병에 이르는 사람이 나오고 60세를 넘

표 2. Saliva test(caries risk) 결과

검사항목	검사결과값	점수	No risk	Low risk	Risk	High risk
1일 음식횟수	3 이하	0	★			
불소 사용 상황	우수	0	★			
불소세구	한다	·········				
불소도포	한다	·········				
플라그양	1	1		★		
우식 경험(DMF)	10	3				★
타액량(ml)	15	0	★			
타액의 pH	7.4 이상	·········	★			
타액의 완충능	즉시 청색	0	★			
유산간균수	11.7	1		★		
우식균 비율(%)	0.6	1		★		
뮤탄스균수	15,6000	······				
총연쇄구균수	2,550,000	······				
합계	······	6	우식률 비율 = 뮤탄스균수/총연쇄구균수			

표 3. Perio test 결과(*A.a*균과 *P.g.*균)

	균수 (대수치) Log copy	균수 (실효치) copy	대총균수 비율	리스크 판정(타액만)
주요 구강내 총세균	4.8	59,000	—	안심 다소 주의 주의
★*A. actinomycetemcomitans*	1.0 미만	10 미만	참고치 : 0.000%	
P. intermedia				
★*P. gingivalis*	1.0 미만	10 미만	참고치 : 0.000%	
B. forsythus				
T. denticola				
F. nucleatum				—

측정법 : PCR invader법

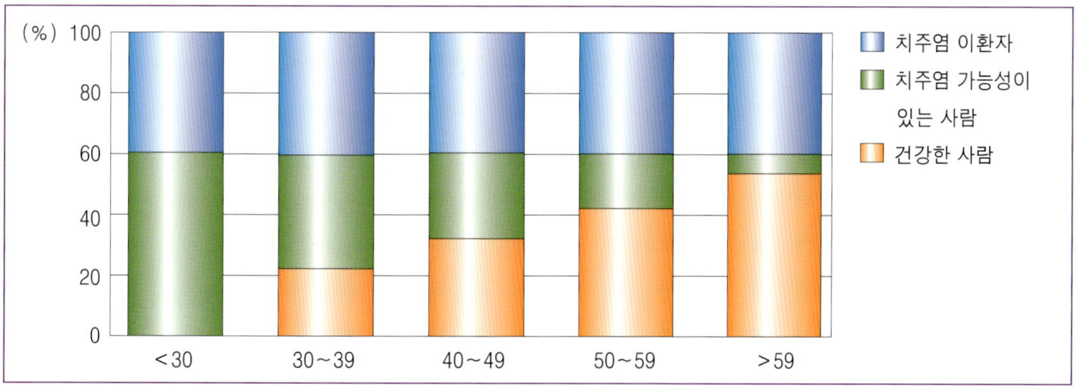

그림 4. 연령과 치주병 이환율. (Page,R.C. : OHIS.J.Dent.Educ., 69(5) : 509~520, 2005.에서)

기면 40%에서 치주염이 발생한다는 Page의 자료가 있다(그림 4).

우식과 치주병이 세균감염증인 이상, 세균 검사는 현재 증상이 없더라도 '발병 전 진단'이라는 의미에서 risk factor의 파악 등 종합적인 진단에 일조하며 매우 중요하다고 생각한다.

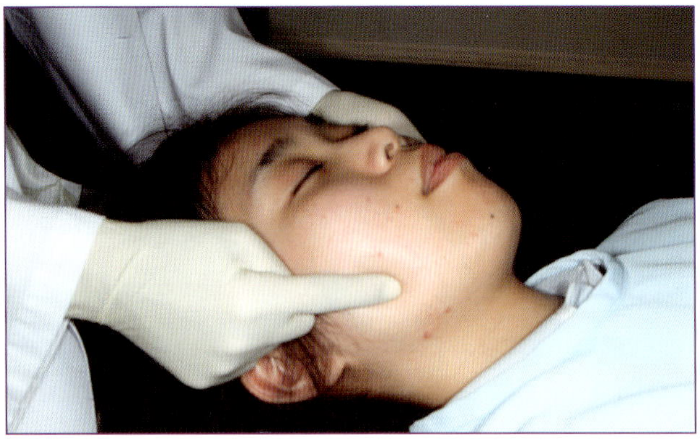

그림 5. 근촉진검사(사진은 다른 환자).

표 4. 근촉진에 의한 압통의 유무

부위	우측	좌측
교근천부	−	−
교근천부 기부	−	−
교근천부 정지부 전연	−	−
교근천부 정지부 후부	−	±
교근천부 중앙부	−	−
측두근 전부	−	−
측두근 중부	−	−
측두근 후부	−	−
악이복근 전복	−	+
악이복근 후복	−	+

표 5. 근촉진·청진에 의한 악운동 상태

	우측	좌측
타이밍	정상	약간 늦다
경로	충분	정상
활주량	양호	충분
최대개구위	없음	양호
클릭	없음	없음
Crepitation	없음	없음
특기사항(압통 등)	없음	없음
관절잡음(청진)	없음	없음

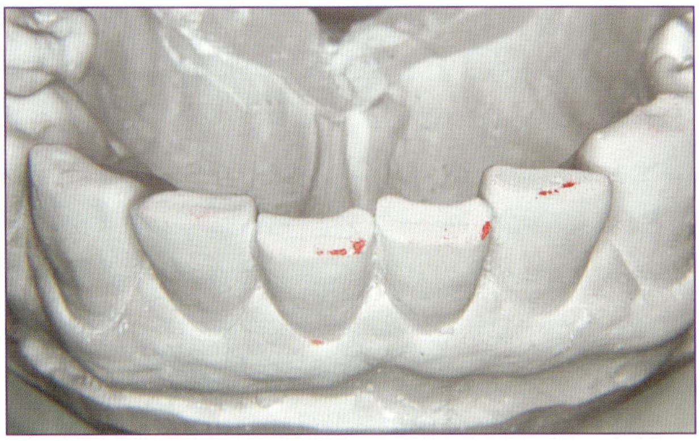

그림 6. 하악 전치부에 보이는 강한 facet. 강한 bruxism의 징후를 엿볼 수 있다.

4. 힘(악기능)의 관계를 진단한다

힘의 관계를 알기 위해 근육과 악관절을 촉진(그림 5)·청진하고 각부의 압통의 유무 및 악운동의 적합성을 검사했다. 결과를 표 4, 5에 소개한다.

압통점은 좌측 악이복근 전복 및 악이복근 후복에서 관찰되었다.

악관절은 좌측이 약간 늦게 회전 활주하지만 다른 문제는 없고 좌우 모두 정상이라고 판단했다. 그림 6에서 볼 수 있듯이 하악 전치부에 강한 facet이 관찰되었다. 또한 협점막 압흔이 좌우측에, 혀의 압흔이 우측에 확인되어 강한 bruxism의 존재를 의심했다.

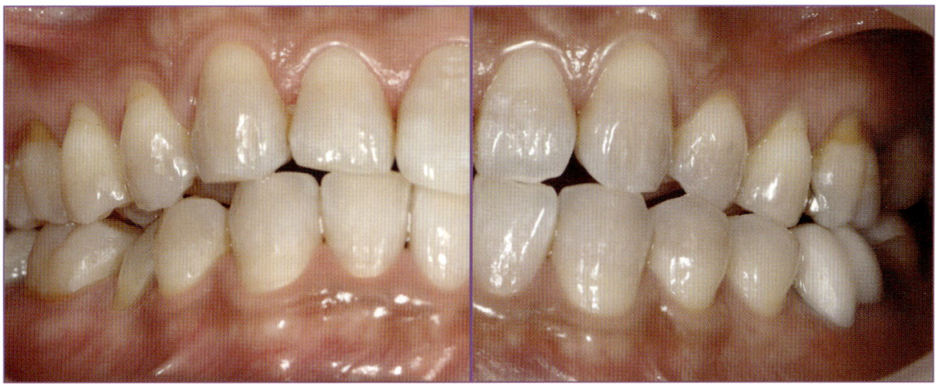

그림 7. 후방 bracing equalizer.

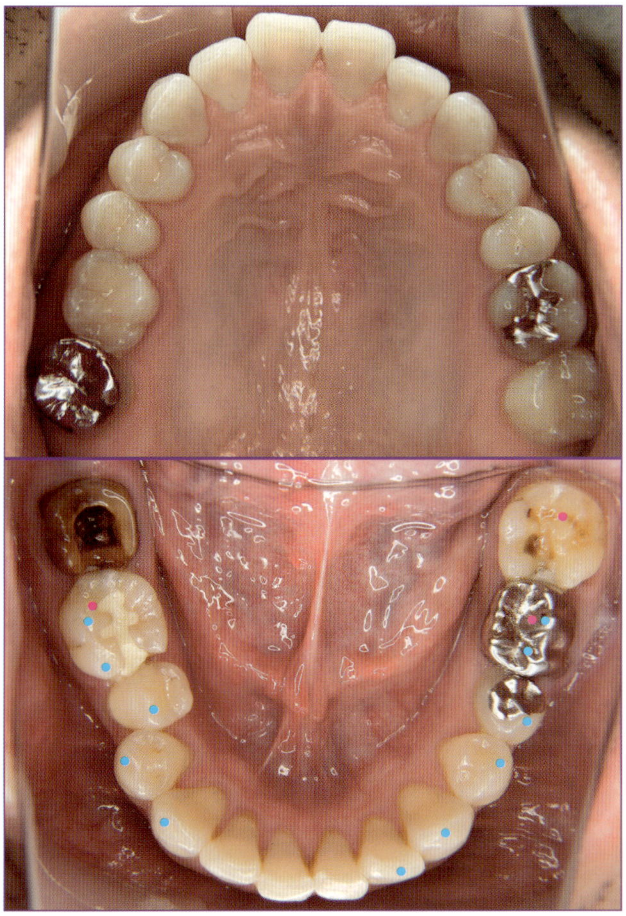

그림 8. 중심교합위에서 교합접촉점(● 파란점). ● 붉은점은 조기접촉부.

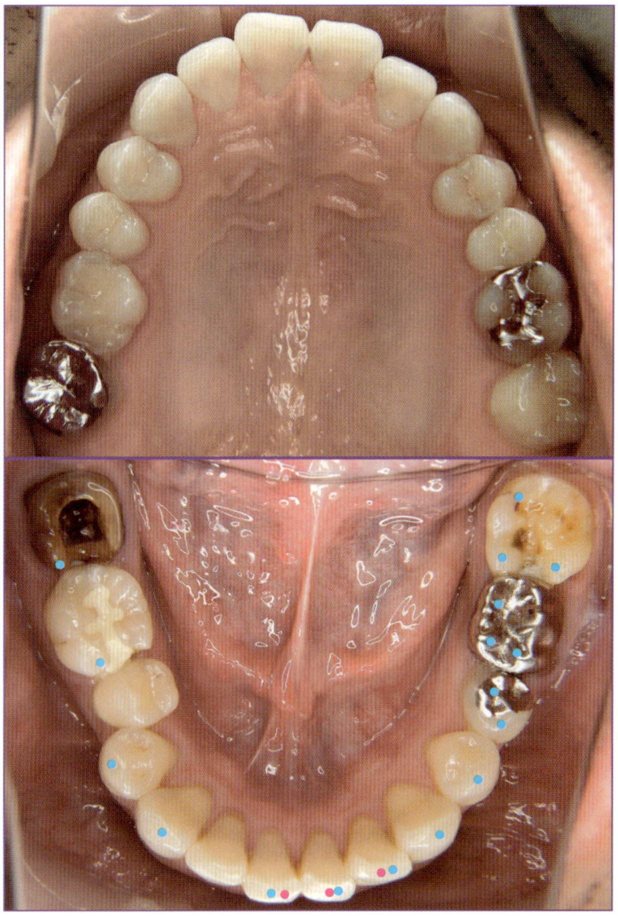

그림 9. 편심위에서 교합접촉점(● 파란점). ● 붉은점은 조기접촉부.

5. 교합접촉 상태를 진단한다

후방 bracing equalizer(하악이 더 이상 후방으로 밀려나오지 않을 때 측방 운동 시 가이드)는 그림 7에 있는 것처럼 보이지만, occlusal registration strip으로 뽑아내 테스트한 결과 실제로 뚜렷한 것은 없었다.

중심교합위에서 교합접촉점은 그림 8과 같고(파란 점) 전치부에 조기접촉(붉은 점)이 보인다.

그림 9는 편심위에서 교합접촉한 상태이다. 교합 양식은 group function이었다. 평형측 교두간섭(붉은 점)도 볼 수 있었다.

이상으로 이 환자는 engram(조기접촉을 회피하는 교합 패턴. 소위 도피반사)을 구축하고, 하악이 후방으로 밀려나갈 위험이 있다고 판단했다.

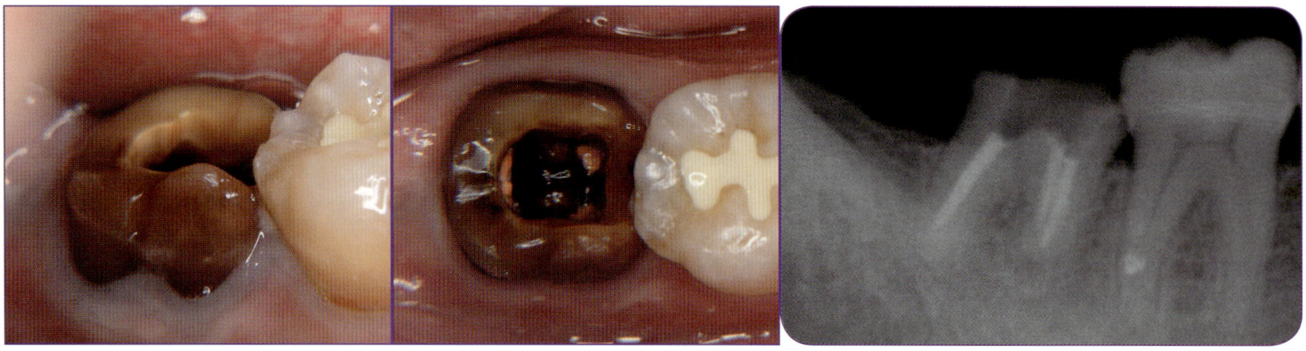

그림 10. #47의 단소근(작고 짧은 치근)과 #46의 치근 근접 상태(재게재).

표 6. 본 증례의 역학적 문제점과 대책

문제점
- 강한 bruxism
- 후방의 bracing equalizer 소실
- 치근경사로 인한 치근 근접
- 단소근(작고 짧은 치근)

▼

대책
- 안정적인 중심교합위에서 교합접촉점을 부여
- 편심위에서의 유해한 측방력을 배제
- 강한 교합력에 대해 지대치 형성시 역학적 배려

#47의 치료계획

주소인 #47은 치근이 작고 짧고 경사져 있어 #46에 접근해 있다(그림 10). 또한 악관절의 동태는 정상이지만 강한 bruxism이 존재하고 후방의 bracing equalizer가 소실된 상태이므로 하악을 후방으로 누를 위험이 있다.

위의 위험에 대한 역학적 배려는

- 안정적인 중심교합위에서 교합접촉점을 부여
- 편심위에서의 유해한 측방력을 배제
- 강한 교합력에 대해 지대치 형성 시 역학적 배려

이고(표 6), 세균과 힘의 정기적인 maintenance가 전제가 되어야 하며, 현재의 악교합계를 대폭 변경하지 않는, 즉 minimal intervention의 치료를 계획했다.

교합기상에 진단·진단용 wax up

교합기상에서 모형을 진단해 보면 조기접촉을 제거하고 안정적인 중심교합위를 새롭게 구축하려면 incisal pin에서 1.5mm 정도 전치 치질을 삭제할 필요가 있었다(그림 11). 그러나 치질을 이렇게 삭제하는 것은 비현실적이므로 현재의 교두감합위에서 수복하기로 했다.

교합을 생각할 때 가장 중요한 '교합구성의 7가지 요소'(표 7) 중에 '중심교합위의 접촉관계'를 술자(필자)가 직접 확인하기 위해 진단용 wax up(진단을 확립하기 위해 치과의사가 직접 wax up한다)을 제작했다(그림 12). Wax cone을 세워 교두의 위치를 확인한다. 그러면 이상적인 교두 대 와의 관계와 교합관계를 수복할 수 있다.

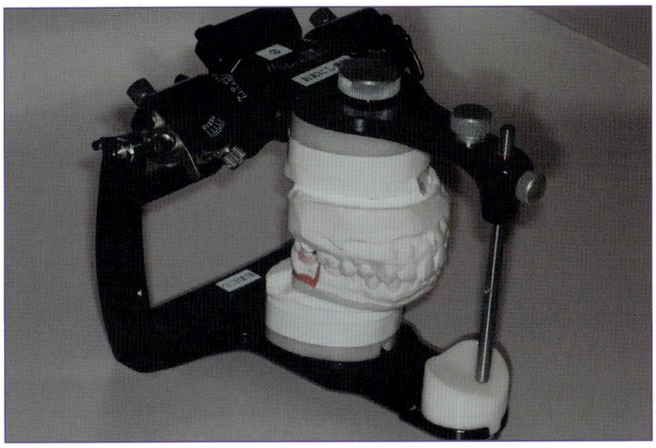

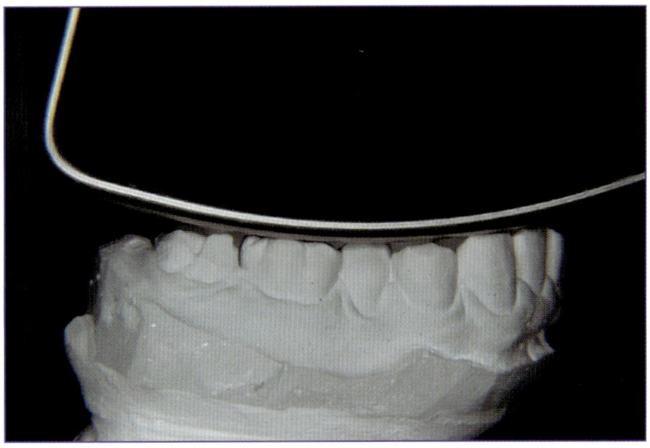

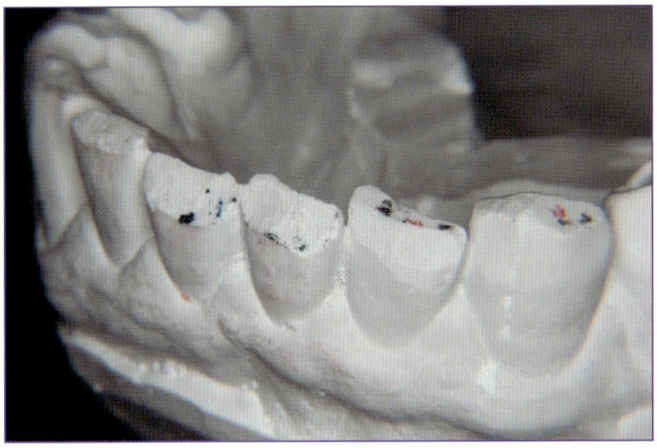

그림 11. 교합기상에서 교합진단. 하악 전치부의 조기접촉을 피하려면 비현실적일 정도로 많은 치질 삭제가 필요하다.

표 7. 교합구성의 7요소(小出 馨)

① 중심교합위의 위치
② 중심교합위의 접촉관계
③ 중심교합위의 안정성
④ 편심위에서 가이드의 위치
⑤ 편심위에서 가이드의 방향
⑥ 교합평면의 위치
⑦ 교합평면의 만곡도

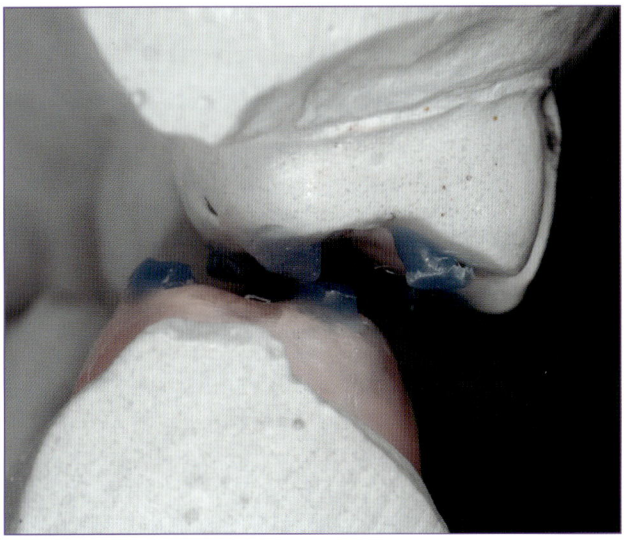

그림 12. 치과의사가 직접 제작한 진단용 wax up. Wax cone을 세워 교두의 위치를 확인한다.

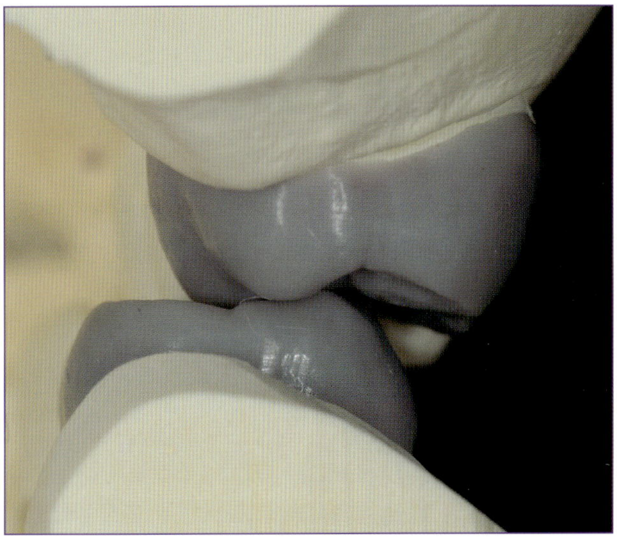

그림 13. 치과기공사가 수복 장치 형태의 wax up을 제작. 최종 크라운의 목표 형태이다.

위의 정보를 전달받아 기공실에서 제작한 크라운 형태의 wax up(수복 장치의 형태 제안용 wax up. 일반적으로 이것을 '진단용 wax up'이라 부른다)을 그림 13에 소개한다. 이후 치료는 이 형태를 목표로 진행한다. 또한 수복 장치는 심미성을 고려해 PFM crown을 제작하기로 했다.

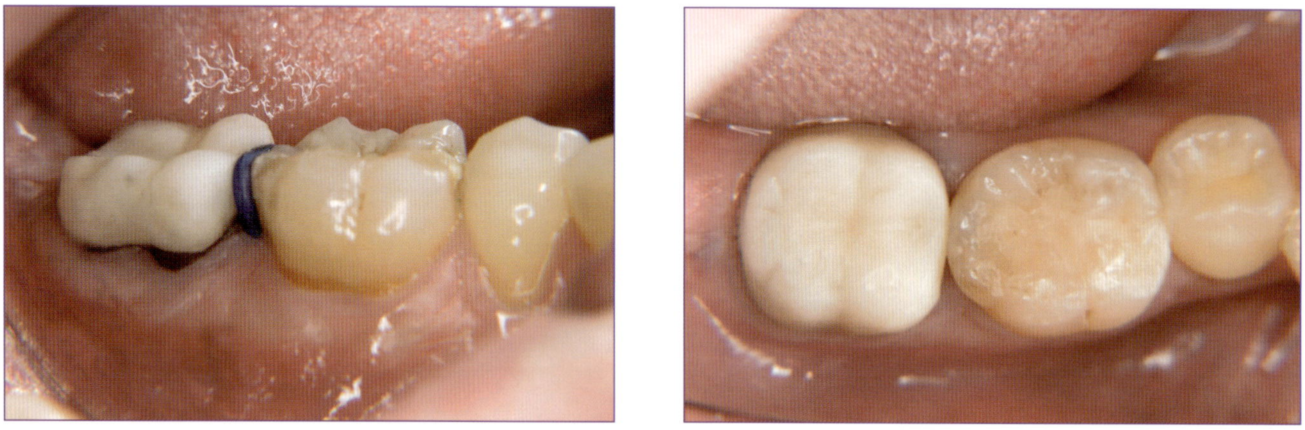

그림 14. #47에 provisional restoration을 장착. #46의 치근 근접을 개선하기 위해 upright하고 있다(좌측). 치료를 진행하면 치주조직과 치아의 위치가 변하므로 그에 맞춰 provisional restoration의 형태를 수정한다(우측).

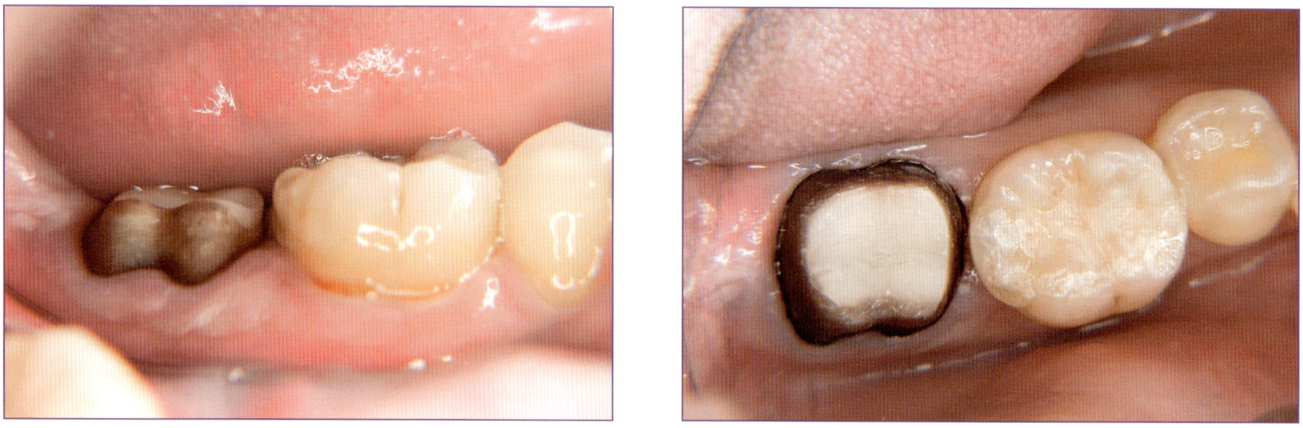

그림 15. 이 시점에서 #47을 지대치 형성한 상태. 아직 교두와 와에 연속성이 얻어지지 않는다.

Provisional Restoration

그림 14는 #47을 provisional restoration으로 교체한 그림이다. 일시적으로 치은에 대해 안전한 위치에 마진을 설정하고 치근 근접을 개선하기 위해 교정용 elastic module로 upright했다.

Provisional restoration을 장착하는 동안 진행하는 이런 MTM과 치주치료, 감염 근관치료에 의한 치아의 위치와 치은의 변화에 맞춰 provisional restoration을 수정한다.

지대치 형성도 레진 코어 장착 등 주변 환경이 정돈되어 가는 상황을 보면서 수정을 했는데 이 시점에는 축면의 삭제량이 부족하고 occlusal table이 여전히 넓고 교두와 와의 연속성을 달성하지 못했다(그림 15).

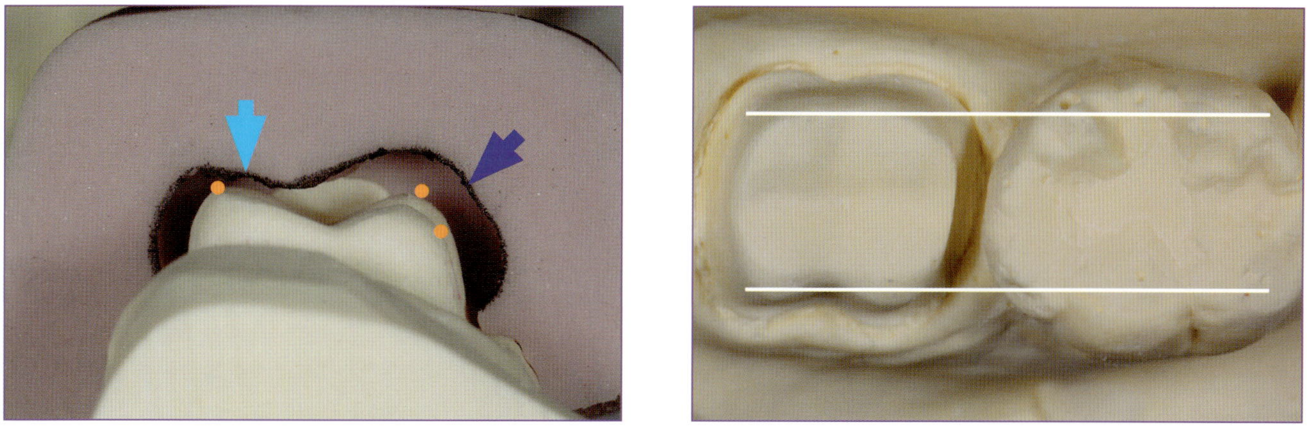

그림 16. 모형상에서 silicone core를 사용해 최종 지대치 형성 전 지대치 형태를 확인. 원심설측교두의 삭제량이 부족하고 협측 축면의 제2면, 제3면의 삭제량이 부족한 것을 알 수 있다.

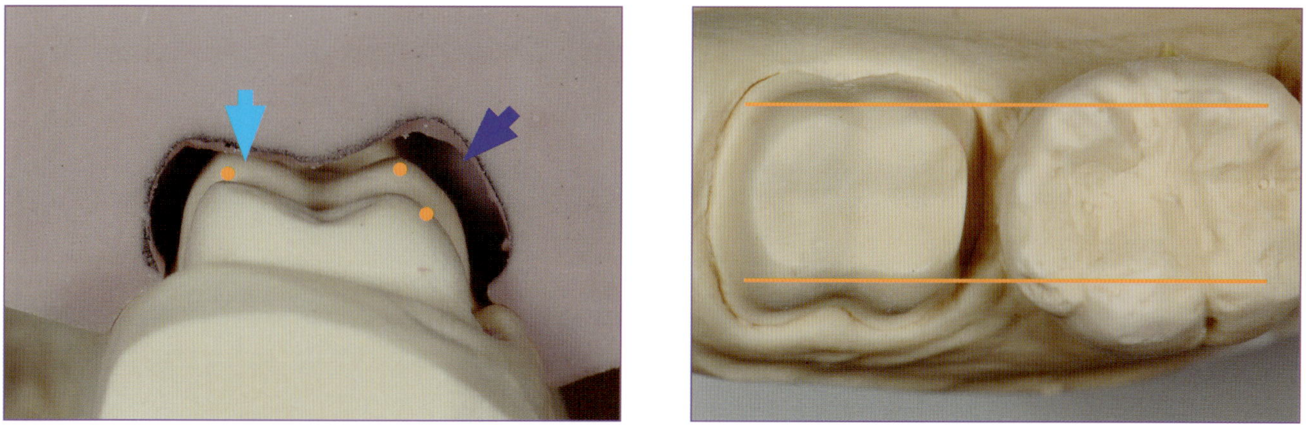

그림 17. 그림 16에서 찾은 문제점을 수정하고 최종 지대치 형성을 확인했다. 원심설측교두의 삭제량이 증가하고 협측 축면의 제2면, 제3면의 흐름을 수정해 치열에서 교두의 연속성을 개선했다. 수정량은 적지만 앞으로 제작할 수복 장치의 형태에 큰 영향을 미친다.

모형상에서 지대치 형성을 확인한다

기공실에서 제작한 크라운 형태의 진단용 wax up을 참고해 실리콘 코어를 제작하고 모형상에서 지대치 형성의 완성도를 검증했다(그림 16, 17).

그림 16은 최종 형성 전 지대치 형태이다. 실리콘 코어를 대보니 원심 설측교두의 삭제량이 부족하고 협측 축면의 제2면, 제3면의 삭제량이 부족했다. 구강 내 작업이 불가능한 각도에서 확인할 수 있고 보다 엄격하게 점검할 수 있어 이 방법은 상당히 효과적이다.

그림 17이 수정 후이다. Peak의 위치가 변하고 조화를 달성했다. #46과 교두의 연속성도 확보했다. 수정량은 적지만 앞으로 제작할 수복 장치의 형태에 큰 영향을 미치므로 모형상에서 지대치 형성을 확인하는 작업은 생략할 수 없는 중요한 치료과정이다.

이렇게 해서 지대치상의 교두가 와를 향하는 강한 교합력에 충분히 대응했다. 또한 편심위에서 교두간섭을 일으키지 않는 지대치 형태를 완성할 수 있었다.

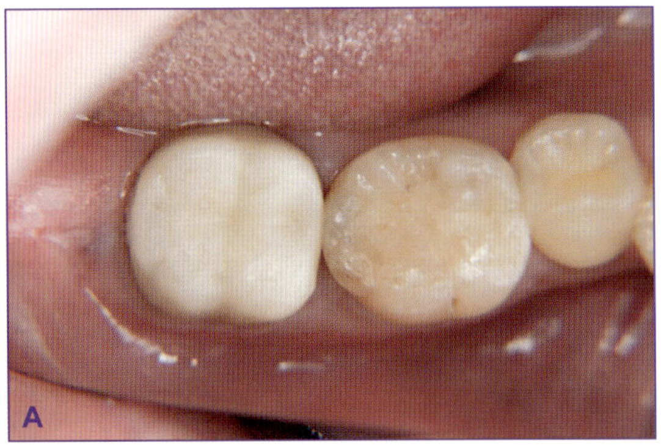

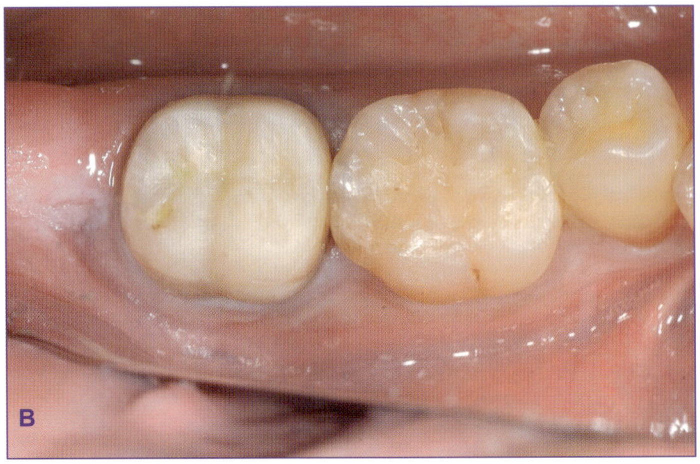

그림 18. 치료 중인 provisional restoration(A. 재게재)과 종료 시 (B) provisional restoration. 지대치 형태에 따라 상부구조인 수복 장치의 형태가 규정되는 것을 시사한 예이다. A는 지대치 수복 전, B는 수복후이다. 치열에서 교두의 연속성을 달성하고 provisional restoration의 형태를 개선했다.

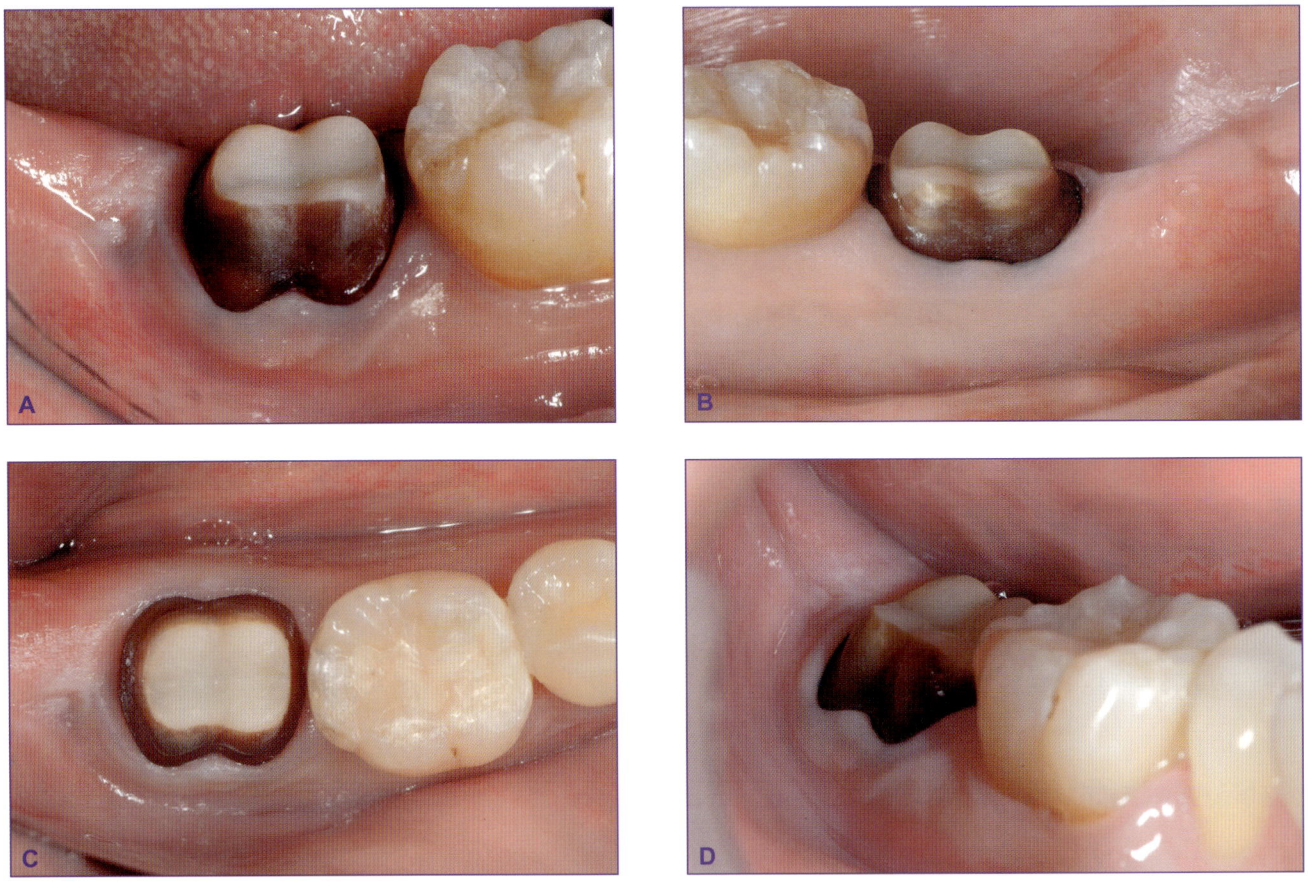

그림 19. 최종 지대치 형성 종료 후의 상태. 목적하는 형태에 가까워졌다. 지대치 형성의 핵심인 충분한 깊이의 중심와(B), 4면 4우각(C), 협측 축면의 제1면에서 제2면에 이르는 이상적인 흐름(D)을 달성했다.

Provisional Restoration의 최종 형태

그림 18은 치료 중인 provisional restoration(A)과 치료 단계마다 형태를 수정한 최종 provisional restoration(B)이다. B는 지대치 형성을 마무리한 후에 emergence profile, crown contour, 인접면 contact area 등을 중심으로 수정한 결과이다. 치은의 반응을 보고 최종 crown 형태를 완성했다.

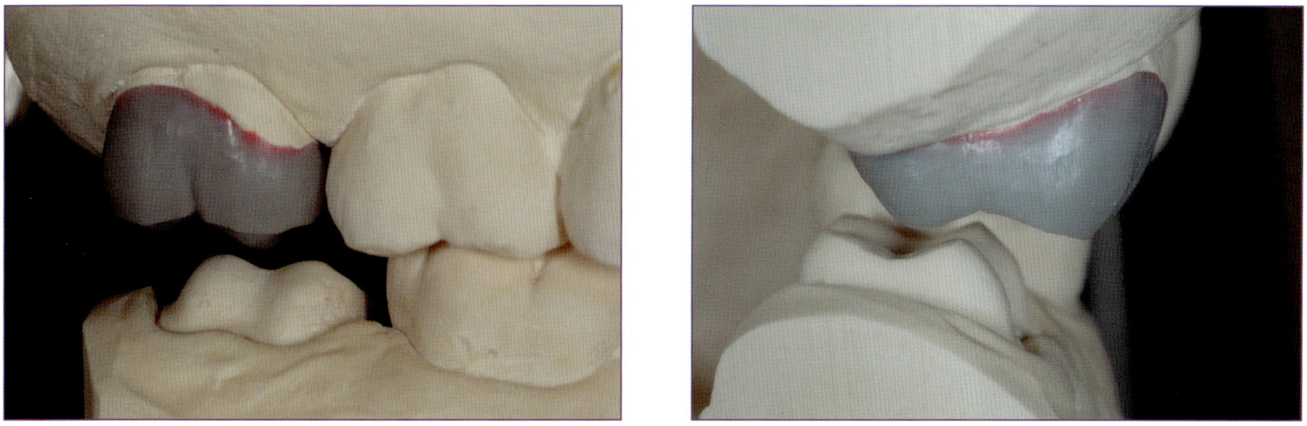

그림 20. 최종 인상채득 전의 #47.

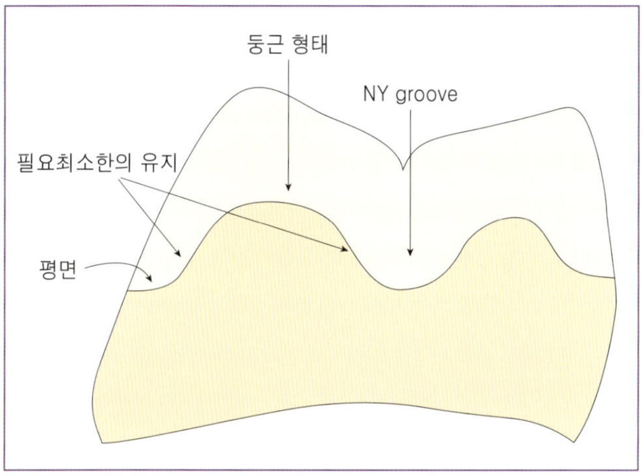

그림 21. Onlay preparation의 concept(crown preparation도 동일).

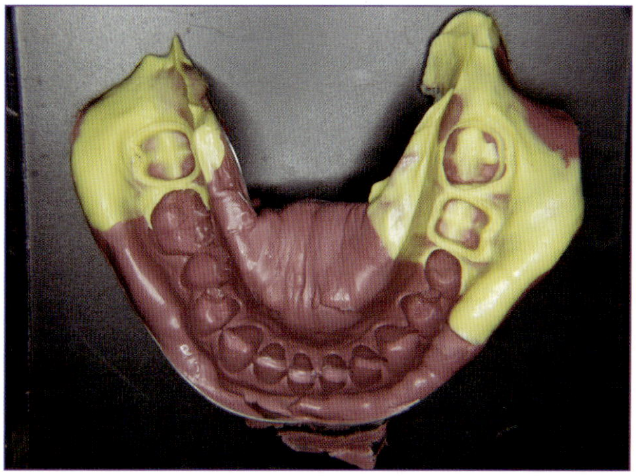

그림 22. 최종 인상채득.

지대치를 정확하게 형성해 크라운 외형, 교두 위치의 연속성, 중심와의 흐름이 조화를 이룰 수 있었다.

최종 지대치 형성·최종 인상채득

1. 지대치 형성의 최종 형태

그림 19는 최종 인상채득 직전의 지대치 상태이다. 교합면의 삭제량이 충분하고 목표하는 크라운 형태에 가깝게 완성할 수 있었다. NY groove(안정적인 교합접촉점을 얻기 위해 교합면 중앙와에 groove를 형성한다)는 더 넓었어도 좋았을 지도 모르겠다.

2. 지대치 형성에 대한 생각

그림 20에는 최종 인상 전 #47 지대치의 대합관계, 그림 21에는 onlay preparation에서 필자들이 생각하는 원칙을 소개한다. 이 견해는 crown preparation에도 적용할 수 있다.

- 마진 형태는 강한 교합력에 견딜 수 있는 저항 형태, 즉 round end shoulder, 힘을 충분히 받을 수 있도록 형성한다.
- 모든 면은 자연스럽게 연결하고 교두는 응력을 분산할 수 있도록 둥글게 처리한다.
- 교합면에는 와의 깊이를 충분히 확보하고 안정적인 교합접촉점을 만들 수 있도록 NY groove를 형성한다.
- Provisional restoration을 고정할 수 있는 최소한의 유지 형태.

이처럼 지대치 형성 결과를 확인한 후에 최종 인상을 채득한다(그림 22).

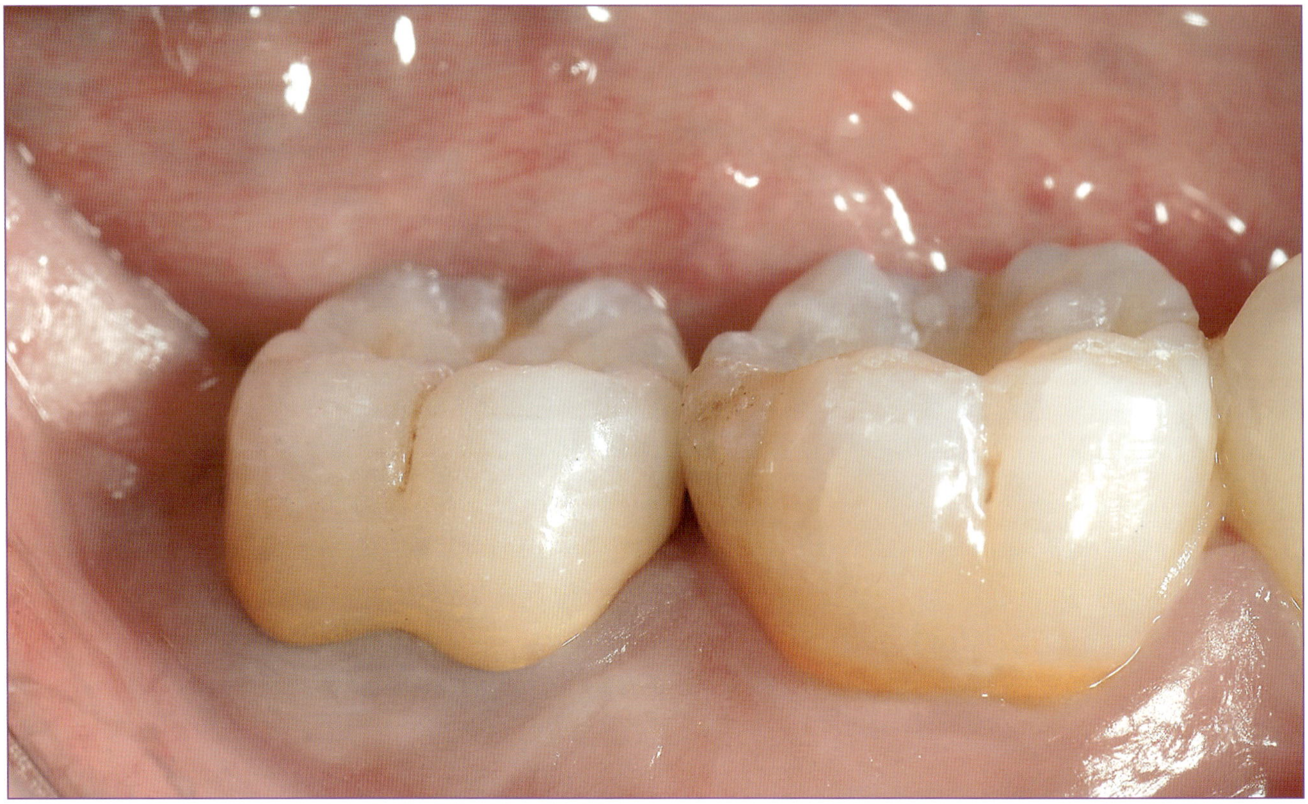

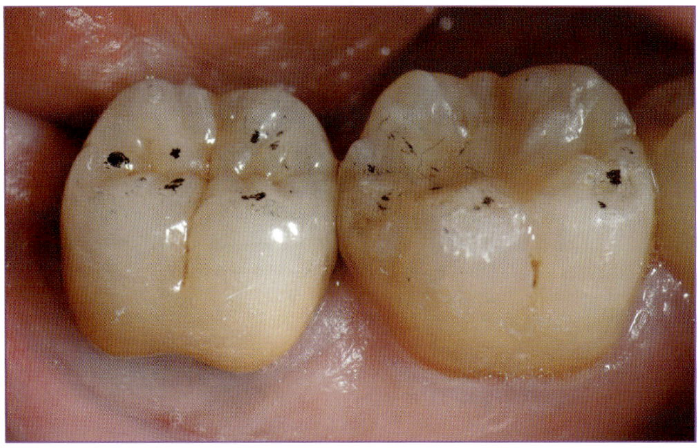

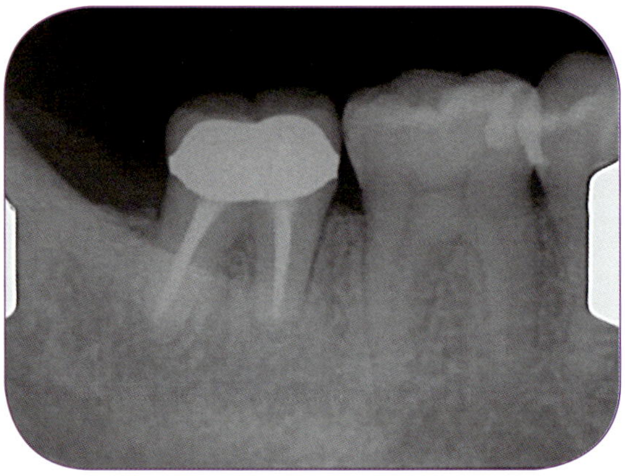

그림 23. 최종 수복 장치 장착 시 구강 내와 방사선사진. (기공 담당 : 崎田籠仁)

최종 수복 장치의 장착

최종 수복 장치 제작은 崎田籠仁(가고시마현 사쓰마센다이시 아트덴탈랩) 씨에게 의뢰했다. 그림 23은 완성한 크라운을 장착한 상태이고 방사선사진이다(2008년 2월). 인접면의 출현, contact area, 청소성을 고려한 하부 embrasure의 개방, emergence profile의 형태, cervical peak의 위치, 교두와 중심와의 연속성을 달성했다. 교합접촉점도 계획대로 잘 재현되었다.

Contour를 적절하게 재현하면 음식의 흐름을 원활해지고 플라그의 부착도 최소화할 수 있다.

치아 1개를 치료하더라도 예지성을 높이려면 검토할 부분이 이렇게 많고, 적절한 검사·진단을 거쳐 치료계획을 적절하게 입안하는 것, 무엇보다 증상이 나타나기 전에 예방의 중요성을 통감한 증례였다.

2008년 3월 29일 '일본임상치과보철학회 특별강연회'에 위의 증례를 보고했다.

2• 부위별 치아의 수복 예에서 배우는 생물학적 치관 형태의 구축 Point

① #11 수복 증례

久木田昌隆 Masataka Kukita

증례 개요 및 검사·진단

1. 증례 개요

초진 시 45세 남성. '#11의 변색이 싫다'며 내원. 병변이 있는 치아는 composite resin을 충전했다고 하는데 탈락한 상태이다. 와동 내에 caries가 있었다. 변색되지 않는 재료로 수복하기를 희망했다.

2. 검사·진단

① 방사선사진 검사……#11은 근관충전이 under한 상태이다(그림 1)

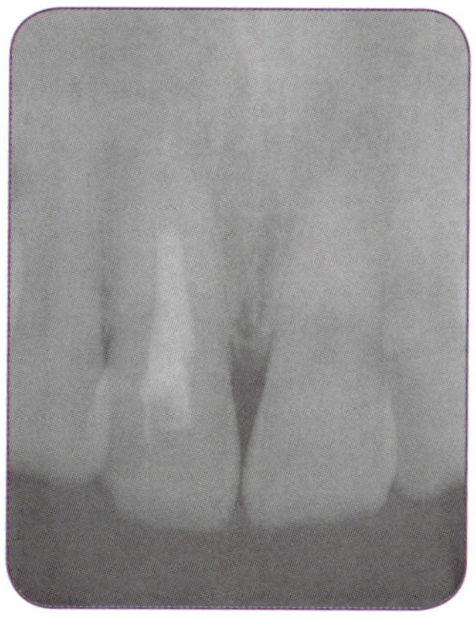

그림 1. #11의 근관충전이 under한 상태이다.

② 세균 검사……saliva test 결과는 'low risk'였다.

③ Probing 검사……Probing값은 3mm 이하이고 출혈점이 없었다.

④ 악기능 검사……근촉진에서는 우측 교근천부 정지부 후연, 중앙부에 압통(+)이 관찰되었다. 본인은 자각하지 못하지만, 교근천부의 압통 및 상악 절치의 교모 형태에서 취침 시 bruxism을 의심했다. 악관절 촉진 결과 큰 문제는 없었다.

⑤ 교합 검사……우측은 #13, 43, 좌측은 #23, 24, 33, 34가 가이드한다. 후방 bracing equalizer는 양측 모두 같은 부위에 존재한다.

치료과정

1. 수복 치료의 전처치—근관치료

방사선사진에서 환치는 실활치이고 under의 근관충전을 확인할 수 있었다. 설측 composite resin을 철거하자 근관구에 우식이 관찰되었다. 근관내 오염을 의심해 근관치료를 진행했다. 또한 순측에도 composite resin이 충전되어 있고 잔존치질량이 얇아(그림 2) 전부피복관 수복을 선택했다.

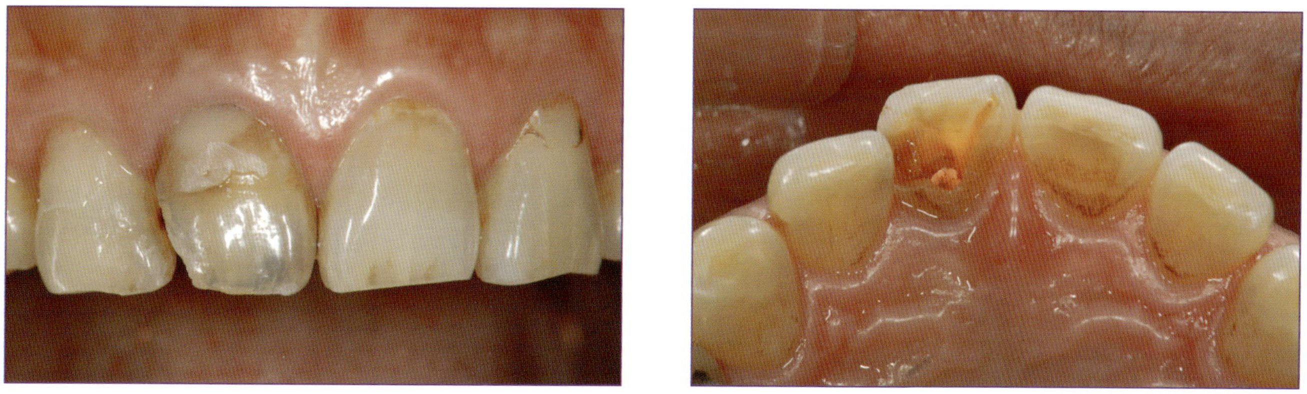

그림 2. 근관구에 우식이 있고 순측에도 composite resin이 들어있어 잔존치질이 부족하다.

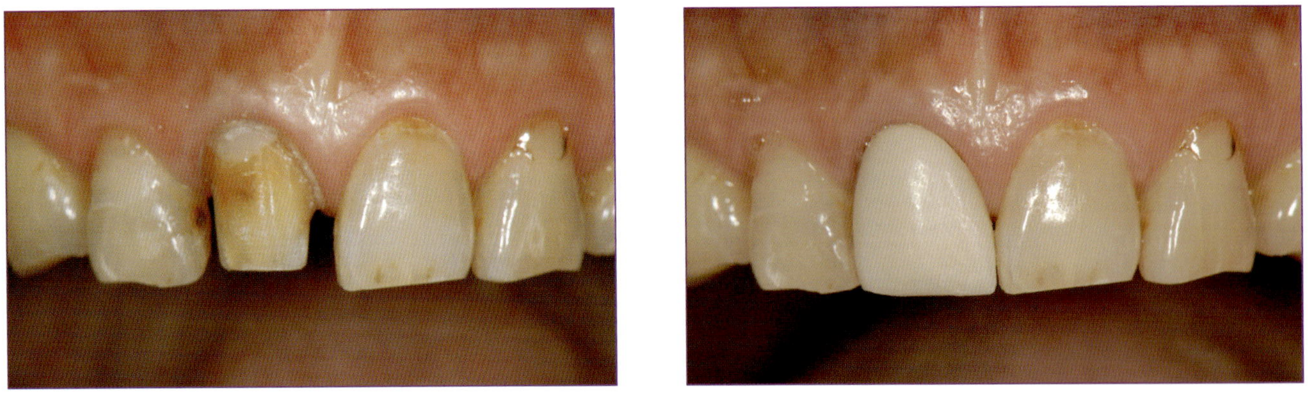

그림 3. 치은연을 따라 지대치 형성. 레진을 축조하고 치은연을 따라 지대치 형성했다. #11의 순측 전위를 볼 수 있다.

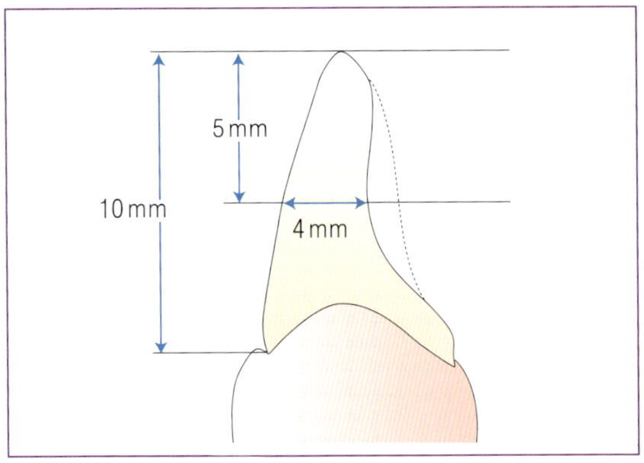

그림 4. 본 증례에서 #11의 협설경(참고로 반대측 동명치의 치관을 계측). 임상적 치관장은 10mm이고 절단에서 5mm 위치에서 협설경은 중앙 부위가 4mm였다.

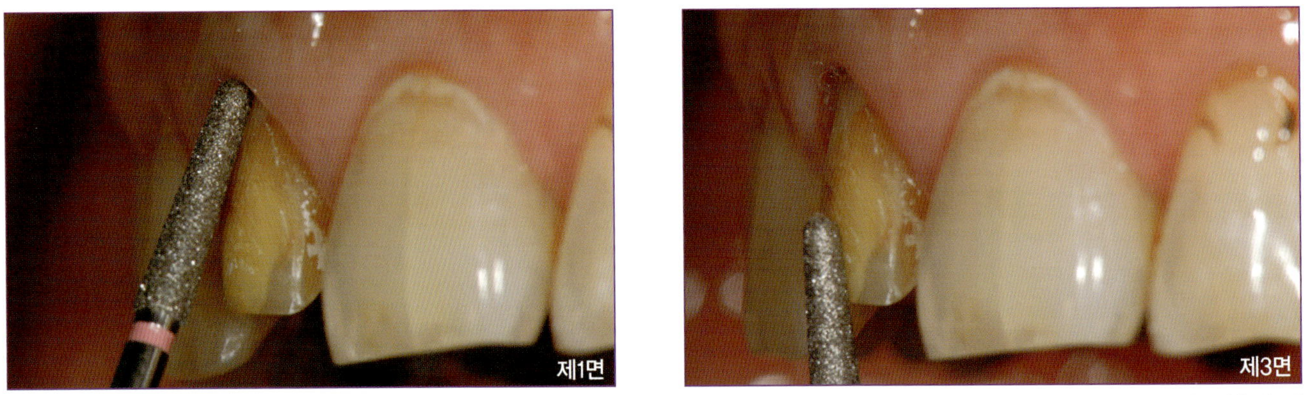

그림 5. 순측의 3면 형성과 clearance의 확보. 지대치 형성 시 버와 제1면과 제3면의 치축이 이루는 각도를 소개한다. 특히 제1면은 치축에 대해 평행하게 버의 축을 사용하는 것이 중요하다.

2. 레진코어 축성

석고모형상에서 반대측 동명치에 맞춰 #11을 형성하고 진단을 위해 wax up했다. Wax up으로 진단한 결과 순측 법랑질은 모두 제거되었다.

따라서 상아질과 축조체를 확실하게 접착하기 위해 dentin bonding 처리한 후 레진을 축조했다.

3. 지대치의 개략적 형성과 provisional restoration 제작

직접법으로 provisional restoration을 제작했다(그림 3). 그 결과

① 순측으로 전위해 있고 #41도 순측 전위되어 있다.

② 삽 모양이고 중앙부에서 협설경이 좁으므로(그림 4). 환치의 설측 지대치 형성이 곤란했다.

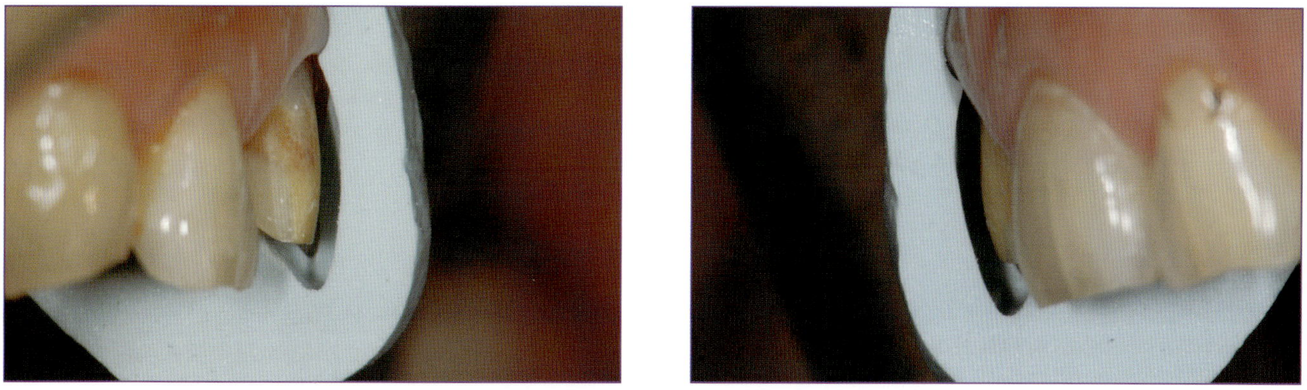

그림 6. 실리콘 코어로 지대치 형성을 평가. 순설면 및 절단의 clearance 양, 최종 수복 장치와 유사한 형태를 확인할 수 있다.

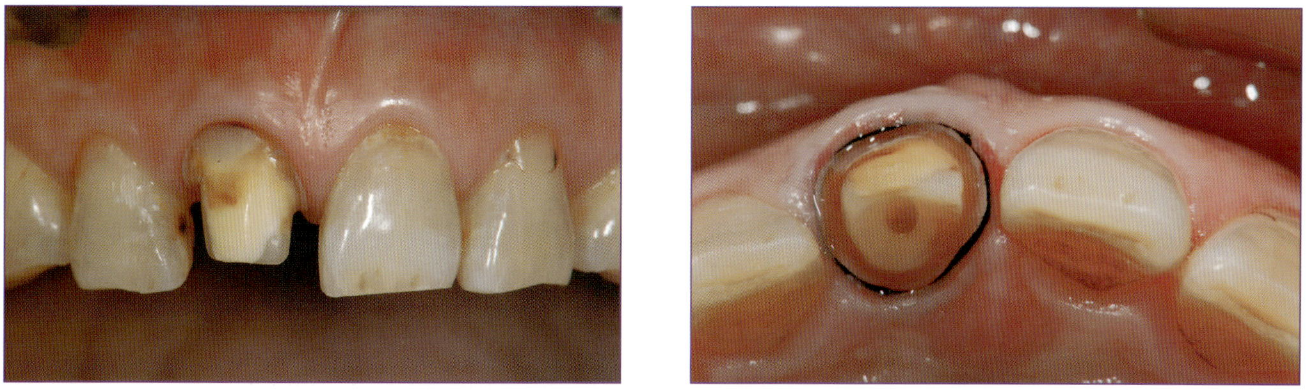

그림 7. 압배코드를 삽입하고 최종 지대치 형성. 유지력을 획득하기 위해 설측 축면을 치은연하에 shoulder 형성했다.

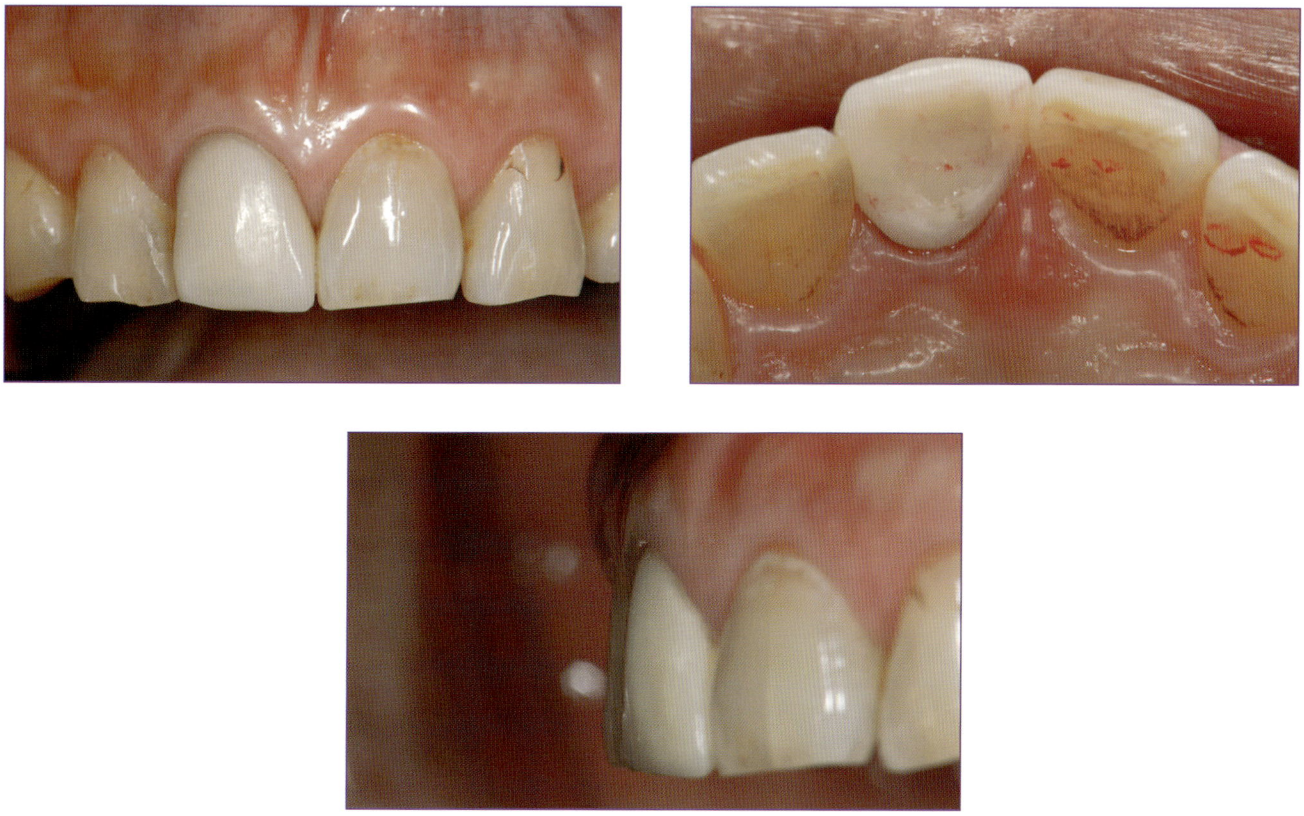

그림 8. Provisional restoration의 remargining. subgingival contour나 emergence profile을 조정하고 contour guide line을 기준으로 순면 형태를 정리했다.

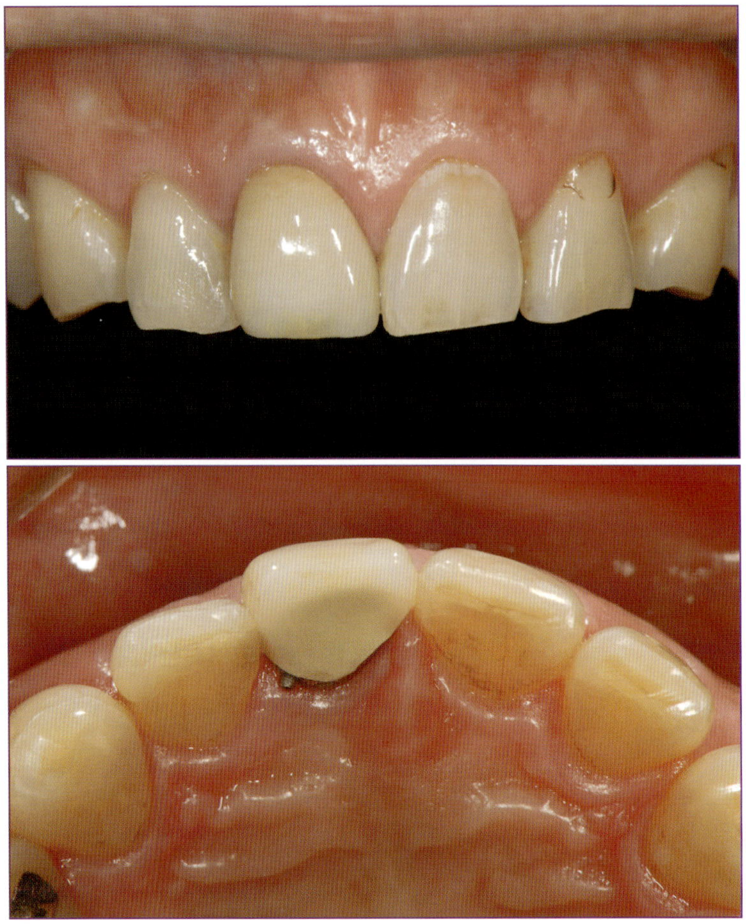

그림 9. PFM crown을 장착(기공 담당 : 崎田籠仁). 축성 공간이 부족해서일까 명도가 약간 높다.

4. 최종 지대치 형성(그림 5~7)

Clearance를 확보하기 위해 하악 전치의 절단을 형태 수정했다. 또한 retention을 확보하기 위해 설측 치은연하에 shoulder 형성했다.

마진은 gingival scallop을 따라 scallop의 정점을 치관 중앙보다 원심측에 배치했다. 반대측 동명치의 crown contour를 참고하면서 지대치 형성했다.

5. Provisional restoration의 remargining (그림 8)

형성 위치를 변경해 remargining하고 내원할 때마다 수정한 subgingival contour, emergence profile을 재평가했다. 심미적이고 염증이 없음을 확인했다.

6. 최종 수복 장치의 장착

최종 수복 장치는 provisional restoration의 형태를 참고해 제작했다(그림 9). 본 증례에서는 bruxism을 의심해 구조역학적 관점에서 지대치의 두께와 길이를 중시하고 순측면의 형태를 다소 과장했다.

설측은 심미 영역이 아니므로 metal로 처리했다.

* * *

동양인에게 많이 볼 수 있는 순설적으로 압편(편평하게 눌림)된 절치를 수복할 때는 clearance를 확보하기가 어렵다. 환치는 삽 형태를 가지므로 구조역학적 견지에서 설측의 삭제량을 충분히 확보할 수 없었다.

2• 부위별 치아의 수복 예에서 배우는 생물학적 치관 형태의 구축 Point

② #15 수복 증례

久木田昌隆 Masataka Kukita

증례 개요~치료계획

1. 증례 개요

초진 시 43세 여성. #15에 장착한 metal crown에 대해 '인접치에 음식이 잘 끼고 은니를 흰 재료로 교체하고 싶다'고 호소하며 내원했다.

2. 검사·진단

① 방사선사진 검사……부적합한 metal crown을 장착하고 인접면의 마진이 나와 있다. 또한 근첨에 방사선투과상이 관찰되었다(그림 1).

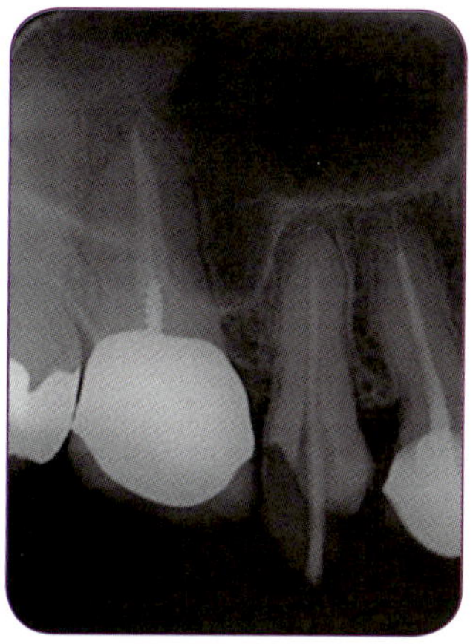

그림 1. 초진 시 방사선사진.

② 세균 검사……Saliva test 결과는 'low risk'였다.

③ Probing 검사……Probing 값은 #48 원심이 4mm였는데, 그 외에는 3mm 이하이고 출혈점이 없었다.

④ 악기능 검사……근촉진 및 악관절 촉진에 문제가 없었다.

⑤ 교합 검사……우측은 #14, 44, 좌측은 #23, 24, 33, 34에 후방 bracing equalizer가 보인다. 심각한 조기접촉과 간섭은 없었다.

치료과정

최종 수복 장치는 마진의 적합성이 뛰어난 PFM crown을 선택했다.

1. 진단용 wax up

구 수복 장치를 참고하면서 provisional restoration을 제작하고 근관치료를 했다. 그 동안 진단용 wax up을 하고(그림 2) 양 인접치에 있는 수복 장치는 형태가 좋지 않았다. Reshaping해 변연융선과 설측 embrasure의 형태를 개선하는 데 힘을 썼다.

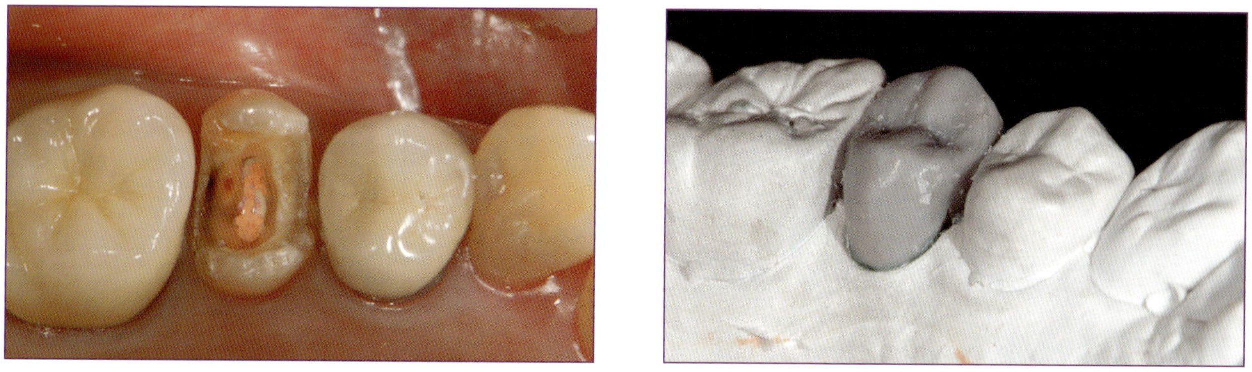

A : Metal crown을 제거한 상태.

B : 진단용 wax up. 인접치의 형태 수정이 필요하다.

그림 2. 진단용 wax up으로 술전 진단. 인접치의 형태 수정이 필요하다.

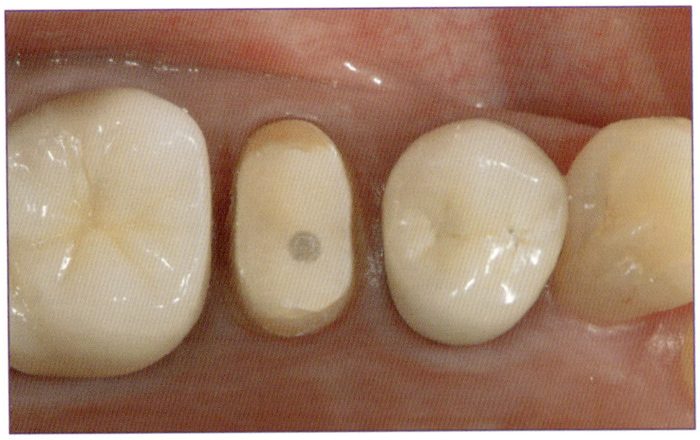

그림 3. 레진 코어 축성. 근관충전후 직접법으로 레진 코어를 축조했다.

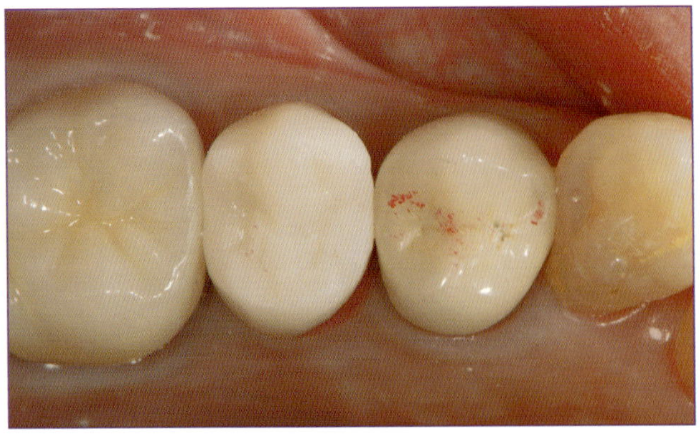

그림 4. Provisional restoration. 진단용 wax up을 토대로 직접법으로 제작했다.

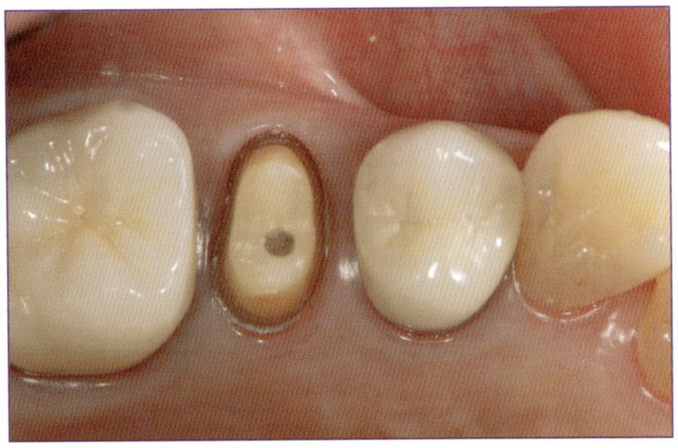

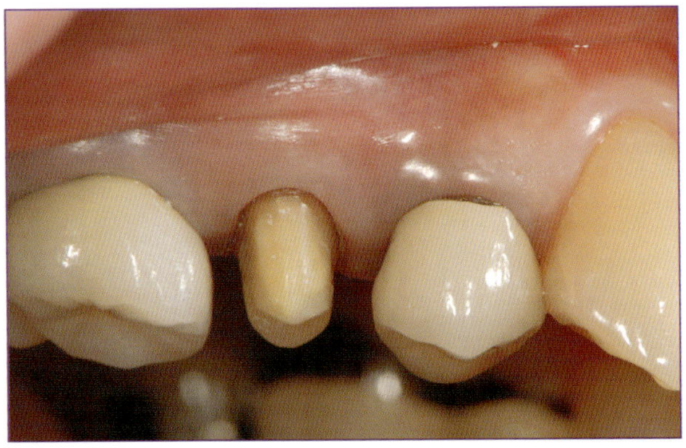

A, B : 치은연을 따라 지대치를 형성했다.

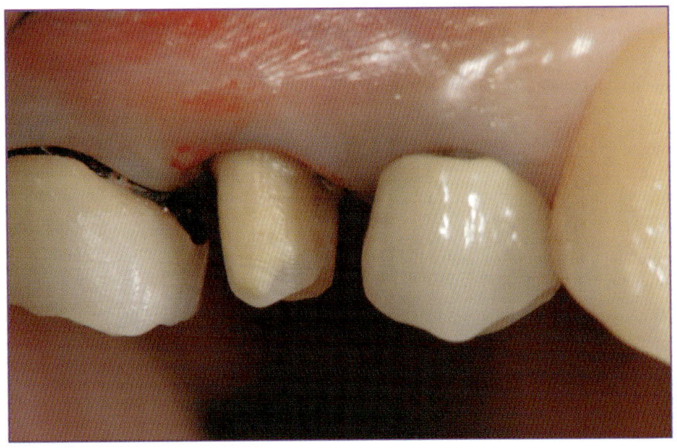

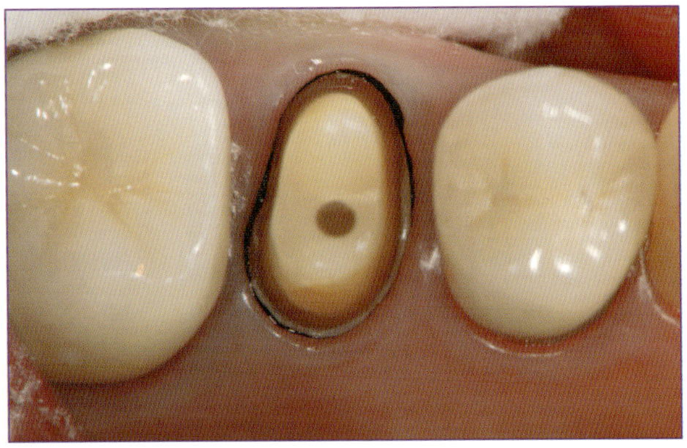

C, D : 치은연하에 버를 진행시켜 최종 형성했다.

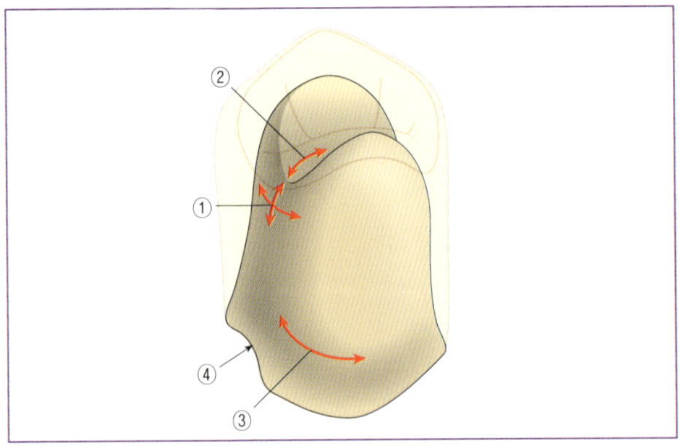

E : 지대치를 형성할 때 주의할 점(지대치를 원심설측 방향에서 관찰한 그림).

① : 인접면 contact의 위치
② : 변연융선의 형태
③ : 원심설측 우각부의 형태(원심 인접면에 concave가 있어 삭제량이 증가한다)
④ : 근면의 concave 형태

그림 5. 지대치 형성.

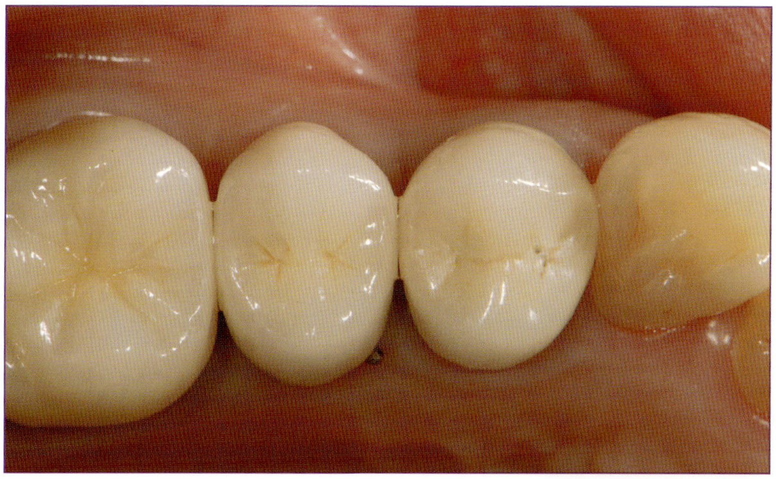

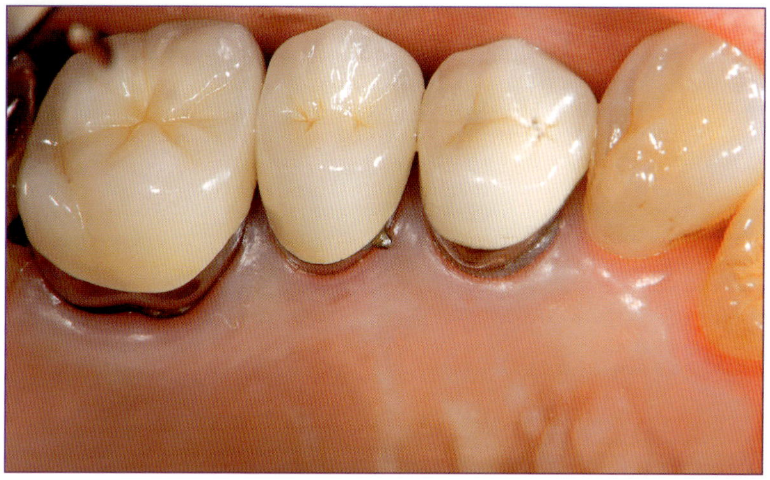

그림 6. 최종 수복 장치를 가착한 상태(기공 담당 : 崎田龍仁). 주소를 개선한 provisional restoration의 형태대로 제작했다.

2. 레진 코어 축조

협설측 dentin ferrule를 확보하기 위해 치은압배하고 직접법으로 레진을 축조했다(그림 3).

3. 지대치 형성, provisional restoration 장착

Provisional restoration은 진단용 wax up을 토대로 직접법으로 제작했다(그림 4). 주의할 점은 인접면 접촉의 상하적·협설적 위치, 폭, 변연융선의 형태, 설측 embrasure의 형태이고 장착 후 재평가했다.

지대치 형성에 관해서는, 양측 인접치와 변연융선을 조화시키기 위해 인접치를 참고로 교합면 변연부를 삭제했다. 설측의 원심우각에서 인접면에 걸쳐 많은 양을 삭제해 청소성이 높은 설측 embrasure와 직선적인 인접면 형태를 완성할 수 있었다(그림 5).

4. 최종 수복 장치 장착

최종 수복 장치는 provisional restoration을 토대로 제작하고 가착하고 경과를 관찰했다(그림 6). 특히 근원심측의 설측 embrasure는 형태를 같게 만들고 청소성을 높였다.

가착 후 원심 설측에 문제가 발생하지 않았다.

* * *

본 증례는 원심 인접면에 concave가 존재하고 그곳은 청소가 곤란하다. 청소성을 중시해 협측 우각의 삭제량을 늘리면 심미적인 문제가 발생하지만, 설측 우각을 많이 삭제해 직선적인 인접면 contour와 청소성 높은 설측 embrasure를 제작할 수 있었다.

2• 부위별 치아의 수복 예에서 배우는 생물학적 치관 형태의 구축 Point

③ #26 수복 증례

兒玉敏郎 Toshirou Kodama

증례 개요 및 검사·진단

1. 증례 개요

초진 시 27세 여성. '예전부터 #26 크라운과 #27 사이에 음식이 잘 낀다'며 내원했다. 문진에서 치과적 기왕력, 전신적 기왕력에 특기사항이 없다.

2. 검사·진단

① 구강 내 검사……전체적으로 특기사항이 없다. 우식은 없지만 상하악 전치와 견치는 마모가 심하다.

② 방사선 검사……골 레벨과 endo는 양호하다. 메탈 코어가 구개근에 깊이 들어가 있다(그림 1).

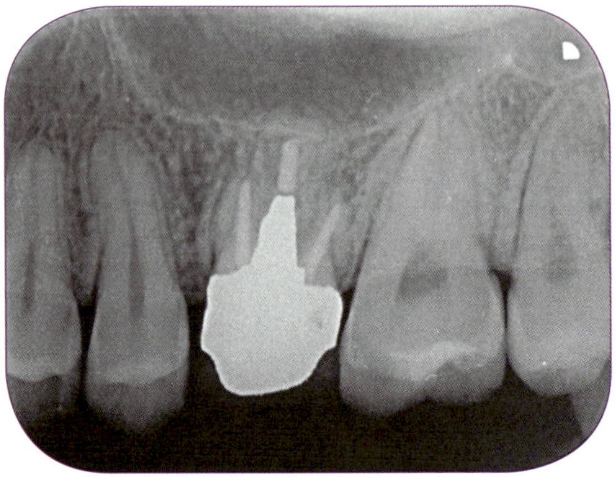

그림 1. 초진 시 방사선사진. 골 레벨과 endo는 양호하지만 metal core가 구개근에 깊이 들어가 있다.

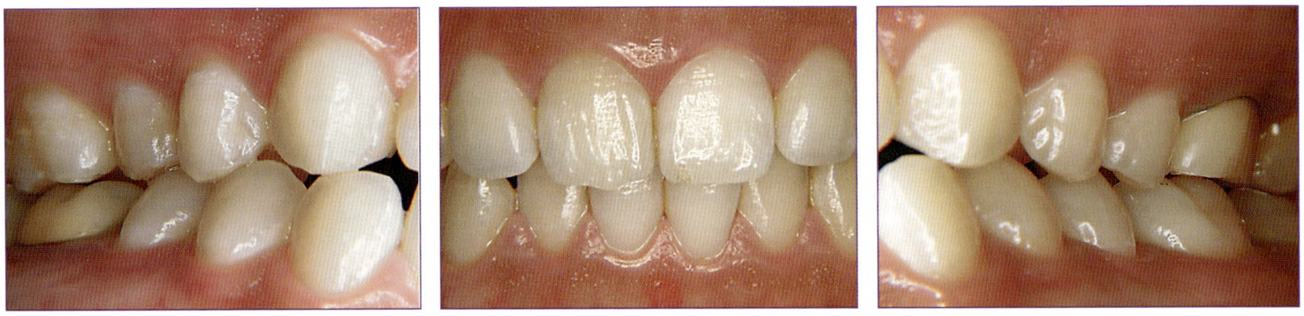

그림 2. 후방 bracing equalizer.

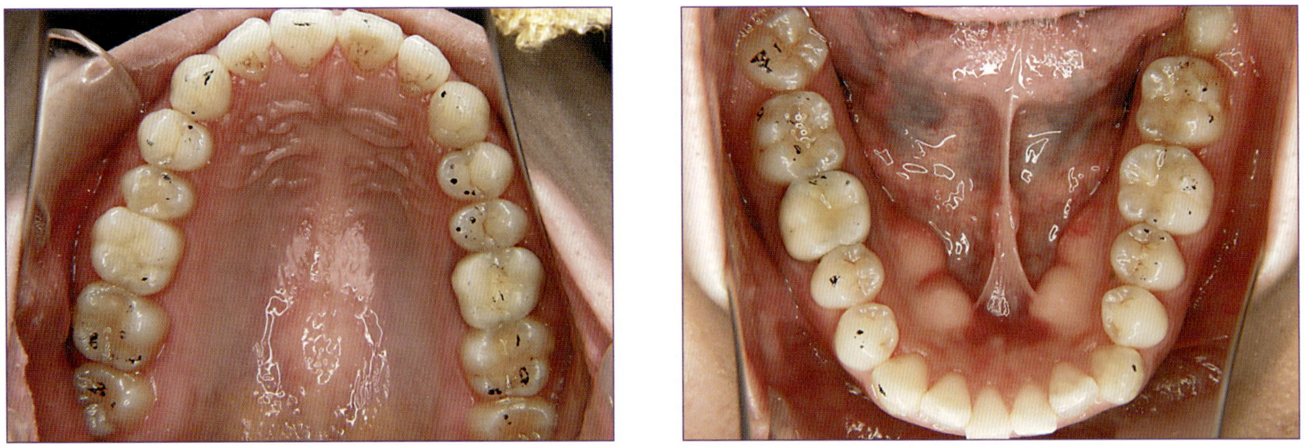

그림 3. 교합면 contact 상태. 비작업측에 간섭이 보인다.

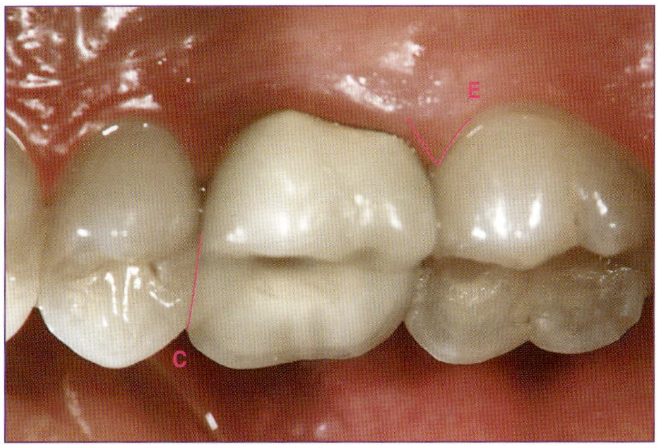

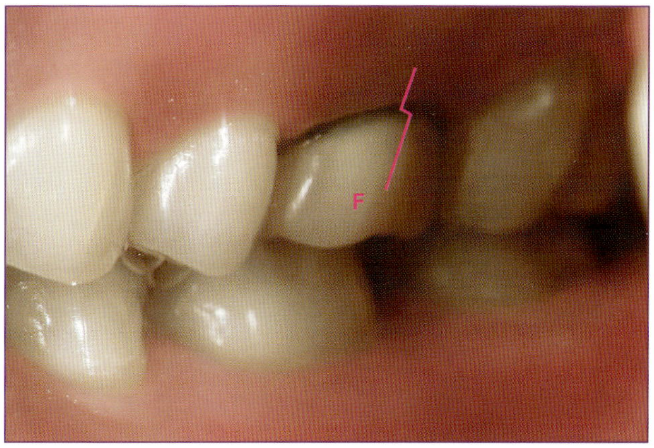

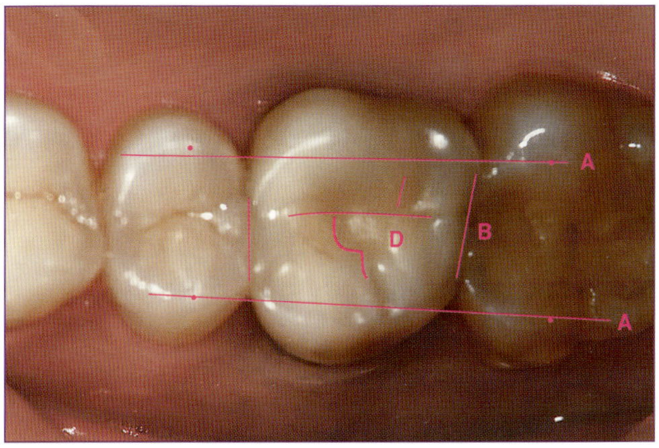

그림 4. 술전 주소 부위. #'26과 27 사이에 음식이 낀다'는 주소를 해결할 수 있도록 크라운 형태에 신경을 썼다.

③ 치주조직 검사……전체적으로 상태가 양호하다.

④ 세균 검사……현재는 *A.a*균, *P.g*균이 없고 우식·치주병도 'low risk'였다.

⑤ 악기능 검사……악관절에 이상이 없지만, 근촉진에서 좌우 악이복근 후복에 압통을 볼 수 있었다.

⑥ 교합진단……좌우 후방 bracing equalizer가 존재하고 전방은 존재하지 않는다. 또한 압흔의 제2, 3대구치부에 비작업측의 간섭이 확인되었다. 보호간섭으로 분류하고 이번에는 교합을 조정하지 않기로 했다(그림 2).

교합 양식은 1치 대 2치이고 food impaction이 잘 생기는 형태이다(그림 3).

치료의 열쇠

1. 수복 장치 형태의 문제점을 고찰한다

위의 검사·진단에서 특별한 이상소견은 없었지만, '#26과 27 사이에 음식이 낀다'고 호소해 문제가 된 크라운과 주위조직의 형태를 관찰했더니 문제가 있었다(그림 4).

- 교두의 연속성이 없고 occlusal table이 넓다(A).
- 인접면 contact의 양이 부적절하고 면적이 넓다(B). 또한 원심변연융선의 형태가 부적절하고 위치가 높아졌다(C).
- 교합면은 평평하고 형태와 기능이 조화롭지 못하다(D).
- 설측 embrasure의 형태가 부적절하고(E) brushing access가 불가능하다.
- 협측 embrasure profile이 직선적이고 cervical top이 존재하지 않는다(F).
- 색이 맞지 않는다.

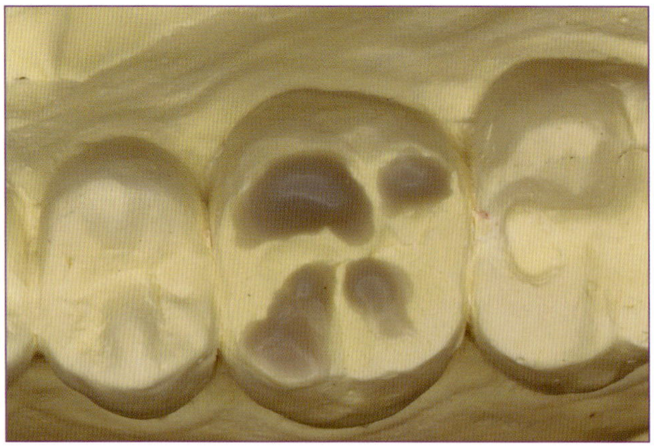

그림 5. 술자가 진단용 wax up을 제작. 적절한 embrasure와 contact 양. 변연융선의 형태를 석고를 깍아 조정했다. 교두의 위치와 높이를 wax up했다.

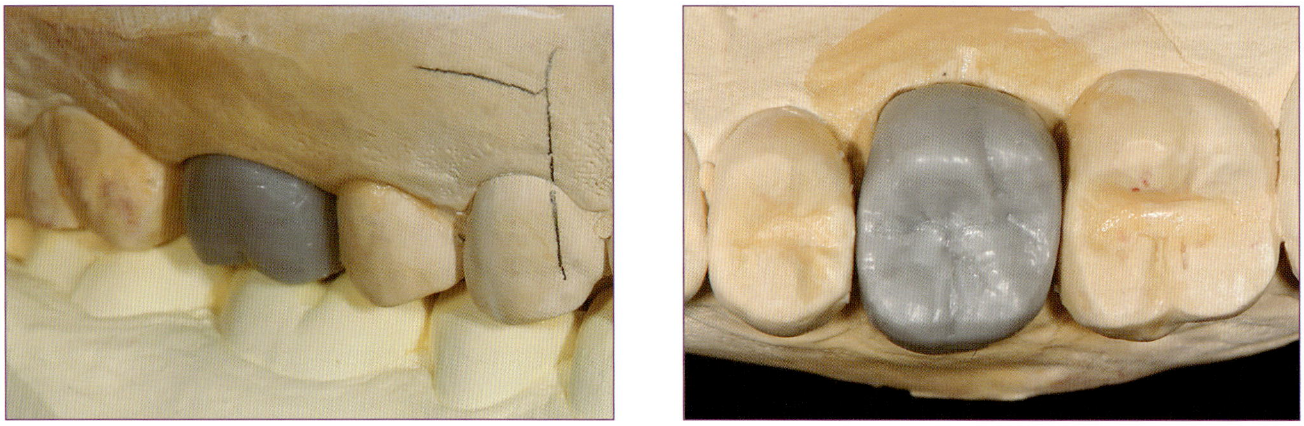

그림 6. 인접면 contact의 위치와 형태를 명확하게 하기 위해 기공실에서 진단용 wax up을 수복했다. 최종 크라운 형태을 디자인한 결과이고 이것을 토대로 실리콘 코어와 provisional restoration을 제작한다.

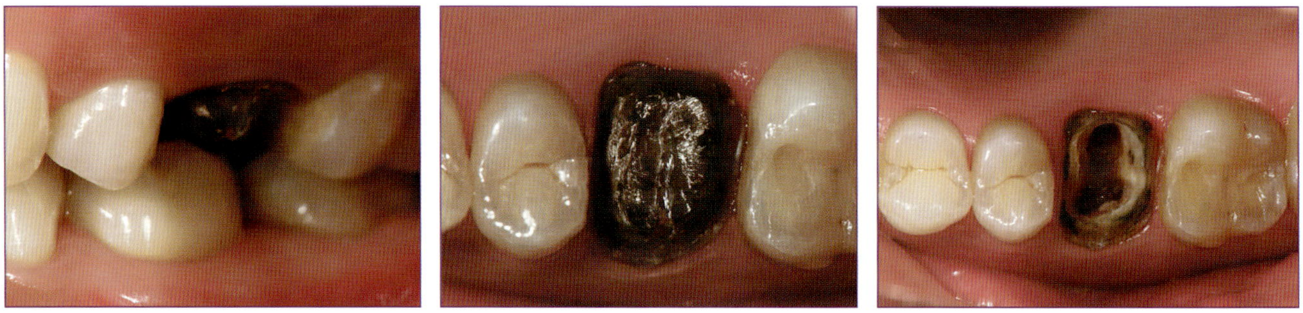

그림 7. #26 크라운을 제거했더니 협설측 축면에 1면이 형성되어 있다. Metal core의 교합면은 평평하게 형성되고 지대치가 보여주는 교두는 양 인접치보다 넓다. 부적절한 크라운 형태는 지대치 형태에서 태어난다고 생각한다. 근원심 contact부는 깊게 직선적으로 형성되어 있고 food impacting도 가세해 염증이 심각해졌다.

2. 진단용 wax up으로 수복 장치의 형태를 검토한다

형태에 관련된 문제를 고려하고 새롭게 제작할 크라운의 형태를 검토하기 위해 진단용 wax up했다.

그림 5는 embrasure를 정돈하고 교두의 위치를 명확하게 한 후, 치과의사(필자)가 직접 제작한 진단용 wax up이다. 초기 진단할 때에 형태를 추가 조정해 상태를 개선할 수 있을지 확인하고 이미지를 그리는데 이 wax up이면 충분하다.

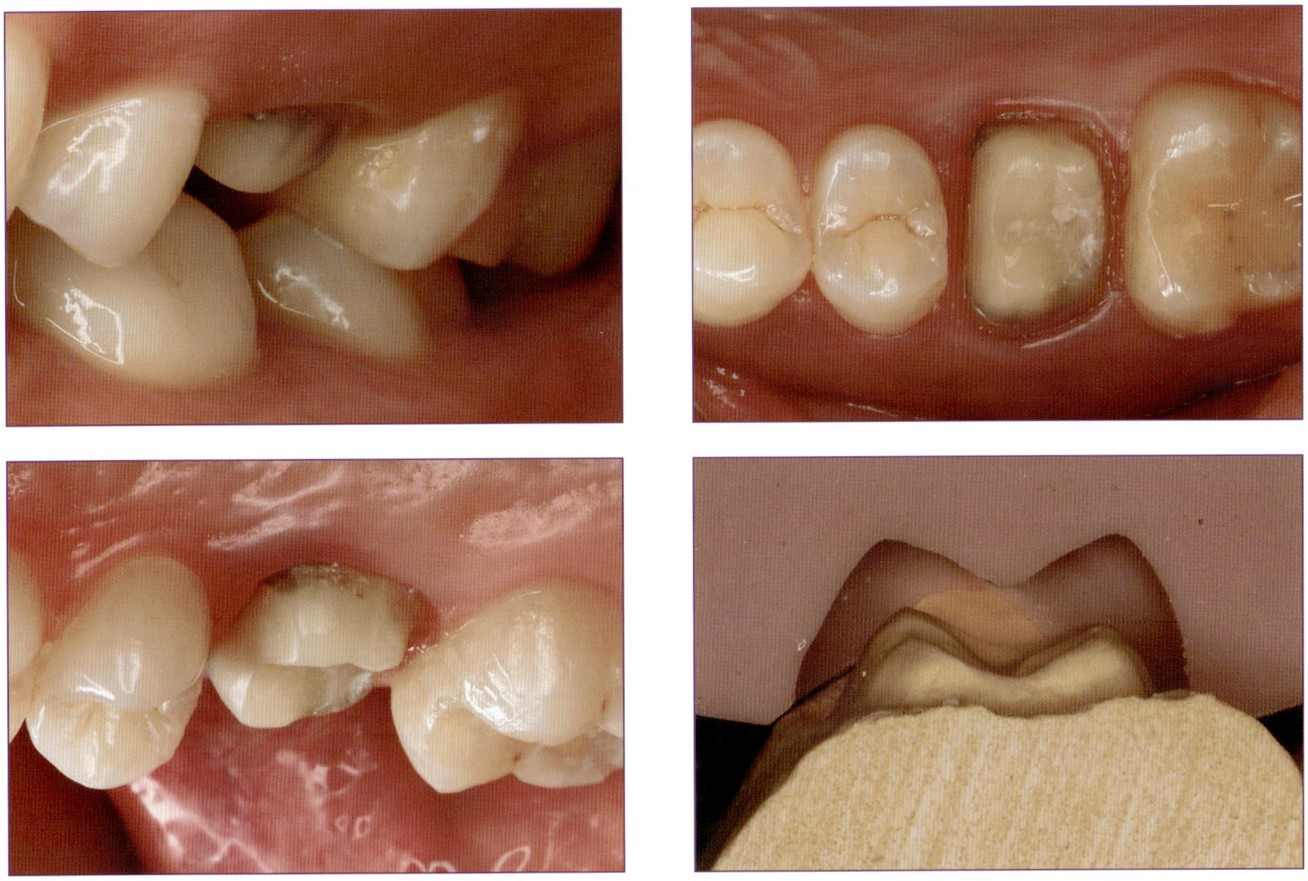

그림 8. 임시 형성한 지대치. 실리콘 코어를 사용해 최종 크라운과 형태 관계를 관찰한다.

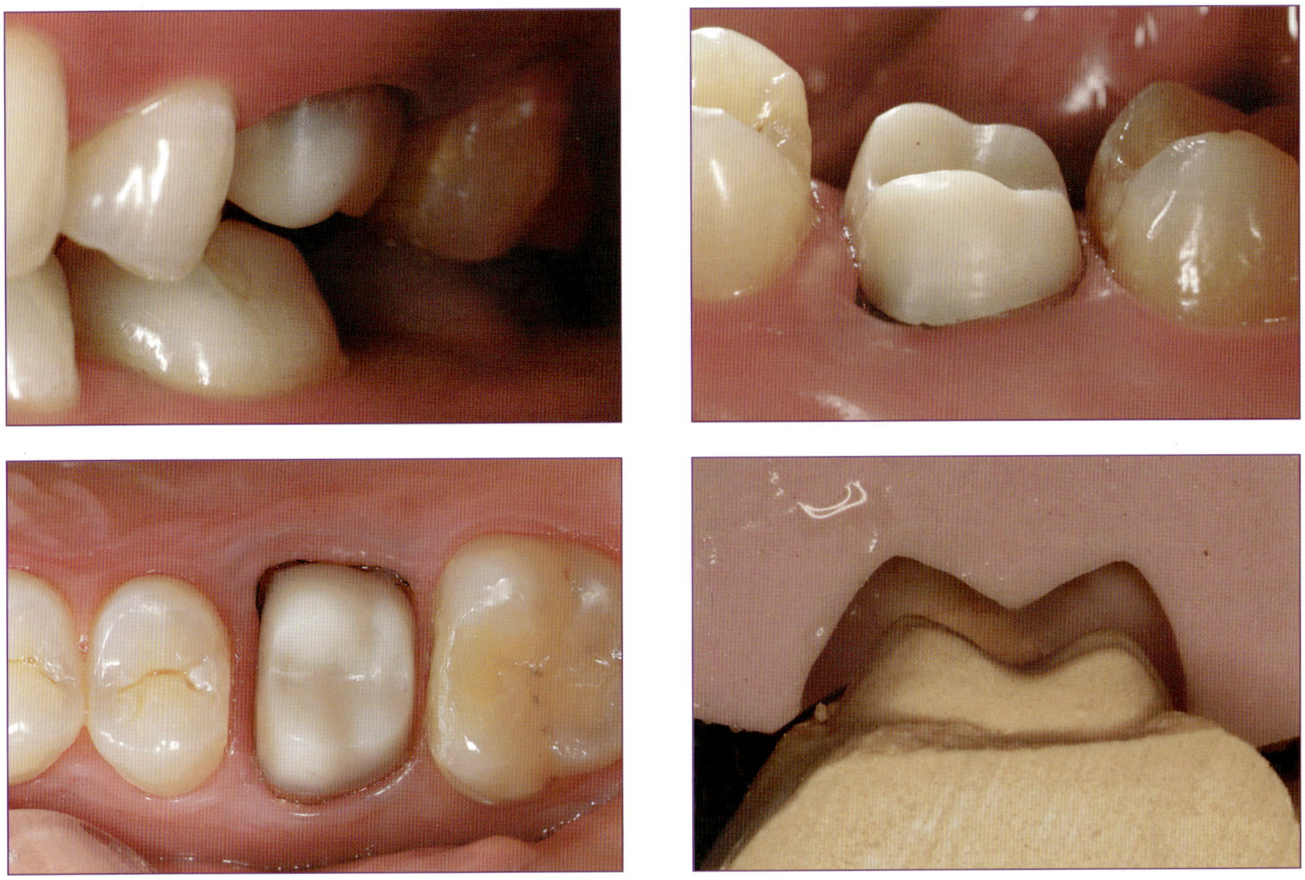

그림 9. 재형성한 후 지대치 상태.

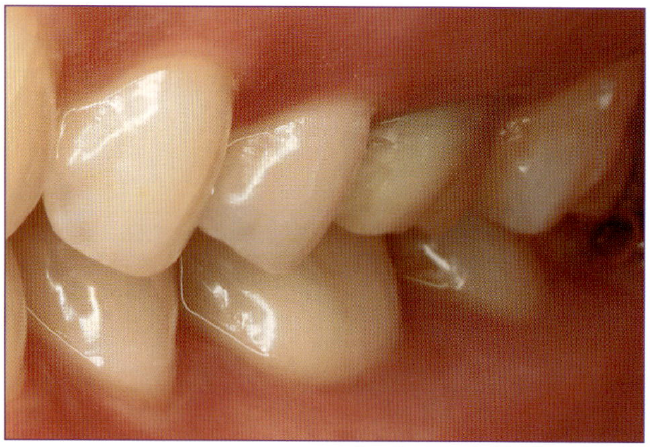

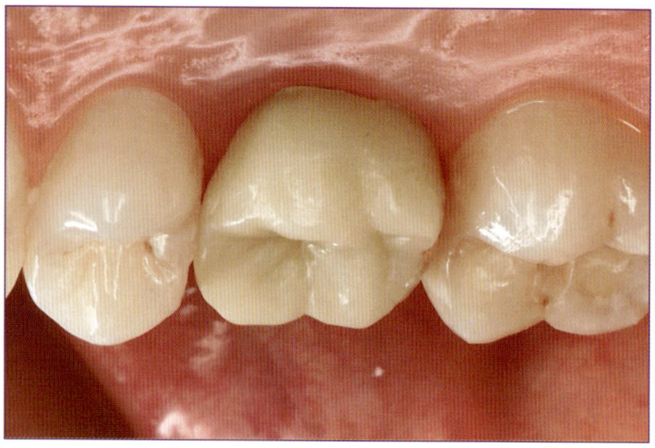

그림 10. Provisional restoration의 장착.

그림 6은 기공실에서 제작한 수복 장치 형태의 진단용 wax up이다. 초기치료 후 지대치를 주의 깊게 관찰하려면 이런 wax up이 필요한 경우도 있다.

2. 수복 장치의 철거

#26 크라운을 제거했더니 메탈 코어는 치질보다 컸다. 교합면이 평평하므로 많은 양을 삭제한 것 같지만, 중심와에 접촉하는 부분은 두께를 확보할 수 없을 것 같다.

또한 협측–설측 축면은 거의 한 면으로 지대치 형성되어 교합면과 이루는 각은 자연치열보다 외측에 있게 된다. 수복 장치는 지대치 형성을 통해 형태가 규정되므로 원래 들어있던 크라운의 협설경은 지나치게 넓어 구조역학적으로 문제가 있다고 판단했다(그림 7).

3. 임시 지대치 형성

그림 8은 초기치료 동안 임시 형성한 지대치 상태이다. 초기치료 중이고 치은에는 아직 염증이 있다. 레진 코어는 축조 후에 형성을 변경할 수 있으므로 본 증례처럼 치은이 얇은 경우에는 먼저 축조하는 경우가 많다. 임시 형성 중에 provisional restoration의 가착 시멘트가 wash out되었고 실리콘 코어를 대 보았더니 reduction이 지나치게 많은 것을 알 수 있었다. 크라운의 유지력을 높이기 위해 지대치를 크게 하기로 했다.

4. 지대치 재형성

그림 9는 재형성한 지대치 상태이다. 추가 축조해 재형성한다. 양측 인접면의 유지력을 최대화했다. 시멘트의 wash out도 해결해 안정되었다. 변연융선의 형태를 회복하기 위해 NY groove를 뚜렷하게 완성했다. 임시 형성에 비해 교두가 높게 설정되었다. 따라서 임시 형성했을 때보다 역학적으로 더 안정적이다.

실리콘 코어를 대보고 재료의 균일성을 확보할 수 있다고 판단했다.

5. Provisional restoration 장착

Remargining해서 emergence profile을 정돈한다(그림 10). 그러나 지난 번에는 인접면에서 치은연하에 설정해 크게 고생했다. 치과는 외과 영역이다. 이것은 불가역적인 처치이며 회복이 불가능하다.

방사선사진에서 생물학적 폭경을 침습하지 않았다고 판단했다. 출혈도 사라지고 비외과 처치가 가능했다. 이번에는 조정할 때마다 근촉진, 악관절 촉진을 하고 이상이 없는지 확인했다. 원심 contact의 형태가 잘 되지 않아 wax up할 때 예상에 없었던 #37의 형태를 살짝 수정했다.

6. 최종 수복 장치 장착

그림 11은 최종 수복 장치를 장착한 상태이다. 근원심 거리가 좁고 형태 부여가 곤란했지만 잘 회복할 수 있었다.

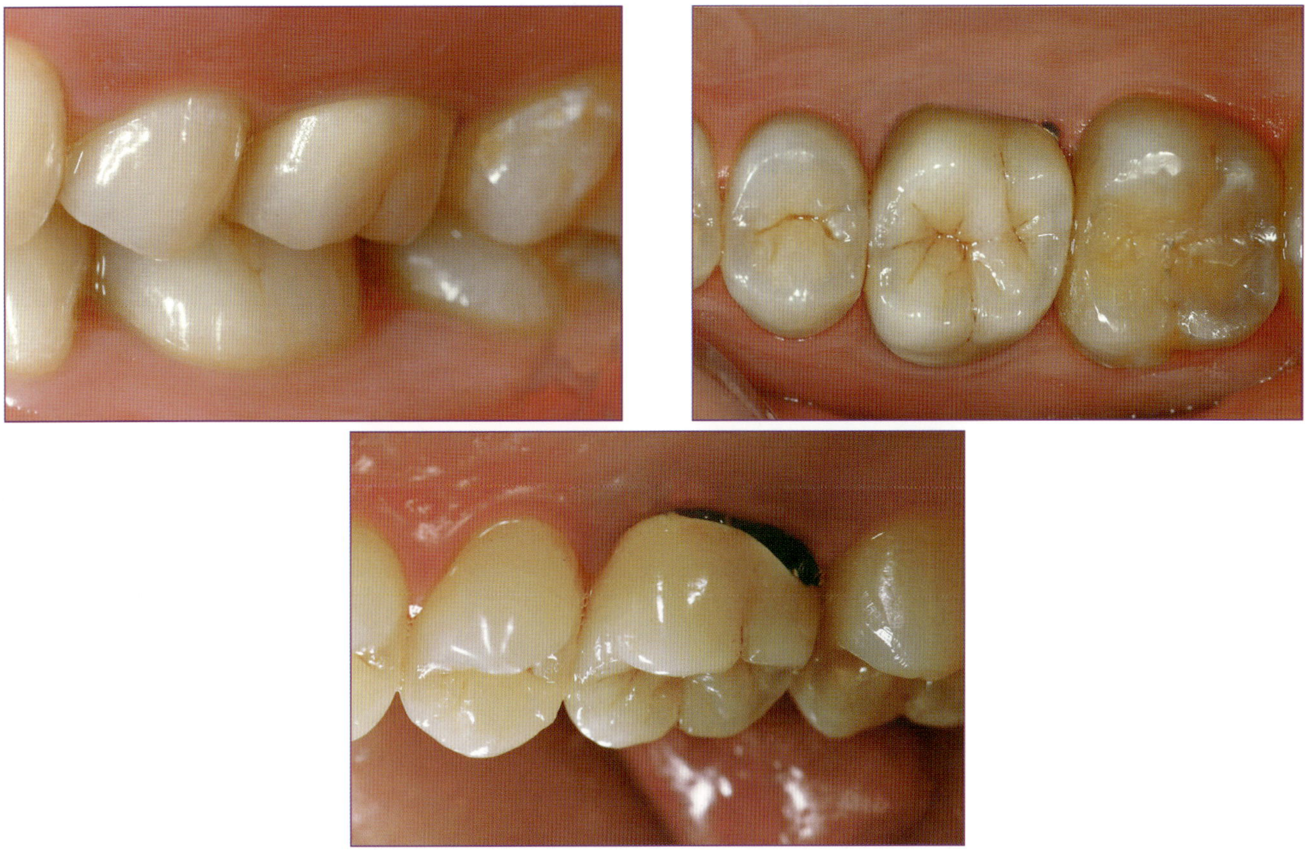

그림 11. 최종 수복 장치 장착. (기공 담당 : 崎田龍仁)

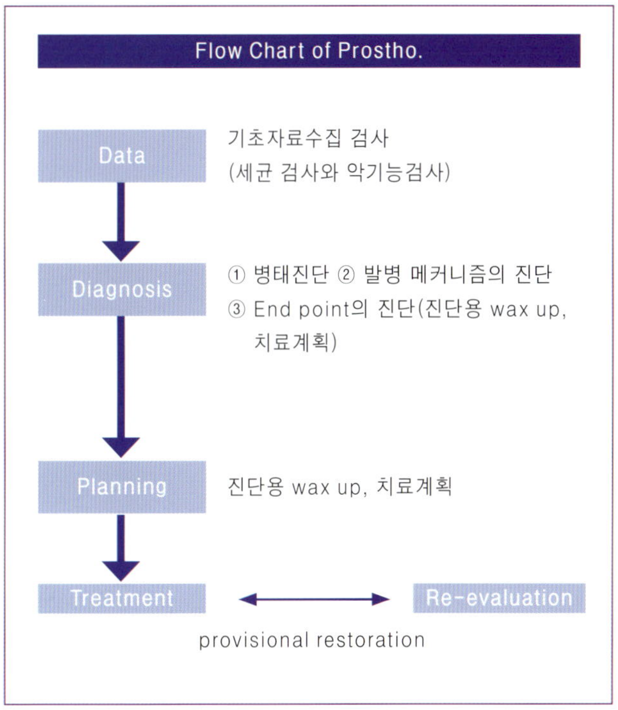

그림 12. 수복 치료의 기본 흐름도.
먼저 데이터를 수집하고 데이터에 준해 진단, 계획하고 치료에 들어간다. 데이터의 수집이란 환자의 현상을 적절하게 파악하기 위해 세균과 힘의 검사는 물론 모든 객관적인 기초자료를 수집하는 것을 말한다.
치과의 진단에는 ① 병태진단, ② 발병 메커니즘의 진단, ③ end point의 진단 세 가지가 있다. 병태진단이란 예를 들면 '우식이 상아질 중앙부까지 진행되었다' 이렇게 상태를 파악하는 것이다. 발병 메커니즘의 진단이란 왜 발병했는지 메커니즘을 추정하는 것인데, 이것은 수복 치료의 예후에까지 영향을 미치므로 필자는 이 과정을 특히 중시한다.
그리고 무엇보다 수복 치료에는 현실적인 제약 속에서 end point를 명확하게 설정하는 것이 중요하고 이것이 계획이다. 수복 치료에서는 치과기공사가 제작하는 진단용 wax up은 물론 치과의사가 직접 진단용 wax up을 제작하는 것이 중요하다. 또한 provisional restoration을 치료 과정에 도입하면 가변적인 재평가가 가능하므로 이 처치가 수복 치료의 대부분을 차지한다고 해도 과언이 아니라고 생각한다.

#36과 37 사이 contact area도 1치 대 2치의 관계이고 잘 처치했다고 생각한다.

마지막으로 그림 12에 필자가 생각하는 수복 치료의 기본 흐름도를 소개한다.

편집 후기

▶ 'Crown contour', 'emergence profile'은 치과 임상을 테마로 하는 강연회와 논문에서 당연하듯이 사용되는 임상 용어인데, 이번에 취재를 하면서 '기준이나 설정 위치에 관해 애매한 부분이 있다'는 의견을 들을 수 있었습니다. 본서에서는 그것을 치관·치근 형태, 지대치 형성, 해부나 치주조직 등의 시점에서 종합적으로, 개별적으로, 구체적으로 해설하고자 노력했고, 자연치의 수평단면 사진이나 CT 스캔 데이터에 기초하는 3D 영상(편집부에 도착한 동영상 데이터를 열고 깜짝 놀랐습니다)을 풍부하게 수록해 임상 현장에서 활동하는 치과의사, 치과기공사, 나아가 학생들이 쉽게 이해할 수 있도록 시각적인 지면 구성에 많은 힘을 쏟았습니다.

▶ 본서를 제작하면서 집필자의 고견을 접할 기회가 많았고 본서의 내용에 대해 개인적으로 많은 것을 배울 수 있었습니다. 다양한 임상 철학을 정리하고 제시해 주신 구와타(桑田) 선생님, 니시카와(西川) 선생님 그리고 바쁘신 중에도 집필에 필요한 방대한 자료를 준비·제공해 주신 이데(井出) 선생님, 마쓰나가(松永) 선생님께 이 자리를 빌려 감사의 마음을 전합니다. 〈우에다(上田)〉

▶ 본서의 주제는 치관 형태라 할 수 있는데, '생체의 건강을 유지·회복한다'는 치과 의료의 보편적인 원점을 전체를 통해 일관되게 고수하고 있습니다. 치관 수복치료는 특히 변화가 빠른 분야인 만큼 재료와 술식이 다양해지고 기대치가 높아지고 있는데, 대상이 인간의 생체이므로 시기적절한 응용이 힘을 발휘하며 의료의 원점을 토대로 구축된 보철적 기준·이론이 반드시 필요합니다. 그것이 해부학이며 구와타 선생이 30년 전부터 제창해 온 기준입니다. 이 기준이 업계의 quality와 longevity를 지지해 왔다는 것은 이론(異論)의 여지가 없습니다.

▶ 평일에는 아침부터 저녁까지 직장 업무와 공적인 일로 바쁘시고, 휴일에는 각종 세미나와 학회에 참여하시는(도대체 언제 쉬시는지……?) 분들께 집필과 편집을 부탁드렸습니다. 공사다망하신 분들의 열정과 호의에 힘입어 북경올림픽을 목전에 두고 기획·제작에 박차를 가했는데, 본서는 저에게 final mission이었고 가슴에 오래 남을 한 권이 되리라 생각합니다. 편집위원·집필자에게 심심한 감사를 드립니다. 그리고 본서가 독자 여러분께 매일 임상의 원점을 추구하는 길잡이가 되기를 진심으로 기원합니다. 〈네모토(根本)〉

【역자 약력】

박 성 재

생생플란트치과 원장
전남대학교 치과대학 졸업
일본악교합학회 인정의
대한턱관절교합학회 인정의
대한구강악안면임플란트학회 우수회원
MINEC Faculty, SKCD 정회원(2기 수료)

박 지 영

Kuwata기공소 소장
광주보건대학교 치기공과 졸업
2001~2002년 최경명 교합세미나 수료
2003~2005년 Kuwata-College Senior & Complete Course 수료
2006년 일본 Ni-hon Dent 기공소 재직
2008년 Nakakomi Alps-Denture Course 수료
2012년 SKCD 기공사 코스 수료

김 종 철

대구 미르치과병원 원장
전남대학교 치과대학 졸업, 치의학 박사
대한치주학회 정회원
미넥(MINEC) 임플란트 연수회 Director
Articulator & OP FINDER, 1, 2, 3개발자
Eureka R2 GATE 개발자

이 희 경

강남 복음치과 원장
조선대학교 치과대학 졸업
대한현미경치과학회 이사
대한이식임플란트학회 연구이사
Instructor of SKCD
Society of Korean Clinical Dentistry(SKCD) 창립 멤버

Biological Crown Contour

생체와 조화를 이루는 치관 형태

발행일 2015년 10월 5일
저 자 Yoshinobu Ide et al.
역 자 박 성 재 외
발행인 최 용 원
편 집 김 지 현
표 지 김 지 현
발행처 **대한나래출판사**
등 록 제2012-000051호(1994. 12. 14)

주 소 서울특별시 성동구 성수2로 147 (성수동2가 289-319번지)
아이에스비즈타워 903호
전 화 (02) 922-7080
팩 스 (02) 922-0841
이메일 nrpub@naver.com

ISBN 978-89-5741-397-5 **정가 70,000원**